新生物学丛书

基因组科学的甲子"羽化"之路
——从人类基因组测序到精准医学

〔美〕美国科学院研究理事会　编

于　军　任鲁风　杨　宇　王绪敏

殷金龙　叶建伟　崔　丽　主译

科学出版社

北　京

图字：01-2015-7179 号

内 容 简 介

"人类基因组计划"是一项里程碑式的伟大科学计划，该计划的完成带动了生物医学的迅猛发展。精准医疗则是目前国际生物医学研究的热点，已经有包括美英在内的 11 个国家启动精准医学计划，该计划的实施将实现个体水平的精准医疗。本书分上下两篇，分别介绍两个伟大计划的路线图。上篇阐述了人类基因组计划的必要性和重要意义，涵盖了图谱定位、基因组测序的基础原理、技术发展和应用趋势，同时包括了信息和材料的收集、数据库的发布，以及该计划的实施与管理。下篇分析了精准医学的迫切需求和充分条件，描述了疾病知识网络和新型分类法，列举了实现目标的多个经典模型和研究实例，如百万人基因组计划、代谢组模式等，据此可以展望基因组学基础研究与医学的有效结合，实现个体健康状况的精准咨询、预防和诊疗。

本书堪称基因组计划与精准医学的框架导航图，可供广大生命科学工作者和基础医学、检验医学工作者以及对精准医学感兴趣的研究人员参阅。

This is the translation of *Mapping and Sequencing the Human Genome* by Committee on Mapping and Sequencing the Human Genome; Commission on Life Sciences; Division on Earth and Life Studies and National Research Council © 1988; and *Toward Precision Medicine: Building a Knowledge Network for Biomedical Research and a New Taxonomy of Disease* by Committee on Framework for Development a New Taxonomy of Disease; Board on Life Sciences; Division on Earth and Life Studies and National Research Council © 2011. First Published in English by the National Academies Press. All rights reserved. This edition published under agreement with the National Academy of Sciences.

图书在版编目（CIP）数据

基因组科学的甲子"羽化"之路：从人类基因组测序到精准医学/美国科学院研究理事会编；于军等译. —北京：科学出版社，2016.3

（新生物学丛书）

ISBN 978-7-03-047326-4

Ⅰ.①基… Ⅱ.①美… ②于… Ⅲ. ①人类基因–医学–普及读物 Ⅳ.①R394-49

中国版本图书馆 CIP 数据核字（2016）第 026742 号

责任编辑：罗 静 刘 晶 / 责任校对：郑金红
责任印制：徐晓晨 / 封面设计：刘新新

科 学 出 版 社 出版
北京东黄城根北街 16 号
邮政编码：100717
http://www.sciencep.com

北京厚诚则铭印刷科技有限公司 印刷
科学出版社发行 各地新华书店经销

*

2016 年 3 月第 一 版 开本：720×1000 1/16
2018 年 2 月第四次印刷 印张：14 1/2
字数：290 000
定价：**79.00 元**
（如有印装质量问题，我社负责调换）

《新生物学丛书》专家委员会

主　　任：蒲慕明

副 主 任：吴家睿

专家委员会成员(按姓氏汉语拼音排序)：

昌增益	陈洛南	陈晔光	邓兴旺	高　福
韩忠朝	贺福初	黄大昉	蒋华良	金　力
康　乐	李家洋	林其谁	马克平	孟安明
裴　钢	饶　毅	饶子和	施一公	舒红兵
王　琛	王梅祥	王小宁	吴仲义	徐安龙
许智宏	薛红卫	詹启敏	张先恩	赵国屏
赵立平	钟　扬	周　琪	周忠和	朱　祯

本书翻译人员名单

主译：于 军 任鲁风 杨 宇 王绪敏 殷金龙
　　　叶建伟 崔 丽

译者：（按姓氏汉语拼音排序）

蔡亦梅　曹丹丹　陈 艳　陈雅萍　董沄梓　付令元

胡 阳　黄大维　贾善刚　李 霞　刘 侃　刘万飞

宋利璞　孙博韬　王国良　吴 刚　吴 浩　禹海英

袁丽娜　张广宇　张航晓　周媛媛

《新生物学丛书》丛书序

当前，一场新的生物学革命正在展开。为此，美国国家科学院研究理事会于2009年发布了一份战略研究报告，提出一个"新生物学"(New Biology)时代即将来临。这个"新生物学"，一方面是生物学内部各种分支学科的重组与融合，另一方面是化学、物理、信息科学、材料科学等众多非生命学科与生物学的紧密交叉与整合。

在这样一个全球生命科学发展变革的时代，我国的生命科学研究也正在高速发展，并进入了一个充满机遇和挑战的黄金期。在这个时期，将会产生许多具有影响力、推动力的科研成果。因此，有必要通过系统性集成和出版相关主题的国内外优秀图书，为后人留下一笔宝贵的"新生物学"时代精神财富。

科学出版社联合国内一批有志于推进生命科学发展的专家与学者，联合打造了一个 21 世纪中国生命科学的传播平台——《新生物学丛书》。希望通过这套丛书的出版，记录生命科学的进步，传递对生物技术发展的梦想。

《新生物学丛书》下设三个子系列：科学风向标，着重收集科学发展战略和态势分析报告，为科学管理者和科研人员展示科学的最新动向；科学百家园，重点收录国内外专家与学者的科研专著，为专业工作者提供新思想和新方法；科学新视窗，主要发表高级科普著作，为不同领域的研究人员和科学爱好者普及生命科学的前沿知识。

如果说科学出版社是一个"支点"，这套丛书就像一根"杠杆"，那么读者就能够借助这根"杠杆"成为撬动"地球"的人。编委会相信，不同类型的读者都能够从这套丛书中得到新的知识信息，获得思考与启迪。

《新生物学丛书》专家委员会

主　任：蒲慕明

副主任：吴家睿

2012 年 3 月

中 译 本 序

在给再版的来自美国国家研究委员会（NRC）的两个报告——于 1988 年和 2011 年分别发表的《图解与测定人类基因组序列》和《迈向精准医疗：构建生物医学研究的知识网络和新型疾病分类法》（后简称为《迈向精准医疗》）两个报告——作序之前，我想先谈谈撰写此序的目的和将所面对的读者。在这里，我并不打算对这两份报告的内容进行概括与总结，因为它们本身既短小精悍，又言简意赅。如果读者想要快速了解报告内容，我建议从《摘要》开始，特别是它的"结论和建议"部分，因为大部分决策者都习惯这样的阅读方式。比较报告本身，此部分内容往往会吸引更多读者，尤其是有决策权的读者。因此，NCR 通常都会慎之又慎地编写这部分内容。关于读者，我觉得这本书一定能够吸引一批热衷于探索美国决策机构运行机制的科学家和决策者，借此了解生物学与医学领域中这两大关键性举措的诞生历程。

我虽已退休，却是唯一一位参加了"图解与测定人类基因组序列委员会"和"迈向精准医疗委员会"两个委员会的科研工作者。作为一个科研工作者，我的科研生涯恰巧跨越了这个科技发展史上无比辉煌的四分之一世纪。在此期间，我们测定了第一个人类基因组的 DNA 序列，为日后其在主流医学中的应用奠定了丰富的知识基础。正因为面临了这个绝好时机，我才有幸成为"图解与测定人类基因组序列委员会"的入门成员以及"迈向精准医疗委员会"的资深成员。

在此次合并出版中，我希望加入一些从内部工作人员的视角来看待这些委员会如何应运而生以及发挥功能的看法，这仅代表一个科研工作者的观点。科学政策制定过程中会涉及许多利益相关者，包括科学家、行政官员、议会议员、国家政要、特殊利益集团以及社会公众。但通常都会有很大一批活跃的科学家志愿投身于这些工作，这也是 NRC 决策过程中一个标志性的特点。而这正是现代经济政治体系中经过反复论证能有效解决科技问题的典型性程序。我认为，在政策制定初期阶段科学家的积极参与是该政策体系能够成功的最关键因素。当然，还包括一些其他的原因，如 NCR 严格的审核文化。对于 NRC 委员会成员的筛选，往往都要经过许多资深顾问数次讨论与反复磋商，在持有不同科学态度、不同专业观点，以及拥有不同科研经验的众多科学家中谨慎地做出选择。被筛选出的科学家们虽然意见不同但彼此尊重，并就某一科学问题经过激烈讨论后总能形成共识。但过分强调共识有时候又会产生一定的风险，例如，委员会会议上只能达成一系列平淡无奇的建议，好在 NRC 总是能够提出一些影响后续发展的创新性建议。希望我在此序言中所陈述的历史展望、科研趣事以及观点看法能够给科学家和决策者应对政策挑战带来一些启示。

相较于正在从事于基因组学研究的年轻科学家而言，图解与测定人类基因组序列委员会的成立时间已经很久远了，甚至比一些人的出生时间还要早。所以，为了能够理性理解《图解与测定人类基因组序列》，我觉得有必要对当时的时代背景做些简单介绍。记得最开始研究酵母基因组的时候，我的研究工具只有限制酶 *Eco*R I 和琼脂糖凝胶电泳。我至今还记得 1974 年第一次看到酵母基因组 *Eco*R I 酶切电泳图时的情景，那是我整个科研生涯中最激动人心的时刻之一。酶切产生的成千上万条 DNA 片段组成了一条清晰连续的条带，其中至少包含了大部分单拷贝基因组 DNA。如果酵母基因组中含有上千个 *Eco*R I 位点，那么此刻每个拷贝中相应位置上的 *Eco*R I 位点都在相同的位置上。激动之余，我就想立刻开始绘制限制性酶切图谱，但当时我并不知道该如何操作。即便如此，我仍然坚信这一定是可行的。这个时候，我突然想起了英国生物化学家 John Kendrew 首次看到血红蛋白（hemoglobin）晶体 X 射线衍射图谱时的情景描述。当观察到晶体中结构相同的分子整齐排列时，他就知道一定能够计算出所有原子的精确位置。当然，这个研究花费了近 25 年的时间才得以完成[1]。虽然酵母基因组绘图并没有那么困难，但从 1979 年开始着手到绘制出第一个相对完整的基因组图谱，我也足足花费了 10 年的时间。

当时的科研圈中已经出现了一些酵母相关研究，但非常奇怪的是我几乎没有感受到任何同业竞争的氛围，因为大家都在闷头研究自己的那一小部分基因组。唯一称得上具有竞争性的项目只有 John Sulston 和 Alan Coulson 的线虫基因组图谱绘制项目。但我们之间是友好的竞争伙伴关系。时不时地，John、Alan 和我会约在剑桥附近的一个酒吧见见面，喝点儿英国啤酒，交流交流想法。并且，我们先后于 1986 年在《国家科学研究院学报》发表了我们的第一篇研究论文[2, 3]。

至于为什么当时基因组学领域的研究那么少？原因有很多。在这里我只强调两点。首先这是由当时的分子生物学发展史所决定的。随着 1953 年 DNA 双螺旋结构的提出，分子生物学首次以一个确切的定义出现在科学界。一时间，绝大多数的科研人员都开始专注于 DNA 各项机制的研究。例如，DNA 是如何复制的？蛋白质是如何生成的？基因表达又是如何调控的？不久之后，他们就通过假说-演绎法找到了这些问题的答案。在此期间，面对一个未知的全新领域，一些较小的研究团队或者个人研究者经常会遭到各种质疑，但久经考验之后他们总是能够证实自己提出的假说。在当时的科研条件下，一些实验方法还是可行的，他们总能在数天、数周、最多几个月内找到问题的答案。碰到难题，他们会及时调整目标以继续验证自己的想法。当时确实有很多未知需要人们去探索，但时间也是非常宝贵的。这些科学家们通过广泛的咨询，制定了合理的实验体系和决定性的实验设计，最终取得了巨大的科研进展，极大推动了分子生物学的快速发展。之前没有哪一门科学是以这样的方式发展起来的，但在那段辉煌灿烂的日子里，分子生物学做到了。

随着 20 世纪 70 年代早期重组 DNA 技术的出现，科学界迎来了一次科学技术研究大暴发。各种生物体的基因突然间变得唾手可得。新的技术手段开始逐步进入人们的视野，如拼接技术和 RNA 编辑。人们的注意力逐渐开始从相对简单的 DNA 机制研究，如大肠杆菌乳糖操纵子的调控机制，转移到了更加复杂的研究项目当中。但是研究思路并没有发生改变。到处都是一片欣欣向荣的景象，没有什么能够阻挡成功的到来，胜利在即。虽然新兴技术异常受欢迎，但只有分子生物学家敏锐地感觉到他们已经找到了推动科学发展的所有秘密。在当时的这种科研氛围中，分子生物学领域还没有基因组计划发展的空间。

导致基因组学发展缓慢的第二个原因涉及哲学层面的问题。分子生物学早期阶段人们坚持的分治策略是彻底的还原论/简化论。科学工作者们理解细胞的主要方法是解剖细胞，之后鉴定分子组成，研究分子间作用，最后产生功能效应。简单地认为所有功能的总和就能概括细胞和生物体的运行全貌。这就是还原论者的信条。我对此表示怀疑，分子生物学需要解决的问题是获取更多的机械论细节，如转录、翻译和拼接。我的怀疑源于我之前受到的化学研究历练。我认为分子生物学家普遍欠缺一种化学方面的意识。在我看来，完全不能相信被分解零碎后的细胞还能够重新聚合起来。对我来说，化整为零后一堆化学物质看起来更加复杂，更加难以分析。

Jim Watson 改变了我的想法。认识 Jim 是在我参加人类基因组计划后才发生的事。之前我并不认识他，但深知他的著作《基因的分子生物学》[4]，并且，这一著作在数年前已经深深影响了我的科研观念。在这本优秀作品的早期版本中，有一个题为 "A Chemist's Look at the Bacterial Cell" 的章节。当读到这章的时候，我强烈感觉到这章就是专门为我而写的。章节以代谢基础概述开始写起，接下来是细胞中小、中、大分子合成方式的描述，代谢通路实例展示。最后，Watson 以一个简单的代谢图表对本章内容进行了总结。读完整章内容之后，我满腹狐疑。Watson 究竟想如何说服我相信所描述的仅仅是他研究项目的冰山一角？很显然，他早就预料到了我会有这样的疑问，正如本章的结束语所说："It is easy for the sophisticated pure chemist to look at this metabolic chart with initial skepticism.（一位有经验的专业化学家最初看到这张代谢图表时很容易产生疑惑。）" 不出所料，我没有感到迷惑，但我确实开始怀疑了。Watson 继续写道："The question arises whether this figure, by its simplification, complete misses the point of metabolism in *E. coli*.（问题来了，这张简单的图表能否完整概括大肠杆菌的代谢网络？）" 毫无疑问，这是非常恰当的问题，但是他将会如何回答这个问题呢？在题为 "The Significance of a Finite Amount of DNA（特定 DNA 数量的意义）" 的部分他给我做出了精彩的解答。通过对大肠杆菌基因组、大肠杆菌蛋白平均分子量以及典型代谢途径步骤进行简单的估算，Watson 估算出了大肠杆菌化学复杂度的上限，这一估算至少到目前为止仍然是正确的。至此，我已经目瞪口呆了，他用这样一段话结束了此章节：

"Therefore even a cautious chemist, when properly informed, need not look at a bacterial cell as a hopelessly complex object. Instead he might easily adopt an almost joyous enthusiasm, for it is clear that he, unlike his nineteenth-century equivalent, at last possesses the tools to describe completely the essential features of life.（因此，谨慎的化学家们不必将细菌细胞想的过于复杂。相反，大家都应该感到兴奋。因为相较于同处 19 世纪的其他人来说，至少有一点很明确，就是我们掌握了完整描述生命体本质特征的工具。）"

　　Watson 的话让我豁然开朗，基因组就是所有问题的关键，它是解释生物复杂性的唯一约束！此时，我已毫不犹豫地迷上了基因组学研究。

　　在此，我不会详述 1979 年到 1989 年间我绘制酵母基因组限制性图谱的科研奋斗史，因为这段历史实在是太漫长了。在那期间，我确实做了很多工作，而当时只有一两个技术人员从旁协助。更加不幸的是，对于成千上万的碱基对来说，重组 DNA 技术并不是一个很适用的工具。当然，当时也没有生物信息学，没有互联网，更没有个人电脑。为方便研究，我和当地的一个晶体绘制员做了一个交易，可以获得他的迷你电脑的共享访问权限。但是，我们必须在两个房屋之间的公用粮仓中接通网线，将我的终端连接到他的电脑上。当我安装好终端后，好多人都来围观。一个同事好奇地问我："你要用这个做什么？""这是一个遗传学研究所！"在发表第一篇文章之前，我一直从事酵母基因组绘图研究，一做就是 7 年。而这篇文章也只是证实了我们正在进行的研究很可能是可行的，前提是我们要坚持做下去。

　　其间，卓有远见的业界领袖人物 Charles DeLisi 和 Robert Sinsheimer 提出了一个足以轰动整个研究界的疯狂想法——人类基因组测序。而当时的我只是华盛顿大学圣路易斯分校的普通教师，可以说我们之间完全没有任何交集。所以，对于发生在 1985 年和 1986 年间的那场批判性讨论[5, 6]，我并没有什么要添加和补充的。他们最终成立了 NRC 图解与测定人类基因组序列委员会。

　　NRC 是美国国家科学院、工程院和国家医学院的一个业务部门，其职责是就国家利益相关事务做出高科技含量的专业报告。作为程序繁琐的官僚机构，NRC 运行效率低，是典型的保守派，但其出具的各项报告却具有很高的权威性。之所以如此，是因为 NRC 具有一个非常强大的员工队伍，他们会雇佣一些优秀的委员会成员，一经任命，这些忠于委员会自治的成员便会无偿递交一些严谨、经过层层审核的高质量报告。在人类基因组研究项目中，NRC 聘请了 Bruce Alberts 作为委员会主席。除此之外，还任命了 Jim Watson、Sydney Brenner、Lee Hood、Dan Nathans、Wally Gilbert 等，在此我就不详细罗列委员会成员名单了。1987 年，为了调查当下还有哪些基因组相关研究，委员会发现了我在圣路易斯分校的这个小项目，并邀请我于 1 月份向委员会做一个项目展示。这让我很吃惊，因为之前从没见过这些牛人，我对他们充满了敬畏。即便如此，我还是尽全力做了最好的陈述，并强调了重组 DNA 技术正在经历改进与完善，同时也指出了目前的科技水平与人类基因组测序这一美好愿景之间仍然存在很大的差距。

之后一个月，委员会成员之一 Wally Gilbert 决定去一家基因测序相关的私营机构任职，由于存在利益冲突，不得不辞去了委员会职务。不久，我便接到了 NRC 项目负责人 John Burris 的电话，问我是否愿意接替 Wally Gilbert 的职务。这与我在这个大名鼎鼎的委员会上展示一些幻灯片，讲完就可以飞回家完全不是一回事，这次我真是碰到了一个大难题。委员会需要我加入 NCR 的这个撰写组，并参与写出一个划时代的科技政策文件。久经思虑，虽然心存担忧，但我还是接受了。

在 1987 年举办的几次会议中，我们逐渐认识了彼此。在 Bruce Alberts 的杰出领导之下，整个团队所洋溢出的诚挚友情深深打动了我。与我专业最相近的同行伙伴是 Shirley Tilghman，她后来做了美国普林斯顿大学备受尊重的校长。虽然 Shirley 和我都处在相似的事业阶段，但她比我更有名望，在资深委员会成员中更受欢迎。幸好这一切都不影响我们之间的关系，我们会经常分享彼此的科研经验。在一次茶歇时，大家在谈到谁曾经测序过 1000 个碱基对以上的 DNA 序列这个话题时产生了争论，毫无疑问我们俩都做过。当时，David Botstein 声称他也测过，我和 Shirley Tilghman 都对此表示怀疑。David 拿出的证据是当时已经发表的酵母 *URA3* 基因，这个基因长度虽然仅有 1170bp，并且文章中除他之外还有两个作者。不过，David 所说确实是真的。这只是我们工作中的一个小插曲。我们三个的小争执确实为整个议题注入了一剂清醒剂。因为我们正在讨论的内容就是该如何测序未经绘图的数以亿计的碱基对。而当时整个委员会所有成员加起来的经验也仅仅局限于对生物材料的数千个碱基对绘制图谱而已。而且，即使是这些经验还是以数不清的汗水、泪水和暴露于 ^{32}P 发射出的β粒子为代价才换来的。额外加一句，基于荧光原理的技术仍然具有远大的前景。

费尽周折，报告草案终于完成了。最开始的时候，一些委员会成员对"图解与测定人类基因组序列计划"的提议充满了怀疑。但现在大家的观念改变了，人们开始担心如此大的研究项目将会耗光大部分传统研究的科研经费，还有一些成员不喜欢将"big science"定位到生物学领域。此外，还有人在担心这个项目的可行性，即便大量事实已经证明了项目的可行性。

最终，大家也没有就此计划达成一个统一的观点。不过，我想指出几个在此过程中大家总结出来的发挥重要作用的观点。

（1）慎用措辞。委员会中的一些资深成员，比如 Dan Nathans，认识到我们现在好比正在进行一场外交谈判，而在国际外交中措辞是非常重要的。例如，出现在《摘要》的第一个建议中的"special effort"这个词汇就是非常关键。在"merits a special effort that should be organized and funded specifically for this purpose（为达到获取人类基因组图谱、序列及更多认识这一目的，委员会应该在组织与资金方面做出巨大的努力）"这句话中我们没有使用"big project"或者"crash program"，而是"special effort"。在这里使用这个词汇就会给外界释放出这样一种信号：我们不认为"图解与测定人类基因组序列计划"是一个偶然性的普通研究课程，我们也不是在寻求对传统研究的突破。

试想谁能反对这样一种"special effort"!

（2）避免炒作。炒作这一行为很容易成为评论家攻击的目标，其预期效果也许并非一些科学家所设想的那么好。同样是在第一个建议中，我们用这样一句话来表述我们的承诺："a special effort in the next two decades will greatly enhance progress in human biology and medicine.（未来二十年间的巨大努力将极大地推进人类生物学和医学的发展与进步。）"换言之，我们并没有承诺一定可以治愈癌症，或者一定可以开发出许多新的药物，甚至彻底变革医疗卫生体系，而是通过这些项目数据在很大程度上推进人类生物学和医学的发展与进步。

（3）在项目难易程度的衡量方面必须找到平衡点。在报告实施过程中，委员会关于项目难或易的观点总是反复出现。如果说这个项目很难，那就意味着我们所作出的努力都是不成熟的；如果说这个项目很容易实现，那就说明我们并不需要作出什么努力，顺其自然发展就好。在这场辩论中我起到了积极的作用，因为我比其他委员会成员更加明白当前技术的优缺点。仅仅依靠大力改进 1987 年的重组 DNA 技术来开展这个测序项目是注定要失败的，并且，目前有一些更加先进的技术手段已经初露端倪。因此，我对大规模数据采集将带来大量的技术改进保持乐观的态度。之后，在与 John Burris 的通话过程中，我向他陈述了我的观点。当然，在那个年代还没有电子邮件，所以我只能电话告知。当时的交流细节将在《摘要》的第二个建议中逐字呈现："Although the needed capabilities do not yet exist，the broad outlines of how they could be developed are clear. Prospects are therefore good that the required advanced DNA technologies would emerge from a focused effort that emphasizes pilot projects and technological development.（虽然目前我们还不具备这样的能力，但如何开发这种技术的框架却是显而易见的。因此，乐观的坚信我们所需的先进 DNA 技术将会从大量的试验项目和技术改进中出现。）"

（4）关于模式生物。这是一个全新的政策主张，因为之前的讨论焦点全部集中在人类基因组。当读到下面这段描述时，大家都顿住了："To succeed, … this project must not be restricted to the human genome；rather it must include an extensive sequence analysis of the genomes of selected other species.（为了取得成功，……项目不能仅仅局限于人类基因组，还必须针对其他物种的基因组开展大量的序列分析。）"随后，我们重点列出了一些模式生物名单，包括细菌、酵母、果蝇和秀丽隐杆线虫。我非常赞成这种做法，因为我的研究课题就是依托酵母展开的，并且深知生物学研究的生机与活力与特定生物体的研究唇齿相依。这些生物体具有独特的价值体系和强大的社会网络，它们所衍生出来的技术、观念以及科研问题对于所有生物体研究具有典型代表性。如果基因组学研究有利于人体生物学发展，那么它一定有益于模式生物研究。而且，模式生物基因组大小还不到人类基因组的十分之一，测序这些生物体所带来的额外风险并不会影响到"图解与测定人类基因组序列计划"的成败，反而会大大增加科学界对此计划的支持，并将吸引更多的顶级科学家加入到这个研究队伍。就比如 Bob

Waterston 和 John Sulston，如果没有之前对他们所挚爱的线虫基因组进行测序这段宝贵的科研经历，他们很可能就不会提出"图解与测定人类基因组序列"这一主张。关于模式生物更为"精妙"的一点是，虽然我们强烈推荐列入模式生物基因组研究，但仍然将此报告命名为"图解与测定人类基因组序列"。就这样，模式生物测序成了《图解与测定人类基因组序列》的重要内容，而不是报告的附加资料，供我们偶尔翻翻。一些模式生物研究界的同事没有敏感的察觉出这一"精妙"的策略，还在抱怨委员会目光短浅，没有政策远见。即便如此，他们最终还是从中获益颇丰。在"图解与测定人类基因组序列计划"实施之前，很难向决策机构解释清楚研究酵母的重要性；但在此之后，酵母研究和医学研究之间的紧密联系已经不言而喻。在此需要申明一点，并不是说酵母研究不能独立证明自己的重要性，而是在对有限资源不可避免的竞争局面中很难解释清楚。

（5）正确的时间期限和预算支出。上文中我已经讲述了这个计划是如何开始的，但还远远不够[7]。Watson 通过基础设施、劳动力、设备以及其他物资的预计成本估算出"图解与测定人类基因组序列计划"的年度预算为 2 亿美元。以 15 年为期，完成该项目一共需要 30 亿美元，折合每个碱基对的预算成本为 1 美元。其实，我们并不知道测序一个碱基对的实际成本，因为我们指望用来测序的技术手段还没有开发出来，也许只有 Jim Watson 或许知道决定最终成本的细节因素。关于项目时间，当时有两种声音，一方建议 10 年，一方建议 20 年，Jim Watson 提议折中为 15 年。他说，在 10 年的时间内项目可能才刚刚开始，到时候评论家们会说我们执行进度落后于预定计划；如果定为 20 年的话，应该没有哪个机构会资助持续时间这么长的项目。2 亿美元的年度预算则与美国政策体系有关，我仍然记得当 Watson 作出以下声明时，现场气氛陡然变得沉默："The budget should be \$200 M/yr；anything bigger would be a fat target during annual budget reviews，while with anything smaller there will not be anything in Illinois. （项目年度预算为 2 亿美元！在年度预算评审过程中，所报预算太多的话很容易就会成为大家非议的靶标，从而影响项目预算的批准；但如果预算太少又什么也做不了。）"至于伊利诺斯州与人类基因组测序成本预算有何相关性？Watson 再次提出了颇具前瞻性的想法，如果"图解与测定人类基因组序列计划"落地美国，那么它将需要得到全国各地广泛的政策支持。到时候，美国约三分之一的州都会堂而皇之地竞争如此大规模项目的主办权，包括伊利诺斯州。由于一些较大的州往往具有许多综合学科研究中心，它们往往会占据很大的资助份额。如果年度预算少于 2 亿美元，许多其他的研究活动将由于得不到足够的资助而不能顺利进行。如果项目仅仅局限于某一地点，如加利福尼亚、马萨诸塞州、纽约等，相较于分散存在于多个州，政策扶持力度会减小很多。

有些人会觉得上述观点过于强调科学政策制定过程中的外交策略和政治维度的重要性，但考虑到 19 世纪 80 年代后期分子生物学的发展现状，《图解与测定人类基因组序列》这一报告确实为解释人类基因组测序的基本原理和方法步骤提供了可靠的基础支撑。而这些对于一份报告的公信度而言是至关重要的，同时，这也是 NRC 审议工作的一个重要特点。相较于技术细节的描述，整个报告信息的影响力往往更加广泛，而决定整体信息的关键往往就取决于外交和政治层面的细微差别之中。

整个事件中我们最显著的不足体现在对于知识产权的处理方面。我们低估了基因专利问题对于整个基因组学科学文化所带来的潜在威胁。在题为"社会影响"这一章的最后几页中，我们用一段话就这一主题进行了专门讨论，并提出了一些问题。我们建议应该设立独立的组织对专利事宜进行及时的研究。我们认为基因组序列是一种公共资源，不应该设立版权保护。我们将太多的注意力集中在了"版权"进而忽视了"专利"，更为严重的是，我们从此再也没有就这一问题展开讨论，以至于我们在报告中的简短声明对后续事项没有发挥任何作用。NRC 能够很好地解决科学、技术和狭义的政策问题，但对于一些存在利益纠纷的根深蒂固的社会问题，可能就无能为力了。那些社会问题属于政治层面的分内事儿，不是政治意识较为薄弱的科学家可以正确处理的。这里需要解释一下，关于基因组学的知识产权问题在美国可以说是不堪重负。美国专利局坚持一个主张，联邦机构例如国立卫生研究院却赞成相悖的政策，生物科技产业强烈赞成基因专利，而一些制药公司则更倾向于共享成果。最终的结果只能是产生了大量的基因序列专利，但几乎没有几个能带来价值。2013 年，美国最高法院毫无异议地拒绝了人类基因的可专利性，这距离《图解与测定人类基因组序列》报告发布已经整整 25 年。许多科学家包括我在内都非常赞成这一判决，但总觉得有些不妥。所以，不久的将来这个问题可能会再次浮出水面。但至少到目前为止，基因组序列、cDNA 序列、基因注释，以及其他具有增加值的派生物仍然是一种公共资源，就和 NRC 委员会一贯坚持的一样。

总体而言，《图解与测定人类基因组序列》是一个闪亮的成功之举。NRC 一年内就发行了数百份报告。虽然很多人并没有真正读完它，它也没有带来明显的政策改变，但确实促成了后续事情的发展："人类基因组计划"得以按照既定的方式逐步形成，维持美国政府的政策支持，并抵挡私营机构的伺机挑战，获得了国际合作伙伴的援助，最终实现了目标。《图解与测定人类基因组序列》为所发生的这一切提供了可行的、高质量的工作思路，助力"人类基因组计划"继续其历史使命。

2011 年，距离《图解与测定人类基因组序列》报告发布 23 年后，NRC 发行了《迈向精准医疗：构建生物医学研究的知识网络和新型疾病分类法》。从基本方面来讲，该报告是《图解与测定人类基因组序列》的续篇，有文为证：人类基因组序列会大力推进人类生物学和医学的发展进程。到 2011 年，基因序列研究已经整整十年了。期间，重测序技术得到了暴发式地改进和完善，人们对于如何利用个人基因组信息提高医疗服务的思路逐渐变得更为清晰。我觉得是时候来实现当初的预言了。

我所说的关于《图解与测定人类基因组序列》的评论已经在别处出版过了，也已经被别人证实过了，至少很多科学家都熟知此事。但对于《迈向精准医疗》的评论还比较少。这份报告本身已经引发了很大的关注，尤其是在 2015 年 Obama 总统宣布了美国精准医疗计划 "Precision Medicine" 之后。当然了，Obama 所宣布的 "Precision Medicine" 以及其他词汇均出于 NRC 精准医学报告。从实质层面来讲，精准医学计划尚未启动，实际发展是否符合 NRC 报告中的建议尚待分晓。

关于撰写《迈向精准医疗》的最初想法是于 2009 年 10 月下旬在我和 David Walt、Alan Williamson 的反复讨论中逐步成型的。当时，在加利福尼亚州（California）圣地亚哥（San Diego）Illumina 科学咨询委员会会议上，我们意识到，数年后个人基因组大规模测序将会成为现实，但是目前并没有明确的计划来推动这一即将改善医疗现状的重大科技革命。我们有足够的兴趣和热情，但没有明确可行的计划。这一现状使我想起了 1987 年基因组学发展所面临的困境。那时候，逐渐有越来越多的科学家开始系统性分析细胞基因组，雄心勃勃地追求绘图与测序事业。但是，几乎所有的项目都是小规模研究，并且受地方利益驱动，所以很难发展壮大。David、Alan 和我就如何保护个人基因组测序、酵母基因组测序项目展开讨论。

Alan 具有丰富的制药行业相关经验，并且长期担任国家人类基因组研究所（the National Human Genome Research Institute）顾问，她提议确立一个贯穿整体的主题能够推动疾病分类法取得全新的发展。在一些领域，基因组测序技术已经能够对曾经混为一谈的疾病进行精确的区分，癌症就是一个最明显的例子。因为癌症的发展是由体细胞突变所驱动的。如果有足够多的患者可以接受 DNA 序列和其他辅助分析（例如，基因表达谱和表观遗传改变），那么对于其他疾病来说，也许疾病分类法同样可以取得重大改进。Alan 认为疾病分类法应扎根于分子病理学，基因组测序技术能够为实现主流医学改善健康格局提供最具潜力的方法。

我和 David Walt 非常认同 Alan 的观点，并马上开始讨论该如何实施。Alan 打算向 NIH 提议资助试点项目，但我认为这个想法有点儿不切实际。根据我任职于 "图解与测定人类基因组序列委员会" 和 2005 年 *Mathematics and 21stCentury Biology* 委员会主席的经验来看，新的分类法可以从 NRC 开始着手研究。这样做最大的优势在于：NRC 可以对新的分类法给出明确定义，并提供技术路线图，推动联邦机构展开后续讨论，而对于一些重要决策的实施最终都是由联邦机构做出的。这一观点得到了 David 和 Alan 的赞同。于是我们商量着联系时任 NIH 主任的 Francis Collins，因为我们对他都非常了解，并就编撰 NRC 报告以探索大规模分子数据的潜在应用进而开发出新的疾病分类法这个问题向他咨询获得 NIH 资助的可能性。

在接下来的几个月中，为达成上述目标，我们与 Collins 及其员工进行了频繁的电子邮件和电话会议沟通。虽然他对此研究能否顺利转交给 NRC 还存在一些担忧，但他最终还是答应了支持我们的项目。通常情况下，NRC 研究费用都比较高，标准的预算范围在 50~100 万美元。相比较而言，NIH 主任则拥有充足的自有资金，可以对符合机构利益的诸如此类研究提供及时的资助。经过不懈努力，在 2009 年年末 2010 年年初，NIH 和 NRC 终于就我们的研究项目展开了讨论。虽然我没有参加此次谈论，但很明显事情进展顺利。2010 年 3 月，我们得到了 NIH 和 NRC 准备启动研究项目的及时反馈。10 月，委员会招募工作正式启动。期间，NRC 成员问我是否愿意加入委员会，我毫不犹豫地答应了。12 月中旬我们便召开了第一次委员会会议。

在论述迈向精准医疗委员会的工作之前，我想就同时身兼 Illumina 科学咨询委员会（SAB）委员与精准医学委员会成员之间存在的显著冲突发表一下我的看法。作为全球领先的 DNA 测序仪及配套试剂制造商，Illumina 毫无疑问会从如此重要的联邦基金项目中获益，进一步扩大 DNA 测序技术在医学领域的应用。首先，在我看来，二者之间的冲突其实并没有那么严重。我和 Illumina 之间的合同一年一签，Illumina 会支付我数千美元作为参加其 SAB 年度会议的报酬，我并没有实际经营管理责任，也不持有其公司股票。虽然拥有一小部分产权信息，但也被一纸《保密协议》紧紧约束。其次，美国科学界通常会充分披露利益冲突的处理方式。当时是由诸如高等院校、国立卫生研究院、NRC 之类的机构来负责解决相关事宜。他们能够评判这个利益冲突是否合理，能够决定是否需要取消科学家的顾问资格。一开始我就向 Francis Collins 和 NCR 说明了我担任 Illumina SAB 顾问一事。Collins 只是稍微犹豫了一下，而 NRC 经过全面审查后认为这个冲突其实无关紧要。但是，在第一次委员会会议上，我还是当场表明了这个问题，以确保所有的委员会成员都能作出他们的判断。在美国，这些问题必须严肃对待。因为大家都意识到公众的信任是我们最宝贵的财富。冲突本身是普遍存在的，处理不当就会严重损害这份信任。这其实也是一件好事。将新兴科学领域的专家隔离成缺乏沟通与交流的小团体不符合任何人的利益，所以，高等院校、研究机构、政府和私营机构要密切合作，以推进科学进步，进而实现公共利益。

2010 年年底到 2011 年上半年，精准医学委员会共召开了四次会议。2011 年春天，我和委员会其他成员将大量的时间投入到了报告的写作当中。期间，我们进行了多次电话会议和电子邮件交流，但没有举办碰头会。我们有职业作家顾问，但仅限于报告草案的文体一致性，最终版的报告几乎全部由委员会成员完成的。

委员会审议有一个显著的特征：在审议过程中逐步扩大授权范围。报告附录部分的《任务声明》中并没有讲述任何有关精准医学的内容，甚至连医学相关内容都没有涉及，因为我们得到的授权是"explore the feasibility and need，and develop a potential framework for creating a 'New Taxonomy' of human diseases based on molecular biology.（探索精准医学的可行性与市场需求，搭建一种全新的基于分子生物学的人类疾病分类法的可行性框架。）"这一措辞色调与 Alan Williamson 的初始观念非常贴切。NRC 报告中的《任务声明》是经过报告发起人、NIH 和 NRC 三方反复磋商而确定的措辞极其谨慎的文件。一经确定，不可更改。NRC 成员有义务确保委员会始终坚持这一决定。所以，我们自始至终密切关注着 NRC 的审议过程，迫不及待地等待着审议结果。

我们没有采用分类法作为报告主题，主要原因在于分子数据能够理性影响主流医学发展之前，科学研究和临床应用是协同发展的。我们想要推荐的是一个进程，而不是项目。进程是对人类基因型、生物标记和表型研究进行循序渐进逐步改进的研究方式，其目的如《迈向精准医学》中图1-3所示。对于这幅图片的修改和完善成了委员会讨论最后阶段的核心问题，因此不断更新的"信息共享中心"也成为了图解最重要的特征。听着似乎显而易见，但仔细审查就会发现其中蕴含着一些激进的色彩。为什么？接下来我会强调一些原因：

（1）"信息共享中心"必须是一个公共资源。这也许不符合委员会的愿景，但任何人都会赞同普遍数据访问的权限。我们又回到了《图解与测定人类基因组序列》的老话题——公众信任。但现实是，国家利益、机构利益、商业利益和学术利益都在妨碍着这一公共资源的建立。如果不能果断地说服决策者，大家如诸侯分据般各自为政，那么，谁的利益都无法保证。

（2）"信息共享中心"必须包含丰富的个体表型资料。对于精准医学来讲，最重要的表型资料就是影响健康状况的信息。在谈论到数百万人的健康数据时，我们唯一来源是医疗卫生体系。但是目前，即使有也是极少数的国家会组织收集这些数据。美国卫生体系就非常抵触这一做法。

（3）"信息共享中心"必须不断更新。人们的健康状况不断的发生改变，看护标准也在随时改变，分子生物学技术同样在不断改变。我们的主要兴趣在于医疗干预后的健康结果。对于老龄化人群来说，慢性病是几年或几十年来疾病积累的表现形式。只有卫生保健体系才能密切观察追踪病患病情，使其安然度过这一时期。在到处充斥着移动电子产品的现代社会，我们在追踪个体患者健康状况方面做得并不到位，如在一年又一年的疫苗接种记录方面。

（4）"信息共享中心"必须能够索引到患者个人。这一点看起来很好实现，其实不然。我有权限参与精准医学研究，并乐于此事，但目前为止，我还没有办法对信息共享中心某个病患的分子和表型数据进行综合分析。如果我的想法得以实现，患者会受益匪浅。但一些既得利益者并不希望改变这一现状，如研究人员、卫生保健机构、政府官员等。在这些强大的利益集团面前，患者毫无胜算。

虽然，人类基因组计划顺利进行并实现了目标，人们都在热烈庆祝这一伟大的成功。但精准医学计划不适于采取同样的方式。其目标在于医疗服务能够更加高效地利用分子数据，用较低的成本获得更好的健康服务。但这不是一劳永逸的事情，一次成功只能带来对更多成功的迫切需求。因此，迈向精准医疗委员会建议创造一个开放式、没有边界的研究项目。《迈向精准医疗》即是这样一份充满愿景性质的报告。

在讨论的最后阶段，我们纠结于该如何为这份报告命名。"Taxonomy"的范围似乎过于宽泛，过于强调技术性。而且，我们要做的是一个进程性报告，而不是项目导向型报告，改进诊断技术仅仅是报告内容的一部分而已。我们所讲述的是如何将基础研究、转化研究、临床研究及医学实践前所未有地整合于一体。我们都很清楚这件事情的重要性，但不知道该如何命名。经过一番脑力风暴，斯坦福大学医学院病理学主席 Steve Galli 非常冷静地提出了一个建议"迈向精准医疗"（Toward Precision Medicine）。出乎我们所有人的意料，在所有委员会成员当中，Galli 并不是一个活跃分子，但大家都知道他对于这件事的理解思路非常清晰。所以，每次他参与讨论的时候，我么都会认真听取他的意见。在之前数个月的讨论过程中，从来没有出现过"精准医学"这一词汇。大家都不喜欢"个体化医疗"（personalized medicine），针对病患的表型和分子档案定制医疗的常用标签。但是，Galli 说完之后，大家觉得没有比"精准医疗"更好的主意了，报告名称因此确定。

"Precision Medicine"是一个正确的选择，从长远角度考虑，这一词汇的广泛普及将会成为对委员会工作最持久的馈赠。严格来说，"个体化医学"的问题在于将医学倒推到了人体生理学知识匮乏、医生基于经验做出诊断的时期。到时候，由于对个别患者过度反应或医疗干预导致的医学错误会频频出现。没有经过合理的对照试验，医疗干预即扩散到标准规范当中，所幸医疗界逐渐拒绝了这一做法，这也是现在的医疗护理比 50 年前更加有效的主要原因。"循证医学"成了年轻医生的战斗口号。医学必须基于科学，对于相同症状的患者群体必须加以区分，对症治疗，别无他法。如果依赖第一原则滥用未经检验的治疗措施，必将造成极其严重的医疗后果。现在，我们已经足够了解人体生理学，并能够做出正确的医疗干预措施。如果《迈向精准医疗》能够激发人们对于上述观点的正确认识，正如现在所发生的，那么，它将对我们奔向更加健康的未来作出最宝贵的贡献。

梅纳·奥尔森博士（Maynard V. Olson）
美国华盛顿大学基因科学与医学名誉退休教授

[1] Kendrew, John C. *The Thread of Life; an Introduction to Molecular Biology*. Cambridge: Harvard University Press, 1966.

[2] Coulson, A.R., Sulston, J., Brenner, S., and Karn, J. 1986. Towards a physical map of the genome of the nematode Caenorhabditis elegans. Proc. Natl. Acad. Sci. 83: 7821-7825.

[3] Olson, M.V., Dutchik, J.E., Graham, M.Y., Brodeur, G.M., Helms, C., Frank, M., MacCollin, M., Scheinman, R., and Frank, T. 1986. Random-clone strategy for genomic restriction mapping in yeast. Proc. Natl. Acad. Sci. 83: 7826-7830.

[4] Watson, James D. *Molecular Biology of the Gene*. New York: W. A. Benjamin, 1965.

[5] Cook-Deegan, Robert M. *The Gene Wars: Science, Politics, and the Human Genome*. New York: W.W. Norton & Co, 1994.

[6] McElheny, Victor K. *Drawing the Map of Life: Inside the Human Genome Project*. New York, NY: Basic Books, 2010.

[7] Olson, M. V. "Honest Jim." *BioEssays* 26(2004): 923-24.

以上为译者对 Maynard V. Olson 为本书所做序的翻译版，为避免与作者原意有冲突，本书将作者原文（Forword）也一并呈现。如读者对此译文有异义，请参考 Forword。

Forword

Let me start with a few words about the goals and intended audience for this introduction to republication of two reports of the U. S. National Research Council (NRC)—*Mapping and Sequencing the Human Genome* (1988) and *Toward Precision Medicine* (2011). I do not intend to summarize what the reports say. They are both short, well written, and can speak for themselves. I encourage readers who want a quick summary to read these reports the way most policy-makers do: start with the Executive Summaries, particularly the Conclusions and Recommendations. NRC committees write these summaries with great care since they are read far more widely, and by a more influential audience, than the bodies of the reports. With respect to audience, I assume this book will be of greatest interest to scientists and policy-makers interested in how the policy-making apparatus in the United States works and how it shaped two key initiatives in biology and medicine during their formative stages.

A scientist myself, now retired from active research, I am the only person who served on both the Mapping and Sequencing and Precision Medicine Committees. My active research career happened to span the remarkable quarter century during which we sequenced the first human genome and learned enough about it to be ready to launch a major effort to apply this knowledge to mainstream medicine. Because of this fortuitous timing, I was able to serve as one of the most junior members of the Mapping and Sequencing Committee and one of the most senior members of the Precision Medicine Committee.

What I hope to add to this republication is an insider's view of the way these committees came into existence and how they functioned. It is one scientist's view. There are many stakeholders in the science-policy process: scientists, agency administrators, Congressional staff, politicians, special interest groups, and the general public. However, a hallmark of the NRC process is that active scientists volunteer their time to participate in policy-making at a formative level. It is an exemplary process that has proven itself repeatedly across the whole range of scientific and technical issues that arise in modern economies and political systems. I think the involvement of active scientists in the initial stages of policy-making is the most important reason the system has been so successful. There are other reasons, relating to the culture of NRC deliberations: the committees are carefully selected after extensive consultation with knowledgeable advisers; they deliberately include scientists known to differ in their attitudes toward, opinions about, and experience with the subjects under study; it is a consensus process that involves extensive face-to-face discussion among people who respect each other even though they often disagree.

The risk of emphasizing consensus as strongly as the NRC process does is that committees will only be able to agree on a bland set of recommendations. However, time and again, NRC committees make bold, innovative recommendations that influence subsequent developments. My hope is that the mixture of historical perspective, anecdote, and considered opinion I offer in this Introduction will encourage scientists and policy makers to consider how the NRC model might help them confront the policy challenges they face.

The Mapping and Sequencing Committee met a long time ago, before many young scientists working in genomics today were born. Hence, a little background about that era may help put the *Mapping and Sequencing* report in historical context. When I started studying the yeast genome, my only tools were the restriction enzyme *Eco*RI and agarose-gel electrophoresis. I remember the first time, in 1974, when I saw an ethidium-bromide-stained gel of yeast DNA cleaved with *Eco*RI. It remains one of the most exciting moments of my career. This digest produces thousands of fragments so there were not discrete bands, at least from the single-copy DNA that comprises most of the genome. Nonetheless, the gel was not just a blur: it looked just like it should have if the yeast genome contained a few thousand randomly positioned *Eco*RI sites, each of them in the same position in every copy of the genome. Right away, I wanted to map these sites and put the genes on the map. I had no idea how to do this but could see that it was doable. I was reminded of having read John Kendrew's description of the first time he saw an X-ray diffraction pattern of a hemoglobin crystal. He could see that the molecules in the crystal all had the same structure and the crystal was well ordered; hence, he knew it should be possible to figure out the positions of all the atoms. Of course, the figuring-out part took 25 years.[1] Mapping the yeast genome was not that hard a problem, but it did take 10 years from the time I started serious work in 1979 before I had a reasonably complete map.

Oddly, during this whole period I had little competition despite the existence of a rapidly expanding community of yeast researchers, most of whom were studying their own little parts of the genome. The only comparable initiative was John Sulston's and Alan Coulson's project to map the nematode genome. Every now and then, John, Alan and I would meet at a pub near Cambridge, drink a few pints of English bitter, and compare notes. We had a friendly competition, as evidenced by our decision to publish our first papers on our projects back-to-back in the *Proceedings of the National Academy of Science* in 1986.[2, 3] Sydney Brenner communicated both of them to the *PNAS*.

Why was there so little activity in genomics during the period? There are many reasons, of which I will emphasize only two. The first stems from the history of molecular biology. From 1953 onward, as molecular biology emerged as a well defined field following the discovery of the double helical structure of DNA, its practitioners focused overwhelmingly on mechanism. How does DNA replicate? How are proteins synthesized? How is gene expression regulated? Molecular biologists developed first-order answers to these questions in remarkably short order. They did so through cult-like allegiance to the hypothetico-deductive method. Small research teams, even individuals, framed, tested, and refined hypotheses. Despite the primitive experimental methods available, they got answers in days, weeks, or, at most, months. If they became stuck, they modified their goals. There was a lot to do, and time was of the essence. By asking specific questions, making good choices of experimental system, and designing decisive experiments, they made rapid progress. Not much science actually works this way, but molecular biology did during its glory days.

With the advent of recombinant-DNA techniques in the early 1970's there was an explosion of work of this type. All genes in all organisms suddenly became accessible to study. New processes such as splicing and RNA editing came into view. Attention shifted from the mechanisms of relatively simple processes, such as the regulation of the *lac* operon in *E. coli*, to more complex ones. However, the research paradigm did not budge. There seemed no reason to tamper with success. New techniques were certainly welcome, but molecular biologists felt they had discovered the all time secret to making rapid scientific progress. There was no room for genome projects in this space.

A second reason genomics got off to a slow start was philosophical. The divide-and-conquer strategy of molecular biology's early years was thoroughly reductionist. The key to understanding cells was to take them apart, identify their molecular components, and then study how these components interact, a few at a time, to produce functional effects. The notion was that the sum of all these effects would provide a complete picture of how cells and organisms work. That is the reductionist's creed. I was skeptical of it, particularly the notion that what molecular biology needed was more mechanistic detail about individual instances of cellular processes such as transcription, translation, and splicing. My skepticism arose from my training in chemistry. I thought molecular biologists were chemically naïve. In my view, there was no reason to think a piecemeal approach to cells would ever converge. To me, the chemical mess looked impenetrably complex.

It was none other than Jim Watson who changed my mind. Although I later came to know Jim well during my work on the Human Genome Project, Watson's biggest influence on me occurred years earlier through his authorship of *The Molecular Biology of the Gene*.[4] In the early editions of this remarkable textbook, there is a chapter entitled "A Chemist's Look at the Bacterial Cell." When I read this chapter during the early 1970's, I thought it had been written specifically for me. The chapter gets off to a leisurely start with an outline of the basics of metabolism, descriptions of the ways the small, medium-sized, and large molecules in cells are synthesized, and examples of metabolic pathways. Toward the end of the chapter, Watson sums matters up by drawing a simple metabolic chart. As I read this pretty story, my skepticism mounted page by page. How was Watson ever going to convince me that what he was describing was anything more than the tip of an iceberg. Remarkably, Watson sensed that some of his readers would react in this way and said, as he wrapped up, "It is easy for the sophisticated pure chemist to look at this metabolic chart with initial skepticism." Quite right! I may not have been sophisticated, but I certainly was skeptical. Watson continued, "The question arises whether this figure, by its simplification, complete misses the point of metabolism in *E. coli*." Yes! Exactly the right question but how was he going to answer it? He did so brilliantly in a section entitled "The Significance of a Finite Amount of DNA." Using primitive estimates of *E. coli*'s genome size, the average molecular weight of *E. coli* proteins, and the number of steps in typical metabolic pathways, Watson produced an upper bound on the chemical complexity of *E. coli* that still looks good today. I was dumbfounded. He ended the chapter with a flourish:

Therefore even a cautious chemist, when properly informed, need not look at a bacterial cell as a hopelessly complex object. Instead he might easily adopt an almost joyous enthusiasm, for it is clear that he, unlike his nineteenth-century equivalent, at last possesses the tools to describe completely the essential features of life.

The genome was the key: it places the only defensible constraint on biological complexity. I was hooked.

I will not recount my struggles from 1979-1989 to map the restriction sites across the yeast genome. It was slow going. I did much of the work myself, assisted by one or two technicians. Available recombinant-DNA tools were woefully inadequate when applied to millions of base pairs. There was no bioinformatics and, of course, no internet or personal computer. I made a deal with a local crystallographer to obtain time-shared access to his mini-computer. We had to run wires through the building's utility silos to connect my terminal to his computer. When I set up the terminal, the event drew a crowd. "What are you going to do with that?" my colleagues asked, "this is a genetics department!" I worked on the yeast-mapping project for 7 years before publishing my first paper, and this paper only established that what we were doing would probably work if we kept at it.

Meanwhile, the outlandish idea of sequencing the human genome began to create a stir. The chief promoters of the idea, Charles DeLisi and Robert Sinsheimer, were visionaries in leadership positions. I was a junior faculty member at Washington University in St. Louis. Our paths never crossed. Hence, I have nothing to add to published accounts of the critical discussions that occurred during 1985 and 1986.[5, 6] They culminated in establishment of the National Research Council (NRC) Committee on Mapping and Sequencing the Human Genome.

The NRC, which is an operational arm of the U. S. National Academies of Science, Engineering, and Medicine, is a cumbersome bureaucracy that produces reports on issues of national interest that have a scientific or technical character. Although slow to act, and characteristically conservative, NRC reports are remarkably authoritative. They get that way because the NRC has a strong staff, recruits outstanding committee members, who serve without pay, respects the autonomy of committees once they are appointed, and subjects reports to a rigorous, multi-stage review process. For the Human Genome study, the NRC recruited Bruce Alberts as chair and appointed a truly remarkable committee. I will not list all the names, which are in the report, but the list includes Jim Watson, Sidney Brenner, Lee Hood, Dan Nathans, and Wally Gilbert. In surveying what relevant work was underway, the staff discovered my little project in St. Louis and invited me to make a presentation to the committee in January, 1987. I was terrified. I had never met any of these people and regarded them with awe. Nonetheless, I gave it my best shot, emphasizing that real progress was being made in scaling up recombinant-DNA technology but that a huge gap remained between the lofty vision of a human-genome sequence and technical reality.

The next month, Wally Gilbert decided to pursue a private-sector approach to genome sequencing and, because of the resultant conflict of interest, resigned from the committee. Shortly thereafter, I received a phone call from John Burris, the Study Director from the NRC staff, who asked me if I would take Gilbert's place. Now I was in real trouble. It was one thing to show a few slides to this distinguished group and then fly home, another to serve with them and help shape and write what was clearly going to be an epochal science-policy document. Nonetheless, despite my apprehensions, I signed up.

We met several times in 1987 and gradually got to know each other. I was struck by the camaraderie that developed, a tribute to Bruce Alberts's leadership. The only approximate peer of mine on the committee was Shirley Tilghman, who later became a highly respected President of Princeton University. Although Shirley and I were at about the stages of our careers, she was much better known than I was and more comfortable around the senior members of the committee. Nonetheless, we had the bond of shared experience at the lab bench. At one coffee break, a discussion started about who on the committee had ever sequenced at least a thousand base pairs of DNA. Shirley and I indisputably had. David Botstein claimed he had, as well, but Shirley and I were dubious. David's claim was based on having published the sequence of the yeast URA3 gene, which is only 1170 bp long, and there were two other authors on the paper. It was all good fun. David's claim was probably true. He did join Shirley and me in injecting a little sobriety into the proceedings. Here we were discussing a project to sequence billions of base pairs of unmapped DNA, and the committee's collective experience involved sequencing a few thousand base pairs of very well mapped material. Even that experience had been gained at the expense of sweat, tears, and exposure to the β particles ^{32}P emits. Fluorescence-based methods were still for the future.

Painstakingly, a draft report emerged. Many committee members had been initially skeptical of the proposal to map and sequence the human genome. Concerns varied. There was much fear that a big project would drain research funding away from more traditional activities. Some members just did not like the idea of giving "big science" a foothold in biology. Others doubted the feasibility of the project or were uncertain, even if it did prove feasible, that the data would be analyzable and useful.

No one line of argument shifted sentiments toward the more favorable consensus we ultimately reached. However, I would cite a few points that I think played important roles:

(1) Some senior members of the committee, Dan Nathans comes to mind, understood that we were engaged in a diplomatic negotiation. As in state diplomacy, wording mattered. The phrase "special effort," which appears in the very first recommendation in the Executive Summary, was important. We recommended that the mapping and sequencing of the human genome "merits a special effort that should be organized and funded specifically for this purpose"—not a "big project" or "crash program," but a "special effort." With this phrase, we signaled that we did not think the mapping and sequencing were just going to happen in the normal course of research, but also distanced ourselves from any connotation that we sought a massive disruption of business as usual. Who could be against a "special effort?"

(2) We avoided hype. Hype is an easy target for critics and does not help sell initiatives as much as many scientists think it does. Again in the first recommendation, here is what we promised: "a special effort in the next two decades will greatly enhance progress in human biology and medicine." That is it: no promise to cure cancer, to produce a cornucopia of new drugs, to revolutionize health care—just the promise that project data would "greatly enhance progress in human biology and medicine."

(3) We struck a good balance between arguing that the task was too hard and too easy. Oddly, both positions popped up repeatedly during committee deliberations and during later controversies about implementation of the report. If the job had been portrayed as too hard, the implication would be that a special effort was premature. If portrayed as too easy, it would be that no special effort was needed. I played an active role in this part of the discussion because I had a better feel than most committee members for the strengths and weaknesses of current technology. I knew that a brute-force effort that relied on scaling up 1987 technology would fail. On the other hand, there was a lot of momentum toward developing better techniques so I was optimistic that major improvements in the state of the art would occur by the time large-scale data collection commenced. I recall dictating a statement to this effect over the phone to John Burris—we had no e-mail in those days. The statement appears verbatim in the second recommendation of the Executive Summary: "Although the needed capabilities do not yet exist, the broad outlines of how they could be developed are clear. Prospects are therefore good that the required advanced DNA technologies would emerge from a focused effort that emphasizes pilot projects and technological development."

(4) We argued for including model organisms. Oddly, this was a novel policy idea—early discussions had focused entirely on the human genome. We were blunt in stating that "To succeed, ... this project must not be restricted to the human genome; rather it must include an extensive sequence analysis of the genomes of selected other species." We called out bacteria, yeast, *Drosophila melanogaster*, and *Caenorhabditis elegans* for special emphasis. I was a vigorous supporter of this position. My scientific roots were in the yeast community; hence, I knew firsthand that much of the vigor and vitality of

biological research was embedded in organism-specific research communities. These communities developed techniques, concepts, and research problems that were characteristically more holistic than those applicable to all organisms. The communities had their own value systems and were powerful social networks. If genomics was good for human biology, it would certainly be good for the model organisms. Also, the collective size of the genomes of the most attractive genome-sequencing targets among model organisms was less than ten percent that of the human genome. The genome project was not going to succeed or fail because it took on this extra challenge. The inclusion of model organisms greatly increased support for the project within the scientific community and, as it developed, played a key role in attracting top-tier scientists to it. For example, it is doubtful that Bob Waterston and John Sulston would have made major commitments to mapping and sequencing the human genome if they had not been able to sequence the genome of their first love, *C. elegans*, during the early years of the Human Genome Project. A more subtle point relating to model organisms is that we left the title of the report *Mapping and Sequencing the Human Genome* despite our strong recommendation that the project include model organisms. In this way, we made model-organism sequencing an essential part of the Human Genome Project rather than an add-on. They were part of the main project, not something else we wanted to see happen. Many of our colleagues in model-organism communities missed these subtleties and opposed the Human Genome Project out of short-sightedness and political naivité. Nonetheless, they benefited tremendously from our strategy. Before the Human Genome Project, it was always difficult to explain within the political system why research on yeast was important. After the project, the tight linkage of yeast research to medical research was secured. The point here is not that it is impossible to justify yeast research in its own right: it is that the reasons are difficult to explain during inevitable competitions for limited resources.

(5) We got the time scale and budget right. I have told the story about how this happened before, but it is still not well known.[7] We estimated that targeted funding of $200 Million would be required for the Human Genome Project for 15 years, a total of $3 Billion. In standard accounts, this figure was interpreted as reflecting an estimated cost of $1/bp. Actually, we had no idea what the cost per base pair would be since we were counting on technology that had not yet been invented to get the job done. The decisive voice on budget was the committee member, Jim Watson, who perhaps knew the least about the nuts-and-bolts issues that would ultimately determine costs. Watson justified the 15-year duration for the project and the $200 M/yr annual costs with an argument that had nothing to do with projected costs of facilities, labor, equipment, and supplies. He advocated 15 years as a compromise between 10 and 20 years. The problem with a 10-year project, he argued, is that one could barely get a 10-year project off the ground before critics would begin to say it was falling behind schedule. However, a 20-year project would never sell because institutions do not plan on such long time scales: if one asks support for a 20-year project,

the most likely response is that the whole idea is premature. So, 15 years it would be. The $200 M/yr figure related to the political system in the United States. I still remember the confused silence when Watson made the following pronouncement: "The budget should be $200 M/yr; anything bigger would be a fat target during annual budget reviews, while with anything smaller there will not be anything in Illinois." The first point made sense, but what did Illinois have to do with the estimated cost of sequencing the human genome? Watson, as usual, was a few steps ahead of the rest of us. His point was that the project would have more political support if it were distributed around the United States. Roughly one third of the states, including Illinois, might plausibly compete to host potions of a project of this type. If the budget were much less than $200 M/yr, there would not be enough money to fund activities in many of them, particularly since a few big states with multiple, strong research centers would inevitably soak up most of the money. A project whose only sites were in California, Massachusetts, and New York, for example, would have less political support than one that included Illinois—and, by implication, a number of other states with similar concentrations of academic activity.

Some will argue that the above list puts too much emphasis on the diplomatic and political dimensions of the science-policy process. The *Mapping and Sequencing* report does do a credible job, given the state of molecular biology in the late nineteen eighties, of explaining the rationale for sequencing the human genome and the steps that would have to be taken to get the job done. This was essential to the report's credibility and is the hallmark of the NRC process. Nonetheless, the technical details in a report of this type, essential as they are, have less influence than the report's overall message. Diplomatic and political nuances largely determine that message.

With respect to things we got wrong, the outstanding example is our treatment of intellectual property. We underestimated how big a threat gene-patenting would pose to the scientific culture of genomics. We devoted a single paragraph to the topic in the last few pages of the report in a chapter entitled "Implications for Society." In that paragraph, we posed some of the right basic questions, recommended that the issues "be given prompt study by an independent body," and expressed our view that "genome sequences should be a public trust and therefore should not be subject to copyright." However, we focused too much on copyrights and not enough on patents. More seriously, we buried the discussion so deeply that our brief comments had no influence on subsequent events. The NRC process typically handles scientific, technical, and narrowly construed policy issues well. However, it is not designed to address broad societal questions in which entrenched interests have divergent agendas. That is a job for real politics, not the lower tier of political sensitivity that scientists can reasonably be expected to master. In our defense, the intellectual property issues surrounding genomics overwhelmed even the big-league political system in the United States. The U. S. Patent Office went in one direction, federal agencies such as the National Institutes of Health adopted inconsistent policies, and the biotechnology industry strongly favored gene patenting while major pharmaceutical companies were more comfortable with the "public trust" idea. In the end, a huge number of patents on gene sequences issued but few of them proved valuable. In 2013, a full 25 years after the *Mapping and Sequencing* report issued, the United States Supreme Court unanimously rejected the patentability of human genes. Many scientists, including me, welcomed the Supreme Court decision but also found it incoherent. Hence, the issue will probably surface again. At least for now, it is settled law in the United States that genome sequences themselves, as opposed to cDNA sequences, annotations, and other value-added derivatives thereof, are the public trust that the NRC committee always wanted them to be.

On the whole, *Mapping and Sequencing the Human Genome* was a spectacular success. The National Research Council issues hundreds of reports a year. Most of them are scarcely read and have no perceptible influence on policy. However, the *Mapping and Sequencing* report unequivocally shaped subsequent events. The Human Genome Project evolved in the way it did, maintained political support in the United States, withstood an opportunistic challenge from the private sector, encompassed contributions from international collaborators, and achieved its goals. All this happened, in some significant part, because the report provided a workable, high-level framework within which the project could pursue its historic mission.

In 2011, 23 years after publication of the *Mapping and Sequencing* report, the NRC issued a report entitled *Toward Precision Medicine: Building a Knowledge Network for Biomedical Research and a New Taxonomy of Disease*. In basic respects, this report was a sequel to *Mapping and Sequencing*. The latter had promised that a human genome sequence would "greatly enhance progress in human biology and medicine." By 2011, the sequence had been in hand for a decade, re-sequencing technology was improving explosively, and the broad outlines of how sequencing of individual genomes could enhance medical care were becoming clear. It was time to deliver on the original promise.

While most of what I have said about the *Mapping and Sequencing* report has been published elsewhere, can be readily corroborated by other people, or is at least familiar to many scientists, my comments on the *Precision Medicine* report are of a more preliminary and idiosyncratic nature. The report itself has received considerable notice, particularly since President Obama announced a major United States Precision Medicine Initiative in 2015. Certainly the name of the Obama initiative, and much of the rhetoric surrounding it, came from the NRC *Precision Medicine* report. However, the Precision Medicine Initiative has not yet launched in any substantial way, and it remains to be seen whether or not its broad contours will conform to the NRC report's recommendations.

The idea for the NRC study that led to the *Precision Medicine* report took shape during discussions between David Walt, Alan Williamson, and myself in late October of 2009. We were all at a meeting of the Illumina Scientific Advisory Board near San Diego, California. Recognizing that large-scale sequencing of individual human genomes was going to become practical during the next few years, we were concerned that there was no clear plan to exploit this technological revolution to improve medicine. There was ample interest and activity but no clear plan. The situation reminded me of genomics in 1987. At that time, a growing number of scientists were beginning to analyze cellular genomes systematically, and to pursue increasingly ambitious mapping and sequencing projects. However, nearly all projects were on a small scale and were motivated by the local interests of particular laboratories. So, David, Alan, and I talked about ways in which sequences of individual genomes, in the years going forward, might be brought under an umbrella comparable to the Human Genome Project.

Alan, who had extensive experience in the pharmaceutical industry and had been a long-time advisor of the National Human Genome Research Institute, suggested that the right over-arching theme of such an initiative might be development of a new taxonomy of disease. In a few areas, cancer being the most notable example, genome sequencing already allowed finer classification of diseases that had previously been lumped together. One could readily imagine a large, long-range project to extend this success. Obviously, cancer is an easier case than most disease since cancer progression is driven by somatic mutations. Nonetheless, if DNA sequencing and ancillary analyses—for example, of gene-expression patterns and epigenetic changes—were applied to a large enough group of patients under treatment for the whole range of human diseases, perhaps major advances in disease taxonomy would be achievable in other areas of medicine, as well. Since diagnosis is the starting point for all medical treatment, Alan argued that a disease taxonomy, broadly and deeply rooted in molecular pathology, would provide the most promising path toward leveraging the rapidly improving technology of genome sequences to achieve improved health outcomes in mainstream medicine.

David Walt and I signed on to Alan's idea and began to discuss, while we were still in San Diego, how to act on it. Alan was thinking in terms of advocating NIH funding of pilot projects, but I argued that the idea was too big for that mechanism. Because of my experience with the NRC—not just my service on the Mapping and Sequencing Committee, but subsequent involvement as chair of a 2005 committee that issued a report entitled *Mathematics and 21ˢᵗ Century Biology*—I thought the new-taxonomy idea would benefit from an NRC study. The great advantage of these studies is that they can, at their best, give clear definition to otherwise vague ideas, provide a roadmap forward, and help launch subsequent discussions within the federal agencies where implementation decisions will ultimately be made. David and Alan went along with my suggestion, and the three of us agreed to approach Francis Collins, the NIH Director who we all knew well, about the possibility of obtaining NIH funding for an NRC report that would explore the potential use of large-scale molecular data to develop a new taxonomy of disease.

During the next few months, we pursued this goal through e-mail correspondence and conference calls among ourselves, with Collins, and with his staff. Collins proved supportive, although he had misgivings about turning the study over to the NRC rather than doing it in house. Although NRC studies are not cheap, typical budgets range from a half million to one million U.S. dollars, the NIH Director has sufficient discretionary funds to act quickly on initiatives of this type if he decides they are in the agency's interest. After Alan, Walt, and my initiative in late 2009 and early 2010, discussions moved to venues within the NIH and NRC to which I had no access. However, they obviously went well. By March, 2010, we had feedback from both organizations indicating a study was likely to be launched. In October, committee recruitment was underway, and an NRC staff member asked me if I would agree to be nominated for the committee. I agreed and was ultimately appointed. The first meeting occurred in mid-December of 2010.

Before discussing the committee's work, I would like to comment on the obvious conflict of interest issue posed by my service on both the Illumina Scientific Advisory Board (SAB) and the Precision Medicine Committee. As the leading manufacturer of DNA-sequencing instruments and reagents, Illumina would obviously benefit from a major, federally funded project to increase applications of DNA sequencing to medicine. First, this conflict is less substantial that it might appear. Illumina paid me a few thousand U. S. dollars to attend an annual meeting of the SAB. I had a year-to-year contract, no management responsibility, and owned no stock in the company. I had little access to proprietary information and what little I had was covered by a strong non-disclosure agreement. Second, the main way that conflicts of interest are handled within the scientific community in the United States is through full disclosure. Then, it is up to institutions such as universities, the National Institutes of Health, and the NRC to decide what action to take. They may decide that a particular conflict is inconsequential, that it is significant but should not disqualify a scientist from being an adviser, or that is disqualifying. Right at the beginning of my discussions both with Francis Collins and the NRC I disclosed my service on the Illumina SAB. Collins chose simply to take it into account while hearing out what David Walt, Alan Williamson, and I had to say. The NRC carried out a full review and decided the conflict was inconsequential. Nonetheless, at the first meeting of the committee, I brought it up so that other committee members could make their own judgments as to whether I seemed biased, as committee deliberations proceeded, by my relationship to Illumina. These issues are taken with the utmost seriousness in the United States. Everyone recognizes that public trust in science is our most valuable asset and is easily undermined by careless handling of conflicts of interest. The conflicts themselves are ubiquitous. That is actually a good thing. Universities, research institutes, government, and the private sector need to work closely together to achieve public benefit from scientific advances. It serves no one's interest to partition the modest number of people who are expert in emerging areas of science into non-interacting sub-groups.

The Precision Medicine Committee met four times in late 2010 and the first half of 2011. During the spring of 2011, I and many other committee members put extensive time into the actual writing of the report. There were some conference calls and extensive e-mail exchanges, but no face-to-face meetings, during the period of most intensive report-writing. We had support from a professional writer, but he limited his input to light editing of the draft report for stylistic consistency. The final report was written almost entirely by committee members.

The most striking feature about the committee's deliberations was the way in which the committee expanded its mandate as it went along. The Statement of Task, published in the report Appendix, does not say anything about precision medicine. It does not even say much about medicine. Our mandate was to "explore the feasibility and need, and develop a potential framework for creating a 'New Taxonomy' of human diseases based on molecular biology." This wording hues closely to Alan Williamson's initial concept. The Statement of Task for an NRC report is a carefully worded document that is negotiated between the sponsor for a report, the NIH in our case, and the NRC. Once set, it is virtually impossible to modify, and the NRC staff is charged with seeing to it that the committee sticks to it. We stuck closely enough to pass NRC review, but strained at the leash throughout the process.

There were several reasons we found ourselves unwilling to cling too tightly to taxonomy as a theme. A central one was our recognition that research and clinical application were going to have to co-evolve over a period of decades before molecular data could reasonably be expected to have major effects on mainstream medicine. We found ourselves wanting to recommend a process rather than a project. The process would be a gradual reorganization of the way we study human genotypes, other biomarkers, and phenotypes. The goal of this reorganization is schematicized in Figure 1-3 of the report. This figure was drawn and re-drawn several times. It became the centerpiece of the final phase of committee discussions. The schema's most salient feature is a continuously updated "information commons," indexed to individual patients. This idea may sound obvious, but, when examined closely, it reveals its radical stripes. I will highlight just a few reasons why it is a radical proposal:

(1) The commons must be a commons. This may prove to be the deal-breaker for the committee's vision. Everyone nods when anyone advocates widespread access to data. We are back to the public-trust issue of the *Mapping and Sequencing* report. However, the reality is that a dense thicket of national, institutional, commercial, and academic interests all militate against building a commons. Without aggressive push-back from policy-makers, many of whom have their own reasons to prefer keeping data bottled up, we will end up with a system so Balkanized that it will serve no one's interests well.

(2) The commons must include rich phenotypic profiles of individuals. The most important phenotypes for precision medicine are those affecting their health. If we are talking about millions of people, the only conceivable source of these data is the health-care system itself. There are few, if any, countries that have health-care systems organized in a way that will facilitate collection of these data. The system in the United States is

particularly inimical to this goal.

(3) The commons must be continuously updated. People's health changes. Standards of care change. Molecular techniques change. Our primary interest is in health outcomes following medical interventions. In aging populations with a high burden of chronic disease, outcomes only become apparent over a period of years or decades. Only a process tightly integrated with the health-care system has any chance of tracking individuals over these periods. In mobile, modern societies, we do a poor job tracking even the most basic information about individuals—for example, their vaccination records—from one year to the next.

(4) The commons must be indexed to individual patients. This point may seem obvious, but there is not presently a single person in the world whose molecular and phenotypic data I, a scientist qualified to participate in precision-medicine research and interested in doing so, can analyze in the comprehensive way envisioned for all patients in the information commons. Many vested interests do not want this situation to change. Patients would benefit if it did, but most researchers, health-care organizations, and government officials would not. Patients rarely win when confronting these powerful interests, particularly when few patients are well informed about the issues.

The Human Genome Project could set up shop, achieve its goals, and celebrate success. A Precision Medicine Initiative cannot proceed in this way. The goal is more effective use of molecular data in medical care. The ultimate deliverable is better health at affordable costs. These are not goals that can be achieved once and for all. Success will just increase demand for more success. Hence, the Precision Medicine Committee found itself recommending creation of an open-ended process, not pursuit of a bounded project. The *Precision Medicine* report should be read as a vision document. The committee saw it in that way.

Toward the end of our deliberations, we confronted the question of what title to give our vision document. "Taxonomy" seemed too big and technical a word to highlight. Furthermore, with our process- rather than project-oriented view of what needed to be done, we saw improved diagnoses as just one component of our vision. We were really talking about an effort to integrate basic research, translational research, clinical research, and the actual practice of medicine on a scale that had never before been attempted. We knew we wanted to work toward something big, but we did not know what to call it. In a moment of discouragement during our brain-storming, Steve Galli, the Chair of Pathology at the Stanford University School of Medicine, spoke up. Galli had not been a highly vocal member of the committee, but everyone knew he thought clearly about the big issues. Hence, whenever he joined the discussion, we all listened. Galli calmly suggested "Toward Precision Medicine" as a title for the report. At first, this idea took the rest of us by surprise. The phrase "precision medicine" had never come up during our months of discussion. No one liked "personalized medicine," the common label for tailoring medical treatments to an individual's genotype and molecular profiles, but, until Galli spoke up, no one had a better idea. He quickly won us over.

　　"Precision medicine" was the right choice and, in the long run, popularization of this phrase is likely to be the most lasting legacy of the committee's work. The problem with "personalized medicine" is that, if taken seriously, it pushes medicine back toward the bad old days when physicians based too much of what they did on anecdotal experience and what little was then understood about human physiology. Most of medicine's persistent follies arose because of overreactions to apparent successes in treating individual patients or use of interventions that seemed logical based on first principles, not actual experience. Without ever being tested in properly controlled trials, interventions spread into standard practice. The main reason that medical care today is immensely more effective than it was 50 years ago is that the medical community learned to reject this approach. "Evidence-based medicine" became the rallying cry for young physicians. For medicine to be solidly based in science, homogeneous groups of patients must be identified and some treated one way and the rest another. Nothing else works. Particularly dangerous is reliance on first principles to choose untested treatments. We are centuries away from understanding human biology well enough to choose interventions in this way. If the *Precision Medicine* report does nothing more than prod people to recognize these key points, something that is already happening, it will make a valuable contribution toward a healthier future for us all.

Maynard V. Olson

Professor Emeritus of Medicine and Genome Sciences

University of Washington

Seattle Washington

[1] Kendrew, John C. *The Thread of Life; an Introduction to Molecular Biology*. Cambridge: Harvard University Press, 1966.

[2] Coulson, A.R., Sulston, J., Brenner, S., and Karn, J. 1986. Towards a physical map of the genome of the nematode Caenorhabditis elegans. Proc. Natl. Acad. Sci. 83: 7821-7825.

[3] Olson, M.V., Dutchik, J.E., Graham, M.Y., Brodeur, G.M., Helms, C., Frank, M., MacCollin, M., Scheinman, R., and Frank, T. 1986. Random-clone strategy for genomic restriction mapping in yeast. Proc. Natl. Acad. Sci. 83: 7826-7830.

[4] Watson, James D. *Molecular Biology of the Gene*. New York: W. A. Benjamin, 1965.

[5] Cook-Deegan, Robert M. *The Gene Wars: Science, Politics, and the Human Genome*. New York: W.W. Norton & Co, 1994.

[6] McElheny, Victor K. *Drawing the Map of Life: Inside the Human Genome Project*. New York, NY: Basic Books, 2010.

[7] Olson, M. V. "Honest Jim." *BioEssays* 26 (2004): 923-24.

译　者　序

　　我六十岁的时候，这本名为《基因组科学的甲子"羽化"之路：从人类基因组测序到精准医学》的小册子问世了。首先请允许我表达对我的博士后导师梅纳·奥尔森（Maynard V. Olson）博士的感谢，非常荣幸能够邀请他为本书作序。在序中奥尔森回忆了关于两个报告的写作背景和场景，因为他是唯一一位同时参与了这两个报告撰写工作的专家。同时，他也是这两个项目和研究方案的推动者和设计者，并亲自参与了第一个项目的技术探索和计划实施。他的文章逻辑清晰，内容详实，把撰写这两个报告背后的故事娓娓道来，同时又不失细节和幽默，是一篇不可多得的珍贵史料。本书正文包括两部分内容，第一部分是我写的更广视野下现代生物医学领域的发展简介，包括"人类基因组计划"启动和实施的情况，以及基因组学路线图的逐渐形成，旨在强调生物医学这门科学是一个大国的立国之本，其重要性仅次于国防科学。而且，生物医学不仅仅是一个科学研究领域的简单划分，更是一个国家健康保障的基本基石，支撑着医药和健康的国计民生。第二部分包括两个美国国家智库（Think Tank）报告中文译文。其一是发表在 1988 年的《图解与测定人类基因组序列》（*Mapping and Sequencing the Human Genome*）；其二是发表于 2011 年的《迈向精准医学：构建生物医学研究的知识网络和新型疾病分类法》（*Toward Precision Medicine: Building a Knowledge Network for Biomedical Research and a New Taxonomy of Disease*）。

　　这两个智库报告都来自美国科学院研究理事会，简称 NRC（National Research Council）。NCR 是美国科学院（包括科学、工程和医学三个部分）的一个独立常设机构，于 1916 年成立，已经存在整整 100 年了。NCR 的主要工作是以专业报告的形式为联邦政府和民间机构提供相关科学领域和公众政策问题的建议。报告撰写组（Panels）通常不是由三个科学院的获选院士（Members）组成，而是根据需求临时成立由 10 到 20 个在实际相关领域一线工作的专家组成的委员会，其实就是报告撰写组，报告写作结束后就自动解散了。这样的委员会在 NRC 每年有将近 600 个之多，可见所涉及的问题和领域都是相当复杂的。

　　在一百年来、数以万计的报告中选择了这两个报告来介绍给中国读者，自然是有其重要意义。首先，"人类基因组计划"是一个划时代的重大科学项目，酝酿于 20 世纪

80年代初，美国的卫生总署（National Institutes of Health，NIH）和能源总署（Department of Energy）都分别给予足够的重视，主持研讨会，探讨科学与技术的可行性，最后在90年代正式启动其规模化测序部分。"人类基因组计划"是个"三位一体"的项目：开拓新的学科（New Disciplines，如基因组学和生物信息学）、建立可持续发展的研究平台（Research Infrastructure，如国家基因组研究中心）、完成有始有终的科学项目（测定一个人的基因组）。目前启动的精准医学计划同样也是"三位一体"，也会寻求一些具有划时代意义的大项目（尽管目前的报告还没有明确的提出，但是诸如"人类转录组计划"之类也应该胜任），可见这种形式已经成为生物医学领域促进高速发展的新常态。其次，要阐述一下为什么称这两个报告反映的是跨时代的"甲子之旅"。这要从DNA双螺旋模型问世开始，它同时也标志着分子生物学的诞生。这一年是1953年，而后的六七十年代也是分子生物学和相关技术高速发展的时代，比如限制性内切酶的发现，解开遗传密码，发明DNA重组和DNA测序技术等。因此算起来，生命科学研究走进分子水平、走进细胞水平和最后走向疾病花了整整六十年。对发达国家而言，60年来生物医学作为生命科学研究的最终归宿和主导领域的地位已经不容动摇了。而我们中国目前还没有完成这个转变，还没有建立承接国家、国民第一需求的主体，还没有完成从温饱到健康的社会需求转变。这个转变毫无疑问会发生在未来的十年之内。最后，要生命科学研究的整体平衡问题，医学、农林渔业、环境保护、能源开发等都与生命科学的发展息息相关，但是医学和社会的健康保障永远是第一位的。尽管中国人才刚刚尝到温（住）饱（吃）后的滋味，但是一个相对完善的生物医学研究和发展的路线图，将生物医学基础研究牢牢地绑在疾病诊断、治疗和健康保障上是十分必要的。目前，民众对健康保障和经济对医药产业发展的需求已经迫在眉睫。这就是出版这本小册子的初衷。

我要特别感谢梅纳·奥尔森老师，是他和他的同时代科学家们，引领我们这一代共同书写了这段可歌可泣的历史。尽管我已年届六十，但是我们这一代人仍然有责任将"人类基因组计划"点燃的"生命之炬"传递下去，我们也要提醒后来人，认识历史，汲取经验，书写更美丽的科学诗章。只有眼观六路，才能目标明晰，置身其中，才能有机会亲书历史，领悟其中的奥妙和内涵。显然，中国科学家在未来的20年里要思考走自己的路，尽管这是年轻一代的事了，但是我这里也想给大家提个醒，以史为鉴，极目远眺，才能海阔天空。我还要感谢任鲁风、杨宇、王绪敏、殷金龙、叶建伟、崔丽等等我的学生们和中科紫鑫的同事们参与了翻译工作，译文没有过多的文学润色，主要是尊重英文版原文，如果可能还是希望能够双语阅读，更好地理解文章的本来含义。最后要感谢任鲁风和王绪敏的实际推动，以及科学出版社的编辑们在封面设计和校对工作中付出的巨大努力。

于　军

2016年2月

目　录

下篇 迈向精准医疗——构建生物医学研究的知识网络和新型疾病分类法

生物医学新征途：
从人类基因组基本信息到精准医学

于　军　　中国科学院北京基因组研究所

关键词：人类基因组计划 基因组 信息联汇 精准医学 罕见疾病 常见疾病

摘　要：现代人类社会选择了生物医学作为生命科学研究的核心领域，也启动了一系列向某种疾病"开战"的研究项目，促进了分子生物学技术的迅速发展。不过，只有到了"人类基因组计划"——这个具有划时代意义的大科学计划启动和完成时，才真正找到了正确的目标、策略和路线图。"人类基因组计划"的真正"续集"，是"精准医学"计划，这个计划的基本目的是要编织一个生物医学与临床医学交叉的知识网络，不断拓展生物医学基础研究范围（从表观遗传到细胞异质化、表型可塑性、认知可塑性等），创造一系列创新思维，包括新概念、新假说和新理论，开发一系列新技术和新方法，不断夯实临床医学基础研究，不断促进临床实践规范化和疾病诊断、治疗过程的细分，积累和整合有效临床资源，凝练以疾病分类为命题的大科学目标和方向，有效地为全社会提供"从实验室到病床"、"从实验室到家庭（个人）"的公共卫生与个人健康保障。公众和社会的责任和任务是要迅速认识、验证和接受新知识，建立新法律和法规来保障科学成果向社会效益的迅速转化，同时给科学界和医疗界以有效的支持和反馈，使科学研究更"接地气"，更高速、健康的发展。

1. 生物医学领域的汇聚和主体学科思想的形成

生命科学起源于医学和生物学的交融，两个学科都各自经历了数百年的演变，最终在分子和细胞层面上相遇了。生物学的变化更多一些，从"合久必分"的学科细分，到现代分子生物学的"分久必合"——系统整合。这里最要感谢的是现代生物技术的飞速发展，X 射线衍射、DNA 重组、寡聚核苷酸合成、DNA 测序、DNA 聚合酶链式反应（PCR）、单克隆抗体等技术，无一不带动生命科学领域新的飞跃。分子生物学和细胞生物学在这些技术的支撑下不断发展，成为生命科学领域的新增长点，基因序列和功能的研究也不断深入，对解读整个人类基因组的需求也就提到日程上来了。

从历史的眼光来看，基础科学研究地位的提升可以追溯到第二次世界大战的结束。聚焦美国，1950 年成立了国家自然基金（National Science Foundation，NSF，www.nsf.gov），从 50 年代初开始给卫生总署（National Institutes of Health，NIH，www.nih.gov）增加经费，到 1980 年已经增加了 2000 倍（1945~1980 年）。政府的这些有力支持使基础科学研究领域发生了质的飞跃。首先，科学研究的模式发生了翻天覆地的变化，从实验室规模的自由探索到广泛、紧密的多实验室合作，乃至规模化的合作研究。学科的布局也日趋密集，譬如在"War On Cancer"的资助框架下，国家癌症研究所（National Cancer Institute，NCI，www.cancer.gov）的经费资助在 70 年代有了很大的增量，成立了地域覆盖广泛的国家癌症研究中心，使研究和治疗并举，也推动了"人类基因组计划"的最终提出。其次，不断深入到分子水平的科学发现，让科学家们认识到过去抽象、笼统、求同避异的假说有很多弊端，同时也促使科学家和科学思想走向宽容和开放型思维（open-minded），从假说导向的研究模式中挣脱出来，逐渐接受发现导向的研究模式。第三，目的导向的科学项目不断涌现，使科学满足社会和经济发展需求的属性不断被加强，最后走向认同为社会服务的科学主体使命。因此，科学的心理属性、理性属性和社会属性同时被摆上桌面，优先性也被仔细评价。第四，研究经费的增加同时也导致了大学从教学型向研究型的转变。这一切变化都在过去的 60 年里相继发生在科技发达国家。

2. 生物科学研究必须聚焦社会需求

民众的健康保障无疑是社会的重大需求之一。以美国为例，在过去十年平均 R&D 投入中（约 1500 亿美元），除去 50%用于国防外，NIH 占去余下最大的一份，约 20%（300 亿美元）。在中国，政府的研发投入逐年增加很快，尤其是生物医学研究方向，因此需要有个相对的研究载体，类似于美国的 NIH。中国目前最大的研究机构——中国科学院却没有明确的生物医学研究集群，只有几个相关的研究所，这个巨大的缺位，不得不在未来尽快补上。另外是要建立强大的生物医学研究型大学，比如美国的约翰霍布金斯大学和华盛顿（西雅图）大学，它们已经高居获得 NIH 研究经费的榜首数十年，每年的 R&D 经费在 10 亿~20 亿美元之间（这样水平的大学美国有十数家之多）。尽管在中国很多医学院已经并到综合性大学里面，但是这样实力雄厚的研究型大学和医学院还是屈指可数的。中国目前生物医学领域急需的是地域性布局的（不仅仅是在北京和上海）国家健康保障研究院（所）和世界一流的研究型大学，培养具有国际竞争力的学生和研究人员，同时加大实际研究经费的投入。

尽管社会的健康保障是一个庞大的社会核心运作体系，涉及到医疗保障和医疗保险体系等，但是其研发（即 R&D 部分），尤其是生物医学研发的投入部分还是很清晰的。科研机构和大学的研发约占总研发的一半多些，企业约占另一半。中国与之相比，企业的投入部分不是很清晰，今后无疑应该制定相应政策（如特殊行业资助和免除研发投入税等），积极鼓励企业投入。显然企业的参与是不容忽视的，企业必须要成为研发的主体，创新的主体，才能够保证经济效益的发生，是研发投入完成一个在国家经济发展中起到决定作用的闭环。此外，生物医学研究与其他生命科学研究在经费和研究布局的平衡在于兼顾农林牧渔业发展、环境保护和生物能源利用，但这些领域在北美和欧洲的布局很简单——加在一起也不及生物医学一个领域的投入额度高。

3. "人类基因组计划"的酝酿与其划时代意义

今年，是"人类基因组计划"（The Human Genome Project，HGP）宣布完成十三周年了。选择 2003 年结束这个计划其实既不是因为这一年第一个人类基因组的测序工作确实到达了"终点"，也不是人类基因组序列"完成版"的实际结束时间。这个日子的选择首先是为了纪念沃森（James Watson）和克里克（Francis Crick）在《自然》（Nature）上发表了他们的著名科学论文，发现 DNA 双螺旋结构五十周年[1]，也是庆祝生命科学研究进入到分子水平半个世纪。其次是感谢沃森博士这位推动这一宏大计划实施的早期有力领导者和持续支持者。他曾在 1989~1992 年担任国家人类基因组研究中心（National Center for Human Genome Research）的主任，也就是现在 NIH 国家基因组研究所（National Human Genome Research Institute，NHGRI）的前身。最后才是这一计划就完成全基因组测序而言确实已近尾声，剩下的有限信息也不足以改变已有的科学基因组信息和科学结论。

一次性解读人类基因组全部 DNA 序列是在 80 年代初由一些有远见卓识的科学家们集体提出的。虽然其原因是多方面的，但是基本上可以归纳为以下三点。第一是 DNA 测序技术和相关分子生物学技术日趋成熟。随着 DNA 双螺旋结构的解析，自七十年代起，生物化学家们发明了一系列的重要分子生物学技术，特别是 80 年代初基因组遗传图谱和物理图谱制作，荧光标记法 DNA 测序仪的研发等，有效地推动了分子生物学和细胞生物学的发展。第二是生物医学发展的迫切需求。未知基因序列的不断解读，遗传疾病相关变异的定位克隆（positional cloning），新转录因子和信号传导通路的不断发现，都使 DNA 测序技术和需求被推到了科学界关注的焦点。当大家都在争取基金，计划测定自己感兴趣的基因时，一个重要观点的提出赢得了广泛的支持：与其说各测各的基因，不如集中攻关测定全基因组的序列[2]。集中攻关的特点就是可以使操作专业化和规模化。尤其是在技术飞速发展的情况下，非专业的技术操作不仅浪费资源，在落后平台被迅速淘汰时，非专业的操作也一定会被迅速淘汰。这个原则在 DNA 测序领域一直适用至今。另外，当时遗传学和基因组学等学科的发展也遇到了新的瓶颈。如对全基因组遗传图谱和物理图谱的迫切需求，对大片段 DNA 克隆的迫切需求等。第三是启动国际合作，调动全球各方资源的必要性。例如，人类基因组研究会涉及世界各国的人类遗传资源，与其说在美国集中收集（虽然美国是个移民国家，但是就人类学的标准而言，异地取样往往是不被接受的），不如让这些国家直接参加一个共同的合作项目，同时他们所代表的国家还可以给予资金的支持。

1983 年和 1984 年美国能源部（Department of Energy，DOE）和 NIH 分别组织了相关领域科学家，进行了启动大规模人类基因组测序计划可能性的研讨，这就是 HGP 的酝酿阶段[3]。有几位科学家这两个会议都参加了，比如目前仍是美国系统生物学研究所所长的胡德博士（Leroy E. Hood）和华盛顿大学退休教授奥尔森博士（Maynard V. Olson）。胡德博士领导的团队后来成功研发并商业化了荧光 DNA 自动测序仪[4]，奥尔森提出了 STS（sequence tagged site）的概念[5]并领导他的团队用新发明的酵母人工染色体（yeast artificial chromosomes，YAC）为材料开启人类基因组精细物理图谱制作的先河。1988 年智库 NCR 发表了《图解与测定人类基因组序列》的报告，宣布 HGP 进入具体实施阶段，随后第一个五年计划（1991~1995 年）开始实施。伴随人类基因组遗传图谱制作完成，第一代荧光自动测序仪顺利问世，HGP 则进入真正的规模化数据获取阶段，于 2001 年发表了人类基因组序列草图[6]，2004 年发表了完成图[7]。国际"人类基因组计划"联合体最终由美、英、法、德、日、中六国逾千名科学家的实际参与，用时十五年，耗资十数亿美元共同完成[8]。

HGP 的成功并不是偶然的。它不仅是科学发展的必然，也是科学要素具备和时机逐渐成熟的体现。科学发展至少要具备四个基本要素：人才与科学思想、技术与实验方法、资源与素材组织、管理与项目实施。虽然成功与这四个要素都息息相关，但是各自的权重却有所不同。人才与科学思想的提出无疑是首要的。大科学项目尤其需要有威望、有能力的领导者，和一代既能脚踏实地的工作，又能协调共进的坚定支持者[8]。此外，基因组学应属于分子生物学范畴，其学科的真正起点，是 1953 年 DNA 双螺旋结构的发现和 70 年代初期 DNA 序列解读技术的发明。因此，也可以说 HGP 是五十年来生命科学与技术发展的最重要结晶。

HGP 的成功还在于充分调动和利用了政府、社会、企业的力量。由于政府主导和支持了这一计划，科研成果和技术研发又为企业注入了新的知识产权，也为企业发展提供了明确的方向。因此，据有关统计和评估，十几年来，HGP 为美国社会创造了超过 200 倍的经济回报，超过 30 万个工作机会，同时也实现了在相关高科技领域的持续性主导。比如 DNA 测序领域、高端分子检测领域、生物信息领域、生物制药领域等等。美国的民营企业（如 Celara Genomics）也曾经与 HGP 成功竞争，不仅测定了果蝇基因组，也测定了小鼠和人的全基因组序列，取得很好的科学、经济与社会效果。尽管这两方面的努力似乎有些浪费资源，但最终"官"和"民"的竞争还是达到了和解。这一竞争归根结底对科学、社会和企业的发展和进步都产生了正能量。

4. 生物医学发展的路线图: 从一个人的基因组序列到百万人的基因组序列

HGP 是一个预计斥资 30 亿美元的大科学项目（实际花销很难估计，但应该只是预期的 1/3 左右），在三十年后的今天来看也是个不小的数字。不仅可以与 1939 年美国斥资 20 亿美元（相当于 260 亿 2013 年美元的价值）制造原子弹的"曼哈顿计划"媲美，也可以与斥资 254 亿美元（1973 年美元价值）的"阿波罗登月计划"争艳。据最新的估计，HGP 为美国所创造的经济效益已经达到一万亿（1 trillion）美元[9]。

那么，这样一个大型科学研究计划是如何得到政府的支持并真正产生这样大的社会效益呢？究其原因是它不仅满足了科研界的普遍需求，同时也顾及到全社会的共同利益。首先，大型科学计划必须具有普遍的引领性，亦即可行、可控、可实现的科学性。HGP 正是这样一个计划，以高质量测定一个人的基因组为具体目标，以发展 DNA 测序技术和规模化操作为手段，以国际合作为成功保障。这样的计划和管理模式显然也适用于其他物种的基因组计划和人类基因组多态性的深入研究。其次，大型科学计划要具有可计划性，计划的主体是人才与技术。HGP 的实际领导者很多是来自于其他领域，他们的可信任度来自于做事情有始有终的历史纪录。比如英国的苏斯顿博士（John Sulston，获 2002 年度诺贝尔生理学或医学奖）和美国的瓦特斯顿博士（Robert Waterston）被选为 HGP 基因组测序的主要领导者，分别领导了英国和美国最大的测序中心，他们早年其实是研究线虫生物学的专家。其三是大科学项目要有始有终，亦即具有阶段性和可操作性的目标，不能是开放式的（open-ended）或结果无法量化的。当然，所谓的量化不是用文章和专利的多少，培养学生的多少来衡量，而是用社会效益来衡量，由独立咨询机构来提供调研报告。HGP 不仅要有一个清楚的路线图——科学领域发展的路线图往往是指研究活动的终极目标和操作过程——而且还要有共同的原则和实施方案。比如，HGP 著名的"百慕大原则"（Bermuda Principles）要求所有测序数据必须在产出的 24h 之内投放到公共数据库里，使珍贵的数据得到实际和及时的共享。

建立 HGP 科研成果与社会利益的关系，以及为保护和弘扬这些成果和利益所建立起来的法律保障体系都至关重要。没有这些利益的保障，利益也就不存在。在美国，科研成果和社会利益保障关系的建立可以追溯到著名的 Bayh-Dole Act，亦即 1980 年美国通过的知识产权法（P.L. 96-517，Amendments to the Patent and Trademark Act）[10]。这项法律旨在保护来自于政府研究或研发基金资助下非赢利组织和小型企业产出的发明专利权，来鼓励发生在研究领域、小企业和成熟企业之间的知识产权转让、合作与合资。中国科学家虽然参与了 HGP，承担了 1%的任务，但是 HGP 在中国社会所产生的实际效益也非常有限，比如技术研发成果不多，专业性企业凤毛麟角等。除了华大基因研究院和中国科学院北京基因组研究所还在不同的管理框架下（民营与地方政府支持 vs. 国家基金与科学院的常规支持）寻求不断发展外，国家南、北基因组中心的发展皆面临谁来"再输血"（持续支持）的问题。就一个寻求对人类科学进步和社会发展有所贡献的大国而言，如何利用科研基础和实力，为技术密集型企业提供实用技术和知识产权，值得国人深入思考和实践。

无论如何，HGP 的传奇还在以惊人的气势和速度继续着。早在 HGP 完成之前，时任 NIH 基因组研究所所长的考林斯博士（Francis Collins）就提出了"从基因组结构到基因组生物学，再到疾病生物学和医学科学"的路线图，意在以最快的速度将这一计划所产生的成果转移到产生经济和社会效益上。发明第一代荧光自动测序仪的著名科学家胡德博士也曾提出 4P（Predictive 预测，Preventive 预防，Personalized 个性化 & Participatory 参享）医学的思想，旨在指引基因组学成果的具体应用。2011 年美国基因组学与生物医学界的智库又发表了《迈向精准医学：建立生物医学研究的知识网络和新型疾病分类法》，宣示基因组学的研究成果和手段可以如何促成生物医学和临床医学研究的交汇，从而建立新的知识网络。华盛顿大学奥尔森博士是唯一一位既参加了起草 1987 年"人类基因组计划"宣言性报告，也参加了这个精准医学报告撰写的科学家。他对精准医学的解释是："个性化"其实就是医学实践的正常形式，而分子水平信息的正确使用则会使医学更精准，因而成为恰如其分的目的性描述。学医出身的博士后，也是目前 NIH 基因组研究所所长的格林博士（Eric Green），正在坚决地实践着奥尔森三十年以来的一贯思想：大科学项目一定要有始有终、要有直接造福于社会的目的性。只有这样，主流科学家、政府、社会和民众才能坚定地支持这样耗时十数年、耗资几十亿、集科学思想与技术集成为一体的大科学项目。

实现精准医学需要在两个大领域——基础生物医学与临床医学——建立实际的转化研究和紧密的接轨机制。我们已经看到了诸多"转化中心"的成立，我们也看到了各类"转化研究"的启动。尽管目前精准医学还不是一个具体的学科和大项目，但是在这个科学思维框架下的蓝图已经规划好了。《迈向精准医学：建立生物医学研究的知识网络和新型疾病分类法》的报告已直接建议了几个可实施的大项目，如"百万美国人基因组计划"、"糖尿病代谢组计划"、"暴露组研究（Exposome）计划"等。就百万人基因组测序而言，其单纯的 DNA 测序价格就应该在 10 亿美元以上。鉴于英国的医学临床资源规范而且丰富，首相卡梅伦去年斥资一亿英镑率先启动了"十万人基因组测序计划"。然而，尽管精准医学的提出同时给基础研究和临床研究指出了共同发展之路，但是他们面临的挑战和问题却各有不同。

5. 生命科学和生物医学的整体观问题

基于基因结构和序列变化的基因组学研究无疑必须转入到以生物学和医学核心命题为目标的研究。基因组学技术和规模化的特征将会延续并发扬，都在不断地催生新的科研思路和新的思维境界。从"DNA 到 RNA 再到蛋白质"和各类"组学"研究，最终将汇集在一个或者数个生物学命题下（如癌症、代谢疾病、脑发育与认知、生殖力的可塑性等），形成一种整合性、更高层次的"数据—信息—知识"消化和理解过程。二十多年前胡德博士提出的"多系统生物学"开辟了新的思维和方法，但是他并没有将其研究内容具体化、思维框架化。尽管他的思想追随者们开发了很多高通量技术，产生了很多蛋白质-蛋白质相互作用的数据，基因表达关联数据，还开发了网络分析方法等，但是一个既宽容，又有序的思维框架还是呼之欲出，或隐或现。

首先，基因组学在新形势下已经完成了从基因组学（以 DNA 序列为研究主体）到基因组生物学（以生物学命题为研究主体）再到基于谱系的基因组生物学（以生物谱系，如哺乳动物为研究主体）的"凤凰涅槃"。未来会有诸多物种的基因组序列在名目繁多的理由下，将被不断测定，数据迅速积累成为必然。比如人类基因组在过去 500 代（假设 20 年为一代人）里积累的群体多态性会在未来的五年内全部找出来，这些多态性与人类疾病的关系也会在未来的十年里基本搞清楚，模型哺乳动物（如小鼠和大鼠）基因组的相关信息也会被逐渐全部获取。又比如，DNA 测序可以用来确定 DNA 分子上的种种化学修饰，这些化学修饰可以用来评价基因表达调控机制；DNA 测序可以用来评估染色体的构象，而染色体构象与个体发育和细胞分化都密切相关；DNA 测序可以用来研究单个细胞的基因表达，而单细胞里单个基因的表达是基因功能调控的最基本信息；DNA 测序可以用来评价染色体的物理状态，如核小体的定位和组分（如组蛋白）蛋白质的化学修饰等，这些信息与基因在高层次的调控有关。可见，DNA 测序将不再停留在测定基因组本身的序列和多态性，也将会延伸到其他相关"组学"领域的研究。

其次，我们至少要界定生物学的基本系统，不是系统分类的系统，也不是类似于骨骼、肌肉等的生理系统，更不是基因型-表型相关联的遗传学系统，而是可以用来整理和分析分子和细胞层面信息和知识的新系统。这个系统的特点是并不摒弃原有的生物学系统，而是有机地将它们界定好，并且整合起来。第一是"信息流"（Informational Track）系统，主要研究对象是 DNA、RNA 和蛋白质序列信息，相关研究领域包括分子遗传学、分子进化和比较基因组学等。尽管基因型与表型的关系从传承来讲是遗传学的研究内容，但是越来越多的表型被分到可塑性的研究范畴，大样本量的研究也必然要与生态学结合在一起。简单地将基因变异（编码部分）与复杂的生物学现象相关联是不能够完全解决重要生物学问题的。例如，金-威尔森（King-Wilson）在 1975 年提出的"两个调控水平"假说，简单地认为基因调控序列本身的不同决定了基因调控的不同，从而导致近缘物种间的种种表型不同[11]，但是最近发现这些调控区的不同有的其实是组蛋白调控差异所引起的[12]，并不是序列变异本身。信息流的研究素材主要是基因组 DNA 序列、基因组群体多态性和详细的表型信息。第二是"操作流"（Operational Track）系统，它的研究对象包括生理学、细胞生物学和分子生物学研究的主要实验内容和生物学命题。操作流是个比较复杂的体系，它包括了以 DNA（Epigenomic，表观基因组学）、RNA（Ribogenomic，RNA 组学）、蛋白质（Proteomic，蛋白质组学）为主体的各种穿插交错的调控机制。第三是"平衡流"（Homeostatic Track）系统，主要是药理学和生物化学等学科的研究精华。平衡流包括三个基本部分：物质（Material）流、能量（Energy）流和信导（Signaling）流。重要的物质流研究对象包括血红素（如血红素与生物节律的关系）、生物激素（如生长激素与发育的关系）、神经递质（如生物递质与神经发育的关系）等等。重要的能量流物质研究对象包括 dNTP、NTP、多聚磷酸、各类单糖、各类多糖等。DNA、RNA 和蛋白质等作为主要细胞组分也会与能量流和物质流密切相关。例如，人类的生命周期（发育、更年、衰老等）和生殖周期的生理学就是这个"流"所要研究的部分基本内容。病理状态，比如人群中高发的代谢和神经退行性疾病等也在其中。信导流，也就是信号传导，显然已经是分子生物学家几十年来的研究对象。第四是"分室流"（Compartmental Track）系统，它涵盖发育生物学、解剖学、生命起源等领域所涉及的核心科学问题。分室流将以单细胞和细胞群为研究对象，揭示细胞分化、个体发生和发育、组织形成等分子机制。由于生命起源是由简单到复杂，由单细胞到多细胞，所以分室流也将揭示生命起源和细胞器形成等分子机制。干细胞研究也是属于分室流研究的范畴，主要是在分子水平上解释胚胎、诱导干细胞、特定组织干细胞等的差别和如何解释干细胞的自然发生、诱导发生、定向分化和异常分化。同时，也要建立测定干细胞分化定向性和定向分化潜能的维持和诱导因素。第五是"可塑流"（Plasticity Track）系统，主要是研究表型和行为的可塑性。前者囊括生态学与环境生物学的研究内容，后者包括神经生理和心理学等研究内容在分子水平的命题。举一个例子，就是生物节律之一的休眠，例如，哺乳动物常见的冬眠（如棕熊和黑熊）和夏眠（如热带蝙蝠）。冬眠其实是一个由中枢神经系统参与的主动行为，也是一个复杂的生理过程，同时又受环境因素的严格制约。动物的迁徙和休眠行为在进化的框架下，既有趋同进化也有趋异进化，也具有相当强的表型和行为可塑性以及两者的交织和重叠。揭开表型和行为的可塑性之谜显然不是简单的遗传和遗传多态性的问题，是要集成生命科学各个领域的最新的概念和技术。此外，这个"五流"是否涵盖了生命科学的全部呢？答案是肯定的：不能！但是，知识在不断高速积累，科学要不断发展和提高，概念和理论必须不断更新，第一步一定要走出去。

最后，无论如何生命是一个整体，生命的最小单元——细胞也是一个整体，就连基因这一生命编码的最小功能单元也是由不同的序列和相互作用原件组成的。因此，五流即各自可分，在分子水平研究基因与基因产物的功能；也可在细胞水平和整体（甚至群体）水平研究基因的相互作用和产生的结果。将不同的"流内"要素关联起来至少考虑一些基本参数，比如时、空、量、域等。"流间"要素也会有诸多的关联，有的可能会分不开，有的可能只是范围的界定。比如，通用内含子（universal introns）的大小和 GC 含量的变化在人群多态性的水平上就很难分开，大部分的插入与高 GC 含量呈现正相关[13-15]。生命科学研究的真正挑战在于如何将这些基于不同概念界定的，由不同技术和方法获取的，被不同领域科学家们所收集的，停留在各个不同理论和信息层面上的知识编织成一个有机的网络或系统。而这恰恰就是生命的特点，也可以说是揭示生命本质的终极途径。生物医学研究与临床医学实践的精准度也正是由这些研究学科前沿的进步来决定的。

6. 中国科学的发展与科学家的社会责任

中国科学家适时参加了 HGP，并承担了 1%的任务，后来还参加了相关的国际性的基因组研究计划，比如"人类单倍体型图计划"和"千人基因组计划"，目前正在积极策划和参与"精准医学"计划等。但是这些科学计划的参与并没有在中国科学界和社会引起足够的觉醒，大多数人并没有意识到我们为什么要参与这些国际合作计划，最应该向国际同行学习什么，现在最应该做什么。当我们中的很多人还沉醉在发表 SCI 论文、文章的署名顺序、发表论文数量的排名、文章的新闻效应等的时候，我们更需要的是思考，深刻思考中国如何引领生物医学研究前沿，如何迅速转化科研成果，让社会能够获得实际收益。我们需要的是科学研究的正确方向，规模化科学研究的计划性，学界、同行在科学发展方向上的共识，而不是无休止的基金申请，无规则、无标准、无常态的答辩和评审。

40 年前，"四人帮"倒台，"无产阶级文化大革命"结束，当时用"百废待兴"来描述中国社会的需求。40 年后，中国成为世界第二大经济体，该使用的资源都用上了，用到家了；该兑现的红利都已经兑现了，温饱似乎是解决了，但是我们还没有消灭贫穷；科学发展了，但是我们还没成为科学强国。用"百业待改"来形容我们的处境，看起来也并不为过，经改、政改、军改、医改等，都似乎要排在科技和教育改革的前面。实际呢,只有并行的改革才是有效的,各个部门的协调改革才最有效。改革需要彻底性和决心。改革的目的是要振兴中国的科学发展,有效地解放科学的生产力作用。

中国的基础科学研究,尤其是生物医学,应该早日走向正轨,得到应有的重视,这不仅仅是科学家们的事,也是国家的大事。尽管生物医学不是基础研究的所有,但的确是与社会发展最接轨的研究领域。按照"人类基因组计划"开拓的"三位一体"的思想,中国需要有一个与中国科学院目前规模相当,甚至更大的生物医学研究院,使生命科学基础和应用研究结合,与医学院校的医学科研与教育紧密结合,与医院和病人的临床研究和应用需求接轨。同时还要凝练和布局以疾病和生理系统为命题的大科研项目,提高自主创新、合作创新、协同创新的能力,实现全面创新的理想。最后还要不断改革现行生物医学、临床医学和健康保障教育体系,办好有特色、有国际竞争力、有规模、以疾病为对象的临床创新中心。目前世界银行对中国健康保障系统花销的最新估计值是每人每年 367 美元(2013年统计)。同样的数据在发展中国家约为 1000 美元,在发达国家为 9000 美元。可见中国健康保障的支出潜力还是巨大的,必须要"好钢用到刀刃上",建立强有力的研发体系,用于支撑全民健康的未来。

生物医学未来发展的基本趋势还是一目了然的。我们首先要建立生物学基础知识和临床医学实践知识的综合性知识网络,不断运用生物医学领域的科学新概念和实验、检测新技术来分类和解析疾病,认识疾病的本质,研制有效药物,为全民健康保障系统提供坚实的科学和技术基础。要实现精准医学,首先是测量技术和手段的精准。DNA 测序已经精确到单个核苷酸,因此单细胞和单分子(或超微量)技术,将会引领未来体外诊断技术的发展。DNA 测序、RNA 直接测序、蛋白质质谱、液体微流控、CCD 摄像、微纳加工等技术的国内空白和国际竞争都亟待填补和"充电"。其次是数据的获取、挖掘和共享能力的建设。中国的超级计算机运算能力曾经领先于国际水平,但是实际领域的应用程度却远远落后于国际同行水平。美国的国家生物技术信息中心(National Center for Biotechnology Information,NCBI)和欧洲的欧洲生物信息研究所(European Bioinformatics Institute,EMBL-EBI)都是有着近 30 年历史的生物信息中心,我们没有;国际性大型文献收集和检索库(如 PubMed)都在不断扩张和更新,我们没有;大型可共享 DNA 序列数据库,大型基因和蛋白质注释数据库等,在我国还大都是空白。第三是临床和病例资源的收集和信息挖掘。大数据的含义很多,其中除了复杂性和数量外,还包括时间轴上的延伸,即长时间连续的数据积累。具有接力性质的,以获取生命周期水平(数十年乃至百年)数据的大项目应该是最好的开端。最后是这些大项目的策划和实施,我们正在研讨和积累经验,只有缜密的思考和深入的研讨,我们才能启动足够规模、具有划时代科学意义的大项目,这一天一定会到来。

参 考 文 献

[1]   Watson JD, Crick FHC. Molecular Structure of Nucleic Acids: A Structure for Deoxyribose Nucleic Acid. Nature, 1953, 171: 737-738.

[2]   Delisi C. The Human Genome Project: The ambitious proposal to map and decipher the complete sequence of human DNA. American Scientist, 1988, 76: 488-493.

[3]   Dulbecco R. A turning point in cancer research: sequencing the human genome. Science, 1986, 231, 1055-1056.

[4]   Smith LM, Sanders JZ , Kaiser RJ , et al. Fluorescence detection in automated DNA sequence analysis. Nature, 1986, 321: 674-679.

[5]   Olson MV, Hood LE, Cantor C, et al. A common language for physical mapping of the human genome. Science, 1989, 245: 1434-1435.

[6]   The International Human Genome Sequencing Consortium. Initial sequencing and analysis of the human genome. Nature, 2001, 409: 860-921.

[7]   The International Human Genome Sequencing Consortium. Finishing the euchromatic sequence of the human genome. Nature, 2004, 431: 931-945.

[8]   Cook-Deegan RM. The Gene Wars: Science, Politics, and the Human Genome. W W Norton and Company, Inc., 1994.

[9]   Tripp S, Grueber M. Economic impact of the Human Genome Project. Battelle Memorial Institute, 2011.

[10] Schacht WH. The bayh-dole act: selected issues in patent policy and the commercialization of technology. CRS Report for Congress, 2012.

[11] King M C, Wilson A C. Evolution at two levels in humans and chimpanzees. Science, 1975, 188: 107-116.

[12] Stern JL, et al. Mutation of the *TERT* promoter, switch to active chromatin, and monoallelic *TERT* expression in multiple cancers," Genes Dev, 2015, 29: 2219-2222.

[13] Wang DP, Yu J. Both size and GC-content of minimal introns are selected in human population. PLoS ONE, 2011, 6: e17945.

[14] Zhu J, et al. A novel role for minimal introns: routing mRNAs to the cytosol. PLoS ONE, 2010, 5: e10144.

[15] Yu J, et al. Minimal introns are not "junk". Genome Res, 2002, 12: 1185-1189.

(本文的少部分内容曾以特约专稿的形式发表于 2013 年的《自然杂志》第 35 卷第 5 期)

上　篇

图解与测定人类基因组序列
Mapping and Sequencing the Human Genome

基础生物学理事会

图解与测定人类基因组序列委员会

生命科学委员会

美国科学院研究理事会

公告：该计划（即本次报告的主题）经国家科学院研究理事会（Governing Board of the National Research Council）批准，国家研究委员会成员来自于国家科学院（National Academy of Sciences）、国家工程院（National Academy of Engineering）及国家医学院（Institute of Medicine）。

本报告根据报告审查委员会（Report Review Committee）规定进行了修订。报告审查委员会由国家科学院、国家工程院、国家医学院成员组成。

美国国家科学院是一个私立非盈利组织，由从事科学和工程研究的杰出学者组成，致力于促进科技进步和公共福利。美国国家科学院于1863年经国会批准创立，经授权在科学和技术问题上对联邦政府提出建议，弗兰克·普雷斯博士（Dr. Frank Press）为院长。

美国国家工程院成立于1964年，拥有最杰出的工程师，管理自治，是美国国家科学院的并列组织，与美国国家科学院共同为联邦政府提出建议。此外，美国国家工程院为满足国家需要，鼓励教育和研究，还赞助工程计划，同时，对做出突出贡献的工程师进行表彰。罗伯特·怀特博士（Dr. Robert M. White）为院长。

美国国家医学院成立于1970年，主要负责向美国政府提供咨询、预防等方面的建议，以及从事与全球健康有关的事务。塞缪尔·蒂尔博士（Dr.Samuel O. Thier）为院长。

美国国家研究委员会由美国国家科学院于1916年组织成立，旨在促进科学技术发展，依照国家科学院政策运行，已经成为国家科学院和国家工程院的主要运营机构，由国家科学院和国家医学院共同管理。弗兰克·普雷斯博士和罗伯特·怀特博士分别为会长和副会长。

该研究由密苏里圣路易斯的詹姆斯·S·麦克唐奈基金会（James S. McDonnell Foundation）资助。

图解与测定人类基因组序列委员会

基础生物学理事会

生命科学委员会

前　言

在过去的两年中，人们一直在关注着图解与测定人类基因组序列计划，关于此也已经举办了多次会议，其中还有一次是由基础生物学委员会提供赞助的，在生物界已经展开一个关于该计划价值的辩论。针对生物学家们提出的这些问题，基础生物学委员会任命了一个委员会来对人类基因组绘图和测序的期望值及可行性做出评估，如果可行，将对该计划的实施提供建议。

该委员会的成员均为来自不同领域的生物学家，都在直接或间接地进行基因和遗传机制的研究工作，但学术背景和研究方向不同，部分科学家在基因作图测序方面的经验较少。正因为如此，我们的大部分会议都是邀请对绘图与测序相关领域非常了解的外部专家（见附录 C）进行研讨学习。

委员会提出了许多问题：人类基因组的分析工作是通过传统的、毫不干涉的独立研究来进行，还是建立支持系统对主要的医学研究提供支持？或建立更加集中的额外支持系统仅对人类基因组测序和绘图提供设施及鼓励？如果这样，如何在人类基因组计划产生的全部数据都围绕着生物研究的宏大目标的前提下实现它？

充分理解这些相关问题后，我们整合了每位成员的意见和建议，完成本报告。

委员会感谢对这一工作做出贡献的人们，我们感激在每一次会议上为我们分享专业知识的专家们。在这里，我们需要特别感谢詹姆斯·S·麦克唐纳基金会的 Michael Witunski，感谢他的睿智以及该基金对本计划的大力资助。感谢 Walter Gilbert 在计划草创阶段作为委员会成员做出的贡献，Eric Juengst 和 Albert Jonsen 对该计划在伦理学和社会影响方面给予了有重要价值的指导。承蒙生命科学委员会 Frances Walton、Caitilin Gordon、Robert Mathews 的出色表现，加速了我们这份报告的形成。最后，特别感谢基础生物学委员会主席 John Burris，感谢他夜以继日地努力，对报告草稿无数次的专业指导，才完成了本报告。

BRUCE ALBERTS　主席
图解与测定人类基因组序列委员会

1 摘　　要

　　一直以来，人类都着迷于自身及其他生物体如何形成这一谜题，到底是什么决定了人类的蓝眼睛、棕头发或者花朵的千姿百态？直到 100 多年前，孟德尔为人们揭开了这个谜底：生物体的这些遗传性状都是由细胞单位决定的，后来逐渐更加清晰地认识到其实是基因在起着决定性的作用。近年来，随着 DNA 分子生物学的发展，我们对这些基因的认识大大增加。现在，通过新技术我们可以将任何生物体 DNA 上的基因绘图（定位），然后对这些 DNA 单元（也称为核苷酸，是基因的组成单位）进行测序（排序），使我们对基因和 DNA 的终极解释变得可行。

　　随着越来越多的基因绘图与 DNA 测序的完成，我们能够获得持续增多的有用资源—— 一个基础数据库，它可用于促进生物化学、生理学、细胞生物学和医学等相关领域的研究。该数据库的获得将进一步增加人类对于细胞和生物体的认识，对卫生保健和疾病预防产生重要影响。组织对人类全部 DNA（包括基因和基因间隔区，也被称为基因组）进行绘图和测序这一计划引起了世界范围的关注，几个国家已经表示对启动这个项目非常感兴趣。为了评估美国在这一领域该做些什么，国家研究委员会生命科学委员会下属基础生物学委员会成立了图解与测定人类基因组序列委员会，并在本报告中对委员会的一些重要发现做了总结。

　　报告中，委员会探讨了我们为什么要进行人类基因组绘图与测序，以及应该在何时、以什么样的方式开展该计划。在研究这些问题的过程中，委员会得出了以下结论：

- 为达到获取人类基因组图谱、序列及更多生物学信息这一目的，应该在组织与资金方面做出努力，这些努力会在未来二十年内大力推动人类生物学及医学的进步。
- 对人类及其他生物体基因组进行绘图和测序所涉及的技术方法极为重要，这个科学的计划需要我们在分析复杂的 DNA 分子上做出多元化与持续性的努力。虽然目前我们还不具备这样的能力，但如何开发这种技术的框架却是显而易见的。前景非常美好，我们所需要的先进 DNA 技术将会从大量的试验项目和技术改进中出现。它们不仅可以满足我们对人类及其他生物体全部基因组的研究，还会为基础生物学及生物技术做出巨大贡献。
- 早期目标应该是获得高分辨率的人类基因组遗传连锁图、有序 DNA 克隆集，以及一系列分辨率逐步提高的物理图谱，终极目标则是要从 DNA 克隆集获得人类基因组全部核苷酸序列。要想达成这一终极目标，我们需要对 DNA 处理与测序技术进行改进。

- 比较遗传学方法对于解释人类基因组信息非常重要，因此必须对能提供有用信息的模式生物进行深入的并行研究，以了解人类基因组结构、功能及进化。

- 绘图及测序工作首先应该以强调技术开发的竞争性同行评议项目作为开端，资金应广泛授予个体研究人员，以及由科学家和工程师组成的中型多学科研究机构。由于需要不断对技术进行改进，委员会建议目前可以建立一个或几个大型测序中心。

- 人类基因组计划应该区别于当前正在进行的一些研究，因为组成该计划的子项目应该具有将绘图、测序、分析和解释人类基因组信息的规模及效率提高 5~10 倍的潜能。

- 上述目标想要取得进展，必须建立资金充足的集中设施，包括克隆 DNA 片段等存储中心，以及基于计算机网络的、对大量 DNA 序列信息进行收集和分配的信息中心。委员会建议通过竞争的形式来选择这些服务供应商。

基于以上结论，委员会建议：

- 鉴于这个计划的重要性及艰巨性，建议增加年度预算 2 亿美元，这些经费不应该从当前联邦生物医学研究预算中划拨。

- 应该由一个独立的联邦机构作为该计划的领导机构，管理资金开支，并对存储中心和信息中心负责。此外，还需管理资金接收的同行评议系统。领导机构需要与制定和实施高标准同行评议的科学顾问委员会开展紧密合作。科学顾问委员会由具备相关知识的科学家组成，不仅给出同行评议建议，还会在质量控制、内部互作、协调各实验室与数据存储中心的工作等方面给出专业意见和建议。

下文是该报告所涉及主要问题的大纲，依次为：基因组绘图、基因组测序、信息及材料处理、人类基因组计划实施办法及管理策略。

人类基因组概述及其在人类生物学中的主要作用见图 1-1。

基因组绘图

两种主要类型的基因组图谱分别为遗传连锁图谱和物理图谱。遗传连锁图谱主要通过研究家族成员，测定两个不同性状同时遗传的频率绘制而成。物理图谱主要通过化学测量进行绘图。这些图谱有几种不同的类型，包括限制性图谱和有序 DNA 克隆集，还有低精度表达基因图谱，或者通过体细胞杂交或染色体原位杂交所绘制的功能未知 DNA 片段图谱。所有图谱都有一个共同目标：根据基因在染

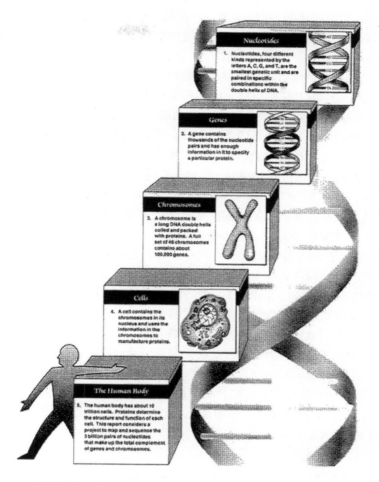

图 1-1　改编自 1986 年 9 月 3 日 *The Chronicle of Higher Education*，Warren Isensee 插图

色体上的相对位置，将遗传信息按照系统线性次序进行排列。了解基因在染色体上的位置以及该基因相应的功能之后，我们就可以发现功能基因组织模式，并将人类基因组与其他哺乳类基因组进行比较研究。人类基因组精细图谱能够为人类健康带来许多好处，例如，通过鉴别一些疾病（癌症、阿尔茨海默病、躁狂抑郁症、亨廷顿舞蹈症、囊肿性纤维化等）相关基因或 DNA 区域，可以开发出诊断和治疗新方法。同样，对人类生物学研究得越透彻，就越能够更好地进行疾病防治。

　　委员会认为大规模绘图工作应该立即实施，包括遗传连锁图和物理图谱，当前的绘图工作是通过一个基因、一个基因来进行的，然而每个基因只不过是全基因组中非常小的一部分，需要用多种方法进行反复验证，无异于大海捞针。相反，在绘制全部人类基因组图谱的过程中，通过克隆所获得的每一个 DNA 片段都是非常重要的，可根据它们在基因组所处的位置逐步揭开全部基因组的谜底。通过这种方法获得 DNA 克隆所需要的成本非常小，因此，当实验室必须制备自身所需 DNA 克隆时，这种类型的项目将会为自己节省巨大的成本。

最近关于基因组绘图方法的一些突破使得获得人类基因组图谱所需详细数据成为可能，这些突破包括绘制物理图谱所依赖的 DNA 分子分离及操作技术，以及更精确的、进行遗传连锁数据分析的数学方法。遗传连锁图和物理图绘制方法存在着协同作用，由于这两种技术的巨大进步，绘制人类基因组精细物理图谱和遗传连锁图谱将在很短的时间内获得成功，这对于获得人类全基因组 DNA 序列将会大有助益。

委员会认为应该在图谱绘制的早期注重技术的开发与细化，尽管目前已经取得了一些进步，但物理图谱的绘制方法还需要进一步优化与改进。例如，对多于1000 万核苷酸长度的 DNA 片段进行处理就存在相当大的难度，因为这些片段不能进行克隆。目前，对几种基因组大小接近人类基因组约 1/50 的生物体通过 DNA 克隆集进行图谱绘制的工作已经开始了，但还没有完成，大片段 DNA 分子处理方法、新载体的开发等先进技术会促进克隆集的制备。

委员会认为需要对尝试大基因组图谱绘制的团队予以大力支持，鼓励他们采用不同绘图方法并行试验。以下改进方法会提高图谱绘制效率：

- 分离完整的人类染色体；
- 分离并保存已经鉴定的人类染色体片段；
- 克隆表达基因的互补拷贝，即 cDNA，尤其是那些罕见细胞、组织和特异性发育的 mRNA；
- 克隆大片段 DNA；
- 纯化大片段 DNA，包括高分辨率分离片段的方法；
- 确定 DNA 克隆集邻近 DNA 片段；
- DNA 图谱绘制各阶段的自动化，包括 DNA 纯化与杂交分析、DNA 多样本处理方法的开发。

基因组测序

最高分辨率的基因组物理图谱是完整的核苷酸序列，它提供了构建个体的全部遗传信息。对于人类来说，需要测序的核苷酸为 30 亿，简单打印出这些 DNA 序列需要将近 100 万页纸。要想及时获取这些重要资源，必须付出巨大的努力。使用当前的技术进行 DNA 测序，不仅需要高额的成本，测序速度还非常慢，因此目前还不适合进行全基因组测序。但是，委员会相信有两个方面的努力可以显著增加 DNA 测序的效率。

第一，开展试验项目，完成 100 万个连续核苷酸序列的测定。这一项目将会给改进现有技术提供机会，为技术进步提供动力；同时，该项目还会揭示出数据分析过程中存在的严重问题，例如，重复序列或克隆是否会增加连续测序的复杂性？怎样才能准确地鉴别新基因？只有通过尝试大规模的核苷酸测序才能解决这些问题。

第二，鼓励对现有测序技术进行改进，或者开发全新的测序技术。这些技术包括对测序的每一个环节进行自动化和机器化，并考虑尝试将 DNA 测序规模和速度提高 5~10 倍。

为了能够从人类基因组序列获益，还需要构建一个更加广泛的 DNA 序列数据库，包括与人类基因组规模相同的小鼠，以及基因组规模小于人类的细菌、酵母、果蝇、线虫等。由于这些生物体基因的功能研究相对容易一些，借助这些信息能够更加容易地鉴别人类基因。此外，许多最初在其他生物中发现的重要功能基因可以用于人类同源基因的研究，例如，对某一生物体（如小鼠）进行比较序列分析是鉴定人类功能基因的有效手段。因此，这个项目不能局限于人类基因组，还必须包含一些其他生物体的基因组。

对于进行大量序列信息研究的团队来说，必须建立质量控制机制。例如，建立一个单位，对每一个测序单位所提交的序列信息中的一小部分进行检测分析，提出自己独立的精确度检测结果。

信息和材料处理

图解与测定人类基因组序列计划会产生大量的数据，如果这些数据不能被有效地收集、存储、分析，并被世界范围内的研究机构所获取，那么它将毫无意义。这个计划还需要相关实验室进行材料共享，这是史无前例的。由于访问这些由公共资金资助的序列及材料应该是（甚至必须是）免费的，我们需要建立两种不同类型的集成设施：①收集和分配绘图及测序数据的信息中心；②收集和分配 DNA 克隆、人类细胞的材料中心。

信息中心应该能够高效处理大量 DNA 序列数据，这些数据应该以电子形式提交到信息中心。同时，信息中心必须通过计算机网络与所有用户连接起来，即用户能够随时访问信息中心的序列数据。这些数据需经中央设备进行初步分析与分类，以便于未来的研究访问。不管是信息中心还是其他实验室，都应该进行大量的测序数据分析方法研究。

材料中心用于储存 DNA 克隆，根据共同议定的计划编入索引，然后分配给需要的研究机构。同时，材料中心还负责将 DNA 片段克隆为人工染色体，转化噬菌体或质粒 DNA。也许，通过某一方法将所有 DNA 克隆进行指纹标记以提供标准索引流程也是材料中心的工作之一。

实 施 办 法

关于图解与测定人类基因组序列计划，最受关注的问题是其高额的成本，以及对目前生物研究界基础结构所能带来的潜在改变。委员会对该计划所需成本进行了评估，预计年度预算 2 亿美元，占美国政府每年投资于生物研究领域将近 3% 的比例，但它在未来 15 年内所产生的价值将远远高于这一成本。

研究经费的分配必须经有关专家同行评议后决定，经费的分配对象不止包括个别研究人员，还包括中等规模的多学科综合研究中心、信息中心、物种资源中心。对于一些团队来说，比起纯粹的资助津贴，可能通过合同方式进行合作更为恰当，并且委员会相信只有经过公开竞争与同行评议才能决定合同签订对象。

虽然大部分初始资金将会投放到技术改进方面，但基因组绘图工作还会持续进行，并且研究趋势会愈发强烈，包括遗传连锁图与物理图谱。技术改进完善到适当程度后会启动大规模测序，做出该决定是基于人类基因组比目前其他已测序生物体的基因组要大出几个数量级这一认识。为了处理超大且复杂的人类基因组，建立一个特殊的竞争项目应该是一个明智的选择，这个项目的工作重点是将绘图、测序、分析和解释人类基因组生物信息的效率提高 5~10 倍。

现在，人类基因组图谱绘制工作应该准备启动了，我们鼓励目前开展的各种试验项目，但只有相关技术改进和质控流程建成后，才能展开大规模测序。

这种类型的人类基因组计划不会对当前的生物研究界形成威胁。第一，该计划所需资金不会占用当前生物研究经费；第二，资金经同行评议进行分配；第三，为解释人类基因组图谱及序列所需而选择其他生物体进行研究这一做法，不应该误导公众将人类材料作为了解人类的唯一来源；第四，这个项目会包括小型研究型实验室以及由一些小型研究团队并列组成的大型多学科研究中心，因为这些小型团队中的研究人员往往是推动现代生物学革命产生技术性突破的源泉，这些团队使得我们进行生物学研究的成功模式能够被完整地保留下来。

多学科研究中心通常由 3~10 个研究团队组成，每一个团队都有一个优秀的、独立的科学总监，它们共享设施、彼此合作以完成任务，比单独工作效率会高出许多。这些研究中心可以高效协调大量不同的研究实验及开发技术所需要的计算机性能，对绘图和测序数据做出最优策略。

委员会认为，目前没有必要为绘图和测序建立大型制作中心，通过对多学科研究中心及小型实验室的绘图进行合理的任务分配可以获得雄厚的技术支持和知识优势，这么做的主要优点是竞争会刺激研究的进步。同时，通过竞争筛选出最优秀的研究团队，并给予更多的资源扶持。此外，可以将分散的研究团队联合起来，使大量的生物科学家能够形成密切的内部互动，这些互动对于知识传播及技术开发非常重要。

管 理 措 施

为了将人类基因组计划的价值最大化，委员会相信它需要良好的组织与协调。为高效完成这一计划，大多数委员会成员建议将计划划归为三个联邦机构（美国国立卫生研究院、美国能源部或者国家科学基金会）之一进行管理。这一领导机构将会获得一笔专用拨款，并经过同行评议负责基金支出；同时还负责存储中心和数据中心的操作，协调实验室工作，并担任信息交流中心，处理该计划执行期间出现的各种行政事务。

虽然领导机构是资金及方针政策的最终责任人，但还应该借鉴科学顾问委员会（Scientific Advisory Board，SAB）提出的意见和专业性指导。SAB 主要由具备专业知识的科学家组成，其主要责任包括：

- 促进预参与该计划的各实验室间工作的协调；
- 保证该计划所产生的所有信息和材料的可访问性，监督标准术语和报告形式，便于科学界人员沟通与分析；
- 通过帮助确定同行评议统一标准来监控研究质量；
- 对测序和绘图数据收集的严格质量监控提供建议；
- 作为计划联络人，促进国际合作；
- 对于测序事业的建立提出建议；
- 定期发布有关科研进展、科研问题及建议的总结报告。

委员会坚信必须进行人类基因组绘图和测序，虽然会对伦理道德、社会、法律带来影响，但我们坚信这些问题可以得到很好的解决。该计划将会在很大程度上增加我们对于人类生物学的理解，加速疾病诊断研究进程，最终控制多种疾病。更直观地讲，该计划将促进 DNA 技术的发展，为了解所有生物学提供重要信息。

2 引　言

　　所有的生物体都是由小于人类头发丝直径的细胞构成的。但每个细胞都包含了构成基因组的全部 DNA 序列（图 1-1）。我们每一个人的基因组 DNA 序列都是单一细胞（受精卵）向由 10^{13} 个细胞构成的复杂且完整的生物体成长发育的"蓝图"，是编码人类心智能力（学习、语言、记忆）的基本决定因素，对人类文明至关重要。如果编码出现突变和变化，则会引起或增加人类对疾病的易感性，使人们遭受痛苦。

　　近十年来，分子细胞生物学、生物化学、遗传学、结构生物学取得了前所未有的进步，可以将其定义为一个独特的历史时机：第一次我们可以设想能够很容易地获得人类 30 亿基因组序列，并破解其中所包含的大量信息。重组 DNA 技术和遗传学的融合发展使得借助完整有序的 DNA 克隆来绘制人类遗传连锁图这个近期目标成为可能，甚至完成全基因组测序也会变得可行。

　　人类基因组 DNA 非常稳定，因为它需要为构建完整生物有机体提供可靠"蓝图"。因此，获得全基因组连锁物理图谱并破译基因组序列将为人类提供永久的知识基础，这些研究结果在生物学和医学方面的应用会随着未来分析、研究和实验的深入而逐步增加。

　　人类基因组中全部 DNA 序列不仅仅只解释人类生物学，它还能够作为一种极大的资源或重要的生物银行，促进哺乳类生物学及医学研究。和其他生物体一样，人类也是由大量的蛋白质构成的，粗略估算，这些蛋白质大概有 100 000 种。一般情况下，一个基因编码一种蛋白质，基因和蛋白质能够通过遗传密码进行辨别。因此，科学家能够根据人类基因组 DNA 序列获得任何感兴趣的基因或蛋白质的结构和功能。此外，所有的基因和蛋白质都能被分类为不同的家族群，为它们各自的功能提供有价值的线索。如此，之前不为人们所知的基因和蛋白质将能够用于生物化学、生理学或医学研究。这些基因知识的获得将对卫生保健和疾病防御方面产生重大影响，但与此同时，它也将引发关于科技应用与伦理道德的争议。

基因组、基因和基因组图谱

　　为了理解人类基因组知识的重要性，必须首先了解基因组的功能。

基因组由包含许多基因的 DNA 分子构成

　　所有生物体的基因组均由两条长的双链化学聚合物即 DNA 构成（图 2-1），每条链都是由四种不同的核苷酸组成，这些核苷酸首尾相连形成一条长链（图 2-2）。

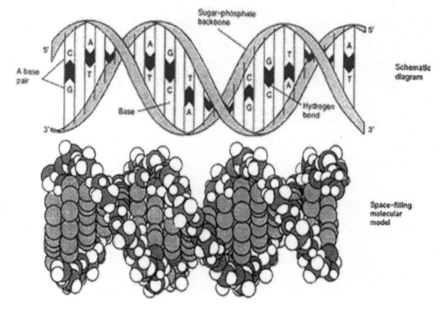

图 2-1　DNA 双螺旋的两种表现方式（经许可转载 Alberts et al.，1983）

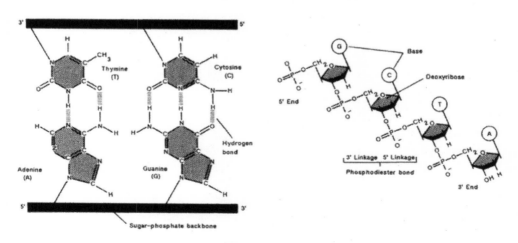

图 2-2　组成 DNA 分子的核苷酸（经许可转载 Alberts et al.，1983）

这四种核苷酸用 A、G、C、T 表示，分别代表腺嘌呤、鸟嘌呤、胞嘧啶、胸腺嘧啶，它们是组成核苷酸的四种碱基。DNA 分子与特定蛋白结合构成染色体，DNA 分子之间通过链的长度和核苷酸顺序进行区别。每一个 DNA 分子上包含着很多个基因，这些基因构成了生物体功能的基本单位，它们按照确定的顺序排列。许多基因编码蛋白质分子（酶或结构元件），这些蛋白质分子进而决定细胞特性。对于细菌来说，其基因编码序列是连续的，但在哺乳类动物中，基因编码片段（外显子）通常被非编码片段（内含子）分隔开（图 2-3）。通常情况下，每个外显子编码一个大蛋白分子的一个结构域。Doolittle 等发现许多外显子是构建其他不同基因的编码序列家族中的一部分。由于哺乳类动物基因中存在大量的内含子，单个基因的长度往往大于 10 000 个核苷酸，但长度超过 100 000 个核苷酸的基因并不多见（表 2-1）。

表 2-1　一些人类基因的大小（Victor McKusick 提供）

Gene	Gene Size (in thousands of nucleotides)	mRNA Size (in thousands of nucleotides)	Number of Introns
Small			
Alpha globin	0.8	0.5	2
Beta globin	1.5	0.6	2
Insulin	1.7	0.4	2
Apolipoprotein E	3.6	1.2	3
Parathyroid	4.2	1.0	2
Protein kinase C	11	1.4	7
Medium			
Collagen I			
Pro-alpha-1（I）	18	5	50
Pro-alpha-2（I）	38	5	50
Albumin	25	2.1	14
High-mobility group	25	4.2	19
CoA reductase			
Adenosine deaminase	32	1.5	11
Factor IX	34	2.8	7
Catalase	34	1.6	12
Low-density	45	5.5	17
Iipoprotein receptor			
Large			
Phenylalanine hydroxylase	90	2.4	12
Factor VIII	186	9	25
Thyroglobulin	300	8.7	36
Very large			
Duchenne muscular dystrophy	>2.000	~17	~50

　　基因序列所编码的信息要得到表达，首先必须将 DNA 转录为 RNA 分子（图 2-3）。RNA 链离开细胞核之前会经过一个称为 RNA 剪接的加工处理过程，以去掉 RNA 分子中的内含子，使各外显子彼此相连。之后，RNA 通过遗传密码（每三个核苷酸编码一个氨基酸）被翻译成蛋白质分子。基因编码序列附近的特定核苷酸序列会编码出一种调控信号以激活或抑制该基因的转录。基因活性是一个动态的过程，在任何时间和任何特定的细胞中，只有一部分基因是活跃的，这些活跃基因决定了胚胎发育进程，以及细胞和生物体的特征。

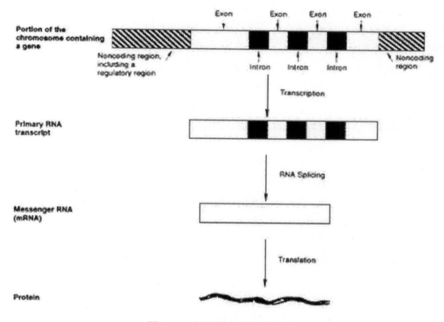

图 2-3　人细胞中基因的表达

人类基因组由 24 条不同类型的 DNA 分子构成

　　人类 DNA 被包装成相对独立的单元，即染色体。人是二倍体生物，包含两套遗传信息，一套遗传自父亲，一套遗传自母亲。因此，每一个体细胞都包含 22 对常染色体和 2 条性染色体（拥有一条 X 染色体和一条 Y 染色体为男性，拥有两条 X 染色体则为女性）。每一条染色体都包含一条长的线性 DNA 分子，最短的人类染色体含 5000 万核苷酸对，最长的有 2.5 亿核苷酸对。

　　人类基因组由 46 条染色体（即 24 种不同类型的 DNA 分子）组成，由于染色体成对存在，因此只需对 30 亿核苷酸对进行测序即可获得全部遗传信息。也正因为如此，虽然人类基因组由 60 亿核苷酸组成，但人们通常只说人类基因组包含 30

亿核苷酸对。

DNA 是双螺旋结构：一条链上的每一个核苷酸在另一条链上都有一个互补核苷酸，因此，一条 DNA 链所编码的信息对另一条链来说是冗余的。但是，为了能够获得更精确的 DNA 序列，目前仍有必要对两条链都进行测序，以一条链的 DNA 序列来检测另一条链。正是因为这个原因，需要对人类基因组的 60 亿核苷酸进行测序来准确确定 30 亿核苷酸对的信息。

根据蛋白质分子的平均长度可以预测每个基因有 1000 核苷酸对的编码序列，通常认为人类基因组约有 10 万个基因，即 1 亿核苷酸对，只有这些占全基因组约 3%的核苷酸能够翻译成蛋白质，大多数核苷酸存在于基因间隔区及内含子中。这些非编码的核苷酸在调控基因活性、组织 DNA 组装成染色体、调控染色体复制等方面具有重要作用（Alberts et al.，1983；Lewin，1987）。大部分非编码核苷酸的功能尚未知晓，还有一些根本不发挥作用。

可以通过多种不同方式对人类基因组进行绘图

确定人类基因组中各基因的顺序和距离会对未来研究提供非常有用的信息，这些信息能够用来构建基因组图谱。由于人类基因组中有 24 种不同类型的 DNA 分子，所以全基因组图谱将由 24 个图谱构成，每个图谱以线型形式代表一个 DNA 分子。

mRNA 或外显子图谱是较为有用的一种基因组图谱，细胞酶将生物体内的基因转录为 mRNA 后基因的功能才能得到表达。存在于生物体的所有 mRNA 的互补 DNA（cDNA）都能通过逆转录酶进行合成，这些 cDNA 经过克隆后能够定位染色体图谱中相应基因的位置。通过这种方式，可以在基因功能未知的情况下进行绘图。另一种类型的基因组图谱可通过重叠 DNA 克隆的有序集来构建整个染色体。上述两种方法所作出的图谱通常称为物理图谱。也可以通过基因表达效果来绘制基因图谱，基于两个或更多个遗传标记的连锁遗传频率构建遗传图谱，这一类型的图谱被称为遗传连锁图谱。关于物理图谱和遗传连锁图谱的区别会在第 4 章详细说明。

人类基因组图谱可以通过许多不同尺度、不同精确程度的方法来构建，目前已经通过光学显微镜逐步观察染色体构建了低精确度的物理图谱。基因在染色体上以多种方式与特定条带或者条带簇相关联。这类关联只能对基因进行粗略的定位，因为一个指定的基因可能只被分配到包含几百个基因的 10M 核苷酸区域。它在染色体上的精确位置必须通过更加精确的方法来确定。

基于限制性内切核酸酶的图谱分辨率较高，每一种限制酶能够识别 4~8 核苷酸的短序列（限制性位点），并在该位点将 DNA 链切断（Watson et al.，1983）。由于一种限制酶能够识别许多不同的序列，而这些序列在基因组上紧密排列，根据这些限制性位点的相对位置即可较为精确地绘制高分辨率的物理图谱。人类基因绘图的重要价值之一在于不同的种群中限制性位点是可变的，或称具有多态性。具有特定限制性位点的DNA经过限制酶剪切以后会形成一个不同长度的限制性片段，即限制性片段长度多态性（RFLP）。在人类基因组中已经对许多限制性多态位点进行了鉴定和绘图。迄今为止，已经通过测定RFLP与遗传性疾病的连锁遗传频率对许多疾病相关基因进行了定位（Gusella et al.，1983），如囊胞性纤维症、杜氏肌营养不良、阿尔茨海默病、多发性神经纤维瘤。识别大量有用的限制性多态位点能够对疾病相关基因进行精确定位，极大地促进人类基因的分离。

　　通过基因组片段的有序克隆集所绘制的基因图谱具有特殊的价值（详见第4章），该图谱不仅可以了解限制性片段的位置，研究人员还可以获得每一个克隆片段的信息。由于这些克隆往往是基因分离、功能分析、核苷酸测序的研究起点，因此它们对于未来研究具有非常大的价值。

　　人类基因组分辨率最高的终极图谱即核苷酸测序，通过测序可以知道30亿核苷酸对的精确位置（见第5章），也只有这一序列能够展示全部或近似全部的人类基因组信息。目前已经利用该方法对人类DNA的特定区域进行了分析，提供了基因结构、正常和异常个体编码蛋白、基因表达调控基因等信息（图2-4）。但是，目前已知的人类基因组序列还不到0.1%，也就是说已知的人类基因还不到全部基因的0.5%。

人类基因组精细图谱对医学的影响

　　在过去的二十年里，分子遗传学的进步已经对医学研究和临床护理产生了重大影响，通过克隆分析个体基因、推测编码蛋白氨基酸序列，显著增加了我们对遗传突变、免疫系统、内分泌紊乱、冠心病、传染病及癌症的认识。通过重组DNA技术，对一些功能蛋白质进行商业化生产，应用在临床试验和治疗中。关于亨廷顿舞蹈症（Gusella et al.，1983）、阿尔茨海默病（St George- Hyslop et al.，1987）、躁狂抑郁症（Egeland et al.，1987）等疾病的遗传基础的研究进展为人类基因组绘图提供了新的见解。高分辨率的人类基因组图谱能够加快人类了解疾病发病机制、开发医学诊断/治疗/预防新方法的进程。在第3章中会详细讲解人类基因组精细图谱对医学方面的潜在影响。

对基础生物学的影响

　　人类基因组精细图谱的产生和核苷酸序列的测定将会为基础生物学提供重要的研究工具。我们期待人类基因组计划来支持绘图及测序调查，同时进行大量生

```
CCCTGTGGAGCCACACCCTAGGGTTGGCCA
ATCTACTCCCAGGAGCAGGGAGGGCAGGAG
CCAGGGCTGGGCATAAAAGTCAGGGCAGAG
CCATCTATTGCTTACATTTGCTTCTGACAC
AACTGTGTTCACTAGCAACTCAAACAGACA
CCATGGTGCACCTGACTCCTGAGGAGAAGT
CTGCCGTTACTGCCCTGTGGGGCAAGGTGA
ACGTGGATGAAGTTGGTGGTGAGGCCCTGG
GCAGGTTGGTATCAAGGTTACAAGACAGGT
TTAAGGAGACCAATAGAAACTGGGCATGTG
GAGACAGAGAAGACTCTTGGGTTTCTGATA
GGCACTGACTCTCTCTGCCTATTGGTCTAT
TTTCCCACCCTTAGGCTGCTGGTGGTCTAC
CCTTGGACCCAGAGGTTCTTTGAGTCCTTT
GGGGATCTGTCCACTCCTGATGCTGTTATG
GGCAACCCTAAGGTGAAGGCTCATGGCAAG
AAAGTGCTCGGTGCCTTTAGTGATGGCCTG
GCTCACCTGGACAACCTCAAGGGCACCTTT
GCCACACTGAGTGAGCTGCACTGTGACAAG
CTGCACGTGGATCCTGAGAACTTCAGGGTG
AGTCTATGGGACCCTTGATGTTTTCTTTCC
CCTTCTTTTCTATGGTTAAGTTCATGTCAT
AGGAAGGGGAGAAGTAACAGGGTACAGTTT
AGAATGGGAAACAGACGAATGATTGCATCA
GTGTGGAAGTCTCAGGATCGTTTTAGTTTC
TTTTATTTGCTGTTCATAACAATTGTTTTC
TTTTGTTTAATTCTTGCTTTCTTTTTTTTC
CTTCTCCGCAATTTTTACTATTATACTTAA
TGCCTTAACATTGTGTATAACAAAAGGAAA
TATCTCTGAGATACATTAAGTAACTTAAAA
AAAAACTTTACACAGTCTGCCTAGTACATT
ACTATTTGGAATATATGTGTGCTTATTTGC
ATATTCATAATCTCCCTACTTTATTTTCTT
TTATTTTTAATTGATACATAATCATTATAC
ATATTTATGGGTTAAAGTGTAATGTTTAAA
TATGTGTACACATATTGACCAAATCAGGGT
AATTTTTGCATTTGTAATTTTAAAAAATGCT
TTCTTCTTTTAATATACTTTTTTGTTTATC
TTATTTCTAATACTTTCCCTAATCTCTTTC
TTTCAGGGCAATAATGATACAATGTATCAT
GCCTCTTTGCACCATTCTAAAGAATAACAG
TGATAATTTCTGGGTTAAGGCAATAGCAAT
ATTTCTGCATATAAATATTTCTGCATATAA
ATTGTAACTGATGTAAGAGGTTTCATATTG
CTAATAGCAGCTACAATCCAGCTACCATTC
TGCTTTTATTTTATGGTTGGGATAAGGCTG
GATTATTCTGAGTCCAAGCTAGGCCCTTTT
GCTAATCATGTTCATACCTCTTATCTTCCT
CCCACAGCTCCTGGGCAACGTGCTGGTCTG
TGTGCTGGCCCATCACTTTGGCAAAGAATT
CACCCCACCAGTGCAGGCTGCCTATCAGAA
AGTGGTGGCTGGTGTGGCTAATGCCCTGGC
CCACAAGTATCACTAAGCTCGCTTTCTTGC
TGTCCAATTTCTATTAAAGGTTCCTTTGTT
CCCTAAGTCCAACTACTAAACTGGGGGATG
TTATGAAGGGCCTTGAGCATCTGGATTCTG
CCTAATAAAAAACATTTATTTTCATTGCAA
TGATGTATTTAAATTATTTCTGAATATTTT
ACTAAAAAGGGAATGTGGGAGGTCAGTGCA
TTTAAAACATAAAGAAATGATGAGCTGTTC
AAACCTTGGGAAAATACACTATATCTTAAA
CTCCATGAAAGAAGGTGAGGCTGCAACCAG
CTAATGCACATTGGCAACAGCCCCTGATGC
CTATGCCTTATTCATCCCTCAGAAAAGGAT
TCTTGTAGAGGCTTGATTTGCAGGTTAAAG
TTTTGCTATGCTGTATTTTACATTACTTAT
TGTTTTAGCTGTCCTCATGAATGTCTTTTC
```

图 2-4　人 β-球蛋白基因的 DNA 序列（146 个氨基酸组成的蛋白，是血液中运输氧气的血红蛋白分子的组成部分）。这里只给出双链 DNA 中的一条链的序列，是因为另一条链有精确的互补序列。该序列按照从左到右的顺序在连续的行中读取，就像正常文本一样。人类基因组的长度是这个基因的 200 万倍左右（表 2-1），这个 1500bp 的小基因包含了三个外显子和两个内含子（这里未标明外显子和内含子之间的边界）。经许可转载自 Alberts 等（1989）

物的测序研究，包括大肠杆菌（*Escherichia coli*）、酿酒酵母（*Saccharomyces cerevisiae*）、线虫（*Caenorhabditis elegans*）、果蝇（*Drosophila melanogaster*）、白鼠（*Mus musculus*）、玉米或拟南芥。分析这些基因组可以验证已经在人类基因组中经过鉴定的基因的功能，确认这些基因在生物过程中的作用。相反，也可以根据这些生物中功能蛋白的信息鉴定人类基因组中的同源氨基酸。大量的 DNA 序列和功能比较分析对进化生物学家来说同样具有重要的价值。在第 3 章中会详细讲解基因组图谱对更多方面所产生的影响。

人类基因组计划所催生的技术发展以及对生物学研究的影响

图解与测定人类基因组序列过程很可能会衍生出一些对基础生物学和应用生物学产生重大影响的新技术，例如，人类基因组计划将加快复杂基因组高效绘图方法的开发过程。这些方法包括改进大片段 DNA 的生产、分离和克隆，以及构建有序的基因组克隆（第 4 章）。这些方法学将直接应用于一些实验性和商业性重要动植物基因组的绘图。

相似地，对人类基因组进行测序同样会需要除现有测序技术之外更多高效的方法（第 5 章），这些改进将极大地缩短个体研究实验室中 DNA 测序所需时间。在未来，高度自动化的测序设备将会为科学家提供更多服务，将科学家从繁忙中解脱出来，将更多的精力投入在研究计划中。

最后，人类基因组精细图谱需要基于计算机的新方法，以便收集、存储、分析大量数据信息（见第 6 章）。这些方法可以很容易地应用于处理其他生物体的类似数据。科学家能够通过计算机网络快速获得大量生物信息，极大程度地方便科学家进行研究。

对小研究团队产生的影响

生物医学研究的重要特点之一是它主要基于一小部分独立研究科学家发挥的基础作用。过去几十年的突破性进展都是他们创造的，而且往往是在他们职业生涯的早期阶段。图解与测定人类基因组序列相较于其他生物学研究可能更需要组织安排，一些人认为这样对某些个体研究者的独立研究会形成威胁，但是，以我们委员会的角度来看，一个绘图和测序计划需要借助个体研究者的能力来增加研究潜能。

其他生物体的全基因组序列将会为人类基因研究提供关键的参照基础。举个例子，一位个体癌症研究员在人类肿瘤中发现了一个新的原癌基因，他会很快通过计算机搜索在低级生物中具有相关功能的所有蛋白质，因为这些基因能够通过实验进行操作，但在人体中是行不通的，我们可以通过果蝇、线虫或酵母细胞来测定该新基因的功能，测定结果必定会对人类癌症研究提供新的思路。相反，对酵母细胞感兴趣的研究人员将会从酵母基因所提供的信息获益。

　　人类基因组图谱和 DNA 克隆集可以为所有研究人员所用，使他们能够专心于自己感兴趣的研究。另外，新的研究领域可能会以这些资源的研究结果的形式出现，尤其是人类健康相关的结果。简而言之，委员会相信由小团体领导的基因组绘图和测序计划将会为人类基因组初步研究做出重要贡献。

　　图解与测定人类基因组序列计划包含很多不同的部分，在这篇报告接下来的章节中，我们会调查该计划对医学和科学的影响（第 3 章）、绘图（第 4 章）、测序（第 5 章）、数据处理和分析（第 6 章）、执行和管理策略（第 7 章），以及商业、法律和道德伦理影响（第 8 章）。

参 考 文 献

Alberts, B., D. Bray, J. Lewis, M. Raff, K. Roberts, and J. D. Watson. 1983. Molecular Biology of the Cell. Garland, New York. 1146 pp.

Alberts, B., D. Bray, J. Lewis, M. Raff, K. Roberts, and J. D. Watson. 1989. Molecular Biology of the Cell, 2nd edition, Garland, New York, in press.

Doolittle, R. F., D. F. Feng, M. S. Johnson, and M. A. McClure. 1986. Relationships of human protein sequences to those of other organisms. Cold Spring Harbor Symp. Quant. Biol. 51: 447–455.

Egeland, J. A., D. S. Gerhard, D. L. Pauls, J. N. Sussex, K. K. Kidd, C. Allen, A. M. Hostetter, and D. E. Housman. 1987. Bipolar affective disorders linked to DNA markers on chromosome 11. Nature 325: 783–787.

Gusella, J. F., N. S. Wexler, P. M. Conneally, S. L. Naylor, M. A. Anderson, R. E. Tanzi, P. C. Watkins, K. Ottina, M. R. Wallace, A. Y. Sakaguchi, A. B. Young, I. Shoulson, E. Bonilla, and J. B. Martin. 1983. A polymorphic DNA marker genetically linked to Huntington's disease. Nature 306: 234–238.

Lewin, B. 1987. Genes, 3rd ed. John Wiley & Sons, New York. 737 pp.

St George-Hyslop, P. H., R. E. Tanzi, R. J. Polinsky, J. L. Haines, L. Nee, P. C. Watkins, R. H. Myers, R. G. Feldman, D. Pollen, D. Drachman, J. Growdon, A. Bruni, J.-F. Foncin, D. Salmon, P. Frommelt, L. Amaducci, S. Sorbi, S. Piacentini, G. D. Stewart. W. J. Hobbs, P. M. Conneally, J. F. Gusella. 1987. The genetic defect causing familial Alzheimer's disease maps on chromosome 21. Science 235: 885–890.

Watson, J. D., J. Tooze, and D. T. Kurtz, 1983. Recombinant DNA: A Short Course, W. H. Freeman, San Francisco.

3 对医学和科学的影响

医 学 应 用

人类基因组图谱将极大地促进特定疾病的基因鉴定

目前，人类正在遭受超过 3000 种已知遗传性疾病的长期折磨，这些疾病影响到了人体的每一个器官、系统和组织。一些疾病甚至发生在出生之前，而其他的遗传性疾病则只能在发生后被发现。这些遗传性疾病也有常见与罕见之分。虽然它们对人类健康的整体影响是巨大的，但是直到现在我们对绝大多数疾病都知之甚少。时至今日，我们已经找到相应致病基因的疾病也只是全部疾病的 3%，而且几乎所有这些疾病的致病基因都编码同一种蛋白。对于这些致病蛋白已被鉴定的疾病，现在可以利用重组 DNA 方法来克隆这些基因并进一步了解该蛋白质所引起的遗传缺陷。通过这种方式，我们开始对地中海贫血、镰状细胞贫血、血友病、泰-萨克斯病和家族性高胆固醇血症等疾病有了进一步了解。然而，大多数病症起因于基因某一位点的突变，其蛋白产物并不是十分明确。在这种情况下，解析由缺失、重排或点突变产生的 DNA 片段可以为特定疾病的致病基因鉴定提供线索。目前，利用这种方式已经成功地找出杜氏肌营养不良症、视网膜母细胞瘤及慢性肉芽肿病的致病基因。同样，利用这种方法也可以找到囊性纤维化、亨廷顿舞蹈症和家族性阿尔茨海默病的致病基因。众多孟德尔遗传疾病中只有一小部分可以用直接遗传分析的方法识别出相关致病基因。

不同类型的人类基因组图谱的构建将极大地帮助人类对特定遗传性疾病相关基因的鉴定。基于 RFLP 构建的高精度遗传连锁图谱可以迅速地将疾病的致病位点定位于相应的染色体区域，甚至在 100 万碱基的区域内。通过 DNA 克隆和基因组图谱的比较基因组学方法，可以将正常的和致病人群的 DNA 进行比较，进而绘出致病基因区域在基因组图谱中的精细位置。最终，我们会得到人类基因组中所有致病基因的位置信息，可以利用这些信息构建数据库来评估某些患者 DNA 序列是否包含某些致病基因。虽然该方法实现起来比较困难，但是我们可以利用类似的方法对更为常见的多基因遗传病进行研究，如高血压、某些癌症、糖尿病、精神分裂症、精神发育迟滞、神经管缺陷等。综上所述，人类基因组图谱将极大的促进疾病致病基因的鉴别，使得科研人员更迅速的关注相应基因产物的特性及其在细胞中的功能。

对致病基因的认知将为人类生物学提供重要的视角

生理学和生物化学的很多研究成果是在研究单基因疾病的致病蛋白的特征时被发现的。例如，从患者细胞检查中发现在代谢通路中存在单个酶失去活性的情况。同样，对个体的突变基因编码非特异性产物的研究一定能更好地解释正常人体生理与疾病的发展过程中新的生化机制。快速识别致病基因将使调查人员能够详细研究这种基因的蛋白质产物及其在细胞生物学水平的作用。当人们发现一些病理生理学的新线索时（如神经纤维瘤病病理生理存在、多囊肾疾病或视网膜色素变性），这一战略将为发病机制提供新的见解。

对一种罕见性状（罕见基因突变，而其他致病基因正常表达）的研究，有利于我们对某种常见疾病的发病机制的理解。例如，最近研究的由孤立基因致病的成视网膜细胞瘤（一种罕见的儿童肿瘤），可帮助我们更加深入地认识这种癌症（Dryja et al.，1986；Friend et al.，1986）。对决定阿尔茨海默病非正常症状的基因的研究可以解释衰老的一般特征（St George- Hyslop et al.，1987）。

特定的医学应用

相关疾病致病基因的鉴定将会很快影响到遗传疾病的临床诊断、治疗和预防。随着越来越多疾病的致病基因被发现，基于 DNA 的基因诊断将变得越来越普遍，针对体细胞的基因治疗实现的可能性将会增加。此外，特定基因位点的分子探针将会发现相应致病基因的携带者，实现临床的基因检测。这种方法可以评估患病父母的后代患有某种基因缺陷的风险。此外，通过 DNA 测序的方法，这些致病基因的鉴别和注释将会改善特殊情况下的产前诊断。最后，确定此个体是否含有特定的基因缺陷，将会促进与特定的环境因素、职业因素以及药物相关性的流行病致病风险的研究。

对于癌症的认知

癌症归因于细胞的生长失控。通过过去十年乃至更长时间的分子遗传学的研究得知，细胞生长的失调是由生长相关的基因通过遗传或者孕期发生的突变造成的特定遗传异常，这些遗传缺陷通常会增加癌症的易感性，例如，视网膜母细胞瘤、结肠癌，某些肾肿瘤和恶性黑色素瘤。目前，只有导致视网膜母细胞瘤的易感基因被确定。对于其他的癌症，寻找易感基因的工作还处于初期阶段，绝大多数的易感基因将通过 RFLP、DNA 克隆图谱及核苷酸测序等技术很快被发现。对于已掌握的易感基因，将有可能用于对癌前病变患者的监视，以便在疾病的早期阶段就采用适当的治疗。了解了易感基因的生理效应，就可以更加直接地检测遗传易感性。

最近几年，人们已经了解了许多癌症相关的获得性遗传异常。人的一生中，体细胞 DNA 总会发生突变，或者是自发的，或者是由环境因素诱导而发生的。这些变化包括核苷酸的改变、重组、复制或缺失，其中一些变化会发生在调控细胞生长的基因上。目前已知有几十个基因以特定方式发生突变或过表达后，会导致细胞增殖不受控制。在人类癌细胞中已经发现了其中一些异常基因（即原癌基因），这些基因具有致瘤特性。一些情况下，由原癌基因编码的蛋白质即细胞生长刺激因子或是其受体。其他原癌基因编码蛋白参与细胞对生长刺激因子的细胞内应答。由于这些重要发现，关于细胞生长和人类癌症的主要问题成了人们关注的焦点：哪些正常的人类蛋白会参与细胞生长？它们是如何作用的？一个或多个蛋白质的改变是如何引导细胞转变为肿瘤并扩散到其他器官的？形成这些改变的遗传机制是什么？何为原癌基因？何为肿瘤转移基因？

人类及其他相似物种的基因组图谱和序列可以回答以上问题。同时，它还将促进生长相关基因同源性基因的分离，以及在细胞生长和发育过程中发挥重要作用的未知基因的鉴定。了解调节细胞生长、肿瘤细胞形成和转移的基因与蛋白质的特征，能够提高诊断和预后监测的灵敏度。

对基础生物学的启示

哪些方面的基因组结构对其功能至关重要？

人们对于基因组结构的组成原则知之甚少。染色体上存在一些非基因的功能片段。染色体上的某些特殊片段对于细胞分裂前的染色体复制至关重要，它们能够确保染色体正确分离并分配到两个子细胞中。哺乳类动物中这些基因序列的性质和功能机制尚未知晓。人类基因组物理图谱将会为这些片段的性质和功能研究提供基础与依据。

基因组结构的研究，包括染色体上基因的排列顺序和其他结构元件与其之间的相互关系，将会通过物理图谱得到进一步的解释。例如，大多数情况下我们并不清楚特定染色体上的基因顺序对其功能的发挥是否至关重要。生物体中同时表达的基因往往保持邻近这一现象是否具有选择性优势？通过对人类和老鼠染色体上基因结构进行比较研究表明，基因结构通常还是比较保守的，但是不清楚这对于基因功能是否重要（Sawyer and Hozier，1986）。通过比较多种生物体基因组的物理图谱，可能会发现不同物种间哪些片段是保守的，以此判断其是否具有功能意义。

科学家开展对人类和老鼠的 DNA 进行详细比对的工作具有重要意义。他们发现，人类与老鼠在 7000 万年前由共同的哺乳类动物的祖先分化而来，而基因组中没有功能的染色体序列是由于核苷酸序列发生突变的随机事件产生的结果。因此，通过两者的比较可以揭示具有重要功能的染色体区域通常是比较保守的。进化生物学家认为，进化过程中发生的这些序列改变通常是有害的，携带这一改变的个体会通过自然选择逐步被淘汰。保守序列包括编码重要蛋白质的外显子和调节基因表达的基因序列。另外一些功能还未知的保守序列也可以通过物理图谱的方法逐步被发现，这一发现将会为基因及基因组功能研究提供新的见解。

鉴别出许多新的人类基因和蛋白质

迄今为止，我们只鉴别出了一少部分关于发育和疾病的基因，通过人类基因组绘图与测序我们将会发现大量新的基因及其编码蛋白。好处之一是，物理图谱能够使我们精确定位基因，虽然这些基因还未分离出来。同时，老鼠的遗传研究已经揭示出了许多导致病理缺陷的基因突变，但是，除了这些基因在物理图谱上的位置，其他信息一概不知。通过研究人类和老鼠物理图谱的对应关系，我们就可以鉴别出二者相互对应的基因。

针对一条较长的、连续的核苷酸序列，还有一种基于计算机的方法可以用来检测基因（Staden and McLachlan，1982）。相信人类基因组计划的开展会促进这些生物信息学方法的进一步完善。目前，基因及其蛋白产物的鉴别主要依赖以下几种方法。

第一，DNA 序列中的外显子可以通过"开放阅读框"（没有终止密码子来终止蛋白质合成的核苷酸区域）进行鉴别，而且外显子具有密码子使用偏好性。此外，内含子的一侧通常会有一段保守序列。

第二，在共同的进化历史基础上，基因彼此间存在同源性，目前，这种基因同源性已经应用在许多领域的研究中。例如，鉴定淋巴因子家族相关成员，发现神经递质新的受体蛋白，寻找发育模式中可能发挥重要作用的基因，等等。研究发现，编码相似功能蛋白的基因中包含着相似的同源序列，如所有蛋白激酶中编码区的序列同源性。

这些对于通过氨基酸序列来预测未知基因功能来说是非常有用的。随着越来越多的蛋白质得到分离，将会为生物体的比较研究提供越来越多的数据基础。许多蛋白质含有多个亚基，这些亚基可以被反复用于构建其他相关蛋白。因此，从氨基酸序列中发现蛋白质的结构和功能最终是有可能的。多数情况下，由于外显子与蛋白质区域是一致的，所以，基因中外显子-内含子的结构同样能够为研究蛋白质的结构和功能提供见解。

生物如何进化？

为了能够更加深入地了解生物体，我们必须了解它们是如何进化的。人类的绝大多数进化史可以从基因组中找到答案，如果能够知晓人类和其他动物的全部DNA序列，那么我们就能够追踪到大部分人类基因的起源。由于所有的哺乳动物都是由一套相似的蛋白质构成的，所以，人类和鲸鱼的构建基础是非常相似的。各种哺乳类动物的区别主要依赖于控制基因表达的时间、水平及细胞特异性等各环节的调节信号。因此，人类胚胎的有序发育需要多能干细胞中特定基因在恰当的时间和地点被精确激活，这一过程起码要受到邻近基因序列的调控。多数情况下，这些序列与被激活的基因序列是同源的。人类基因组序列分析以及与其他哺乳类基因组序列的比对会帮助我们鉴别出更多的调控序列。除了获知一些调控基因之外，我们还能够了解在进化过程中哪些基因发生了改变，使得人类与其他哺乳类动物区别开来。

总而言之，图解与测定人类基因组序列计划能够增进我们对于生物学基础问题的了解。为了获得更进一步的认识，人类很有必要继续开展生物体基因组功能分析的实验工作。例如，通过适当地改造基因，构建转基因动物，可以在老鼠体内检测人类基因组调控序列的功能。通过大规模的比对研究，我们能够获得许多重要的知识，这就需要对其他生物体进行试验，以此检测人类基因的功能。

参 考 文 献

Dryja, T. P., J. M. Rapaport, J. M. Joyce, and R. A. Petersen. 1986. Molecular detection of deletions involving band q14 of chromosome 13 in retinoblastomas. Proc. Natl. Acad. Sci. U.S.A.83: 7391–7394.

Friend, S. H., R. R. Bernards, S. Rogelj, R. A. Weinberg, J. M. Rapaport, D. M. Albert, and T. P.Dryja. 1986. A human DNA segment with properties of the gene that predisposes toretinoblastoma and osteosarcoma. Nature 323: 643–646.

Sawyer, J. R., and J. C. Hozier. 1986. High resolution of mouse chromosomes: Banding conservation between man and mouse. Science 232: 1632–1635.

Staden, R., and A. D. McLachlan. 1982. Codon preference and its use in identifying protein codingregions in long DNA sequences. Nucleic Acids Res. 10: 141–156.

St George-Hyslop, P. H., R. E. Tanzi, R. J. Polinsky, J. L. Haines, L. Nee, P. C. Watkins, R. H. Myers, R. G. Feldman, D. Pollen, D. Drachman, J. Growdon, A. Bruni, J.-F. Foncin, D. Salmon, P. Frommelt, L. Amaducci, S. Sorbi, S. Piacentini, G. D. Stewart, W. J. Hobbs, P. M. Conneally, and J. F. Gusella. 1987. The genetic defect causing familial Alzheimer's disease maps on chromosome 21. Science 235: 885–890.

4 图 谱 定 位

决定每个人的生物遗传的基因在染色体上几乎是沿着不变的顺序排列的。因此，简单的一维图谱就可以决定人类以及其他物种的遗传特征。有关这些图谱的一些应用已经有很多描述。在本章内容中，委员会提供了更详细的、不同类型的染色体图谱的描述，包括它们的应用，以及影响图谱构建的技术性问题。

考虑到当前和未来图谱在遗传学中的应用，意识到对人类基因组的探索仍处于一个早期阶段是非常重要的。图谱在人类遗传学研究中的角色可能会随时间而变化。在未来的几年中，图谱将被大规模地应用于指导对特定遗传疾病致病 DNA 序列的搜索和遗传咨询。随着对人类基因组结构和功能的系统研究发现，在信息的组织和新型研究的规划方面，图谱的重要性将会增加很多。例如，在没有目标区域的精准图谱的情况下，要对人类基因组进行系统的 DNA 测序将是不可能的。即使有大量可用的序列数据，对于各种各样的遗传数据以及序列本身来说，图谱将仍是必不可少的。对于已经完成全基因组图谱绘制和测序的病毒，染色体图谱的长久而持续的价值已被证明。这些病毒的研究者一直确保病毒基因组详细图谱的持续更新，而对测序数据的分析整理做得相对较少。遗传连锁图谱和物理图谱（即使不完整的），以及部分序列，在大肠杆菌（细菌类）和果蝇（蝇类）的研究中，都有其重要意义。对后者来讲，图谱对于指导研究者和指明需要测序的目标区域有着关键意义。同时，人类基因组图谱也有其不可忽视的重要性：这些图谱不仅会是未来几十年研究发现的关键工具，也将成为人类遗传资源的永久组成部分。

早期基于光学显微镜下染色体观察的细胞学图谱定位

所有类型的图谱均涉及测量定位与观察的界标。直到前不久，人类染色体上唯一有用的物理界标也只是细胞遗传学条带。在细胞分裂过程中对培养的人类细胞进行合适的药物处理，染色体很容易被染色并能通过光学显微镜观察到蠕虫状。通过 20 世纪 60 年代末到 70 年代初开发的几种染色方法，科学家能够得到可重复的染色体上的明带和暗带印记（George，1970）。这些条带特征被认为是反映了特定类型 DNA 序列沿染色体分布间距的周期规律。从图谱的角度来看，这些条带是很重要的，它可以通过光学显微镜识别单独的染色体并将之大致分割为 10~20 区。染色体的带型为染色体物理图谱的绘制提供了依据，通常被称为细胞遗传图谱。

在临床遗传学上，带型的检查可以应用于疾病的诊断，如唐氏综合征等。唐氏综合征通常是由于存在额外的 21 号染色体的拷贝而造成的一种遗传性疾病（Lejeune et al.，1959）。

自 20 世纪 60 年代末，体细胞遗传学技术使得许多基因在细胞遗传图谱上的定位成为可能（Weiss and Green，1967）。在这些技术中，啮齿类动物和人类的细胞形成了可以在培养环境中生长的杂合细胞。这些细胞会丢失绝大部分人类染色体，仅保留 1 条或几条人染色体，但是不同的细胞系中保留下来的是不同的人类染色体，或其部分染色体。染色体显带技术被应用于在特定的细胞系中确定人类基因组中哪些部分保留了下来。科学家通过残留基因组和相应生化性状的研究，可以确定该性状的遗传决定因素在细胞遗传学图谱上的位置。通过此种方法，目前已经在细胞遗传学图谱上定位了超过 1000 个基因和其他 DNA 序列（McKusick，1986）。图谱定位工作为国际人类遗传学研究提供了一个焦点，吸引了至少来自四大洲 12 个国家实验室的研究。自 1973 年起，国际基因定位专题研讨会每年或每两年举办一次；第九届于 1987 年 9 月在巴黎举行。

当前基于重组 DNA 技术的基因组定位研究

重组 DNA 技术在染色体定位研究中的系统应用始于 1980 年前后。从此，通过重组 DNA 技术制成高准确度和详细水平的染色体图谱成为现实，这在几年前是无法实现的。可以毫不夸张地说，当前人类染色体图谱的质量可以媲美引导新世界探险家的航海图。也许再经过十年的努力，人类基因组图谱的精确度可以达到当今世界地图的水平。

人类遗传学研究进展的历史性机遇不仅仅得益于重组 DNA 技术的这一应用。相反，染色体图谱绘制的革命发展得益于多个方面，这些都是建立在 20 世纪 70 年代 DNA 实验技术非凡进步的基础上。其中，从任何物种中克隆 DNA 分子到微生物细胞中的方法，包括在特定的位点进行分子切割和分离大小差别很细微的 DNA 片段，都有助于目前的图谱定位能力。同样有重要作用的是 DNA 探针技术，通常是从 DNA 中克隆得到的一个特定的 DNA 序列，可用于检测来自人体或者其他细胞的、非克隆的、具有相似或相同序列的 DNA 分子。自 1980 年以来，无论是在染色体 DNA 分子水平进行图谱绘制（物理图谱），还是通过分析家系遗传的染色体组成分型（遗传连锁图谱），染色体图谱的发展已经日新月异。

然而，当前研究活动的规模，相较于必须完成而尚未完成的人类基因组研究工作还是微不足道的。只有通过一个大型的、瞄准人类染色体系统性的图谱定位的研究工作，才能在十年或者更短的时间里，完成一个完整的、精确的人类基因组图谱。

基因组图谱的基础

物理图谱用来描述染色体 DNA 分子，而遗传连锁图谱则用来描述家系遗传的模式

物理图谱可以确定在染色体上标记之间的距离。理想情况下，这些距离以核苷酸来衡量，所以物理图谱提供了染色体 DNA 分子的直接描述。在物理图谱定位中最重要的标记是限制酶切割位点。这些图谱可以通过染色体 DNA 分子经限制性内切核酸酶酶切得到的不同大小 DNA 片段的核苷酸来测量。

限制性酶切图谱尚未扩展到人类染色体大小的 DNA 分子。目前人类染色体的物理图谱大部分基于光学显微镜观察的染色体带型，但仅能估计一个图谱上指定区间代表的核苷酸数目；此外，在同样大小的不同区带 DNA 的数量可能不一致，因为在细胞分裂过程中染色体密度很有可能出现不同程度的区域性差异。然而，细胞遗传学图谱被认为属于物理图谱的原因源于它们是基于实际距离的测量。

与物理图谱不同的是，遗传连锁图谱描述的是基因和 DNA 标记的相对排列，其基础是遗传模式。倾向于共同遗传的基因（即连锁）在图谱上是紧密地连接在一起的，而那些彼此独立遗传的基因则距离较远。不同染色体上的基因是独立遗传的，因此是不连锁的。同一染色体上的基因可以是紧密或松散的连锁或者不连锁，这些都反映在它们的精子或卵子产生过程中分离的概率。如果染色体发生断裂并与同源染色体的另一条发生交换，基因即发生分离，这一过程即互换或者遗传交换。基因在染色体上距离越远，它们之间这样的交换也会更频繁地发生。

染色体交换是一种复杂的遗传过程，其发生在男性精子细胞和女性卵细胞的形成过程中。与其他含有每个染色体两套拷贝的细胞不同（除了男性 X 和 Y 染色体的特殊情况），精子和卵细胞中只含有每个染色体的单一拷贝。然而一个特定的精子细胞或卵细胞，并不是简单地接受两个亲本染色体的精确复制；相反，每个精子或卵子接受两个版本的一个特异的综合，该综合通过遗传交换过程中一系列切割和剪接事件产生。事实上，通过交换和独立搭配过程产生的个体染色体的大量多样性，是不同的人类个体遗传特征的来源。

基因在染色体遗传连锁图谱的顺序与物理图谱的顺序相同，但物理距离和遗传距离没有统一的衡量尺度。这种衡量尺度不同的存在是因为交换过程在染色体所有的位置发生的概率不同。同样是在两性中交换，发生的比率也不同；因此，随着图谱更加准确，将来男性和女性必定会有独立的遗传连锁图谱。

由于物理图谱描述基因在最基础层面上的排列，故其在大多数生物学研究中

的重要性相对于遗传连锁图谱日益增强。然而，物理图谱永远无法取代遗传连锁图谱，后者在定位整个生物性状对应基因的应用中是不可取代的。致病基因的定位是这一观点特别重要的例证。例如，对患者有灾难性影响的亨廷顿舞蹈症和囊性纤维化，并不能在体外培养的、适于遗传研究的细胞中直接识别。只有通过研究这些疾病在患病家系的遗传模式，才有可能定位染色体图谱上的缺陷基因。由于遗传连锁图谱具有定义和定位疾病相关基因的独特能力，增加这类可用于定位的遗传标记的数量应该在所有人类基因组图谱计划中得到重视。

提供基因表达的大致定位信息的一种物理图谱是互补 DNA（cDNA）图谱。在细胞中处于激活状态的一个基因表达后会产生信使 RNA（mRNA）分子（图 2-3）。表达基因（外显子）的物理图谱可能是通过使用由信使 RNA 经过反转录得到 DNA 而构建的（反转录即一种酶通过复制 RNA 模板分子合成 DNA 互补链的过程）。cDNA 可用于未知功能基因的定位，包括只在分化的不同组织中表达的基因，如大脑中，以及在发育和分化的特定阶段表达的基因。由于它们的表达，这些基因很可能是基因组中最具有生物学意义的部分，因此可以是早期测序的关键靶点。此外，它们在图谱上的定位信息提供了一系列可能的候选基因，来检测一个通过遗传连锁图谱定位的、在特定疾病中改变的基因的近似位置。

基于此点，通过各种方法已经识别了大约 4100 个表达的基因位点（McKusick，1986）。剩余的 50 000~100 000 个基因在双倍体基因组中的识别将最终通过完整的测序得到，但可以在不远的将来由 cDNA 图谱来实现。该图谱中包含了具有重要生物学和医学意义的信息，因为它代表了基因组的表达部分。

有序 DNA 克隆的发展是重要的

理论上，灵敏的 DNA 探针技术使得在克隆基因组小片段的同时构建物理图谱成为可能。然而，在实践中，这种方法只适合于粗糙的物理图谱定位。在更高分辨率的情况下，大多数物理图谱是通过按照原来基因组上的位置进行 DNA 克隆的排序而完成的。单个克隆是特别有用的，因为它们提供了来自于基因组每个特定区域的全部 DNA 信息。用于 DNA 克隆的载体可以是质粒、细菌病毒、修饰了的细菌病毒（称为黏粒）或酵母人工染色体。所有这些类型的 DNA 分子的特点是在合适的宿主细胞中作为自治单位精确复制的能力。有序的克隆收集也是大多数基因组测序方法的一个先决条件，因为这些克隆会提供纯化、制备实际用于测序的 DNA 片段。

物理图谱和遗传图谱都可以在不同程度的分辨率和连通性上构建

所有类型的图谱预设一个固有的衡量标准，一方面是详细水平或者分辨率，另一方面是图谱在何种程度上提供了一个方便的目标定位（连通性）。例如，一个国家的所有主要城市的街道地图册，具有很高的分辨率，但只有低的连通性。每个城市必须展示单独的地图，因为与街道地图分辨率相同的一个国家完全连接的地图将会太大。

作为一个实际问题，构建同时具有高分辨率和高连通性的图谱是困难的。这一技术挑战可能是系统性地绘制人类基因组物理图谱的主要问题。此困难的性质可通过与常规制图的困难类比而认识到。假设只能通过全州各地区的卫星图像和当地调查两种数据来源绘制美国地图，那么数量充足的、重叠的卫星图像可以构建一个完全连接的低分辨率地图，而当地的调查将提供详细的小区域地图。然而，把这两种类型的数据进行关联将是非常困难的。原则上，解决这个问题可以通过足够大的、可以覆盖卫星图像的当地调查来实现。然而在实践中，调查地图的拼凑将会影响准确度，因为如湖泊和沙漠等地区会中断连通性。总的来说，这类问题的唯一强大的解决方案在于绘图方法的发展，以实现一系列的中间解决方案。

染色体图谱中，在光学显微镜下，条带特征的细胞遗传学图谱对应地图的卫星图片，而限制性酶切位点图谱对应当地调查。即使是人类染色体中覆盖最广的限制性酶切图谱，仍然没能覆盖细胞遗传学图谱的一个条带。通过填充的中间水平分辨率的前景是好的，但这些技术仍在开发中。

最终，DNA 序列将代表人类基因组物理图谱的最高分辨率。然而，与传统制图方法的类比表明，测序不能独自存在：它必须锚定在高分辨率的基础上，同时兼顾一整套系列的分辨率。

遗传连锁图谱

限制性片段长度多态性是遗传连锁图谱的实用标记

不同的人在基因组的相同位点具有不同的基因序列，这种基因型的差异决定了表型的差异，如眼睛的颜色、血型的差异、成熟的高度，或对特定疾病的敏感性。大多数的差异，很少或根本不会表现在个人的外观或功能方面。尽管如此，这些不同仍然能检测到，因为它们引起蛋白质的细微差别或者至少在 DNA 序列水平上是不同的。在基因组中特定位点的多种变异现象称为多态性。随着重组 DNA 方法的出现，尤其是 DNA 探针技术的出现。一种多功能的、称为限制性片段长度多态性（RFLP）技术产生并应用于人类遗传连锁图谱的构建（Botstein et al.，1980；White et al.，1985）。RFLP 是基因组中特定位点的限制性图谱的变化形成的 DNA 序列多态性。这些变异在血液样本中提取少量的 DNA 即可轻易检测到。

RFLP 的遗传可以通过家系中亲代和子代的 DNA 分析来检测。因为我们每个人（有 X 和 Y 染色体的男性除外）都有每个染色体的两个版本，人体中的每个基因和 DNA 序列都分别有两个版本——分别来自父、母的遗传。因此，多态性 DNA 序列如基因或 RFLP 可以在同一个体中有两种不同的形式。在这种情况下，这个人是杂合的，携带两种不同形式的等位基因，即多态性的基因或序列。杂合性使得研究者可以在家系中追踪基因并检测遗传连锁。一个理想的遗传标记是存在很多种不同的形式以至于每一个人都是杂合的，并且无关的个体是不同形式的杂合。在这种情况下，在每个研究的家系中标记可以明确地从祖父母追踪到父母再到孩子，使家系中遗传连锁的基因准确、有效地追溯。实际上，RFLP 达不到这个理想情况，但是一种新发现的分子标记更接近，即 VNTR（可变数目串联重复序列），它是一段短的重复区域，其长度不同并且可能存在许多个（而不是仅仅两个）可识别的变型。

遗传连锁图谱需要对大家系的多个样本进行研究

两个在染色体上互相接近的基因表现出紧密的连锁：一个人遗传自父本或者母本的两个基因的特定等位基因，通常都是一起传递给这个人的子代的。然而，在同一染色体上相距较远的两个基因则更容易通过在精子或卵子产生过程中的交换而分离。这种交换的概率随着基因之间物理距离的增加而增大，从而解释了基因的顺序在遗传图谱和物理图谱是相同的。

如果需要测量两个基因之间的交换程度，则在统计亲本同源基因的共同遗传频率时，必须使用具有显著统计学意义的样本进行测算。从实用的角度来看，连锁的检测需要测量同源基因组合从一代遗传到下一代的至少 10 个精子或卵子，这意味着至少翔实、充分地检查 5 个后代（即父母双方在两个位点均杂合，所有亲本等位基因与另一个不同）。然而，连锁程度的精确测量需要更多人的测算。在遗传连锁图谱中距离的单位称为厘摩（cM），以此纪念伟大的美国遗传学家托马斯·亨特·摩尔根。根据定义，两个间距 1cM 的位点有 1%的概率在精子或卵子产生过程的交换中分离。尽管遗传距离和物理距离之间的相对关系有很大的变化，但在整个基因组中，遗传连锁图谱上平均 1cM 对应约 1 000 000 个碱基对。

自 1980 年这一概念确立以来，用 RFLP 构建遗传连锁图谱已经取得了很大的进展（Botstein et al.，1980）。成百上千的 RFLP 已被描述，并且许多整条染色体和部分染色体图谱已经公开（Drayna and White，1985）。从事 RFLP 图谱定位的主要实验室已经在巴黎人类多态性研究中心（CEPH）建立了一个非常有效的协作机制（Marx，1985；Dausset，1986）。CEPH 向合作研究者提供来自 40 个家庭成员淋巴细胞的培养细胞系 DNA，这些家庭均有大约 8 名儿童、父母和 4 个祖父母。这个集合包括大约 600 个后代的染色体组。通过合作者之间的协议，任何一个定位的 CEPH 家系的 RFLP 定位信息都将被用于整个家系的分析。

　　因此，关于收集的所有子代染色体重组事件的位点信息在不断积累。数据定期汇集并分发到所有感兴趣的研究人员。这一国际合作大大加速了人类遗传连锁图谱绘制，并降低了对有兴趣参与该研究的新研究人员的进入壁垒。事实上，对材料的大量需求，提高了来自选定家系的细胞培养数量要求，这对连锁分析非常有用。

　　最近报道了一个平均分辨率约 10cM 的完整的人基因组的遗传图谱（Donis-Keller et al., 1987）。目前的技术允许在接下来的几年构建一个平均分辨率为 1cM 的 RFLP 图谱。这一分辨率的进步将需要来自比 CEPH 更多的家系的数千 RFLP 定位研究。

　　人类连锁定位研究中最近的创新可以实现三点和更多点的定位。这使得图谱定位更高效并且准确性更加接近已经富有成效的果蝇图谱。在诸如遗传咨询和疾病研究中，图谱也将发挥更加重要的作用。获取感兴趣的基因两侧的标记将提供更可靠的信息。

　　人类遗传连锁图谱将需要特殊的统计和计算机技术，因为人类不像实验动物，经常有较少的兄弟姐妹。计算机也使得复杂的家系连锁分析成为可能。

RFLP 对相关的物理图谱和遗传连锁图谱是有用的

　　遗传连锁图谱允许未知细胞或分子功能的基因定位到人类基因组上去。另外，物理图谱描述存在于染色体上的 DNA 分子。RFLP 标记可以很容易地定位到这两种类型的图谱上。RFLP 标记不仅可以用于家系的遗传连锁研究，同时，由于用来识别 RFLP 的探针本身就是 DNA 分子，因此它们在物理图谱的位置也可以用各种直接的方法确定。大规模的遗传连锁图谱和物理图谱的精确匹配也因此具有得以实现的可能。这将大大方便科学家发现实际的 DNA 序列，既对应于一个基因，同时又可以定位到遗传连锁图谱上。此外，在整个染色体上通过遗传连锁制作连续的图谱也将更容易，而通过物理定位绘制更高分辨率的图谱（比 100 万核苷酸更精细）也将更容易。在两个图谱中可以精确匹配的位点越多，充分利用这种互补性的机会越大，这将有助于解决绘制高分辨率图谱时的连通性。

一个人类 RFLP 参考图谱将成为遗传性疾病研究的重要工具

　　RFLP 定位提供了强大的、综合的方法来研究遗传性疾病。理论上，本方法的核心将是一个 RFLP 参考图谱，有着 1cM 的分辨率，并且来自于正常的家庭。一旦完成，构建这样一个图谱的计划将提供数以千计 DNA 探针的永久存档，并可以在整个基因组上以 100 万个核苷酸的间距来检测多态性。要获取特定遗传性疾病研究的资源，研究人员将需要在这些探针 5%一致间隔条件下测定来自一个该遗传疾病家系的 DNA 样品。一旦试验性地检测到初步的连锁，一般在致病的变异基因和检测探针之间有 10% 的重组频率，接下来通过更小间隔的目的基因探针的分析，连锁可以迅速被验证，同时致病基因可以重新定位。因为相同的 RFLP 多态性不是在所有的家系分离，所以需要比看起来更多的位点，为此需要更多的参考系谱。此外，对高度多态的位点和检测方法的研究是值得鼓励的。

　　目前，RFLP 遗传连锁图谱通常开始于重要的随机探针库；一旦检测到微弱的连锁，对致病基因定位的细化是非常辛苦的，因为必须重新开发一系列的探针。然而，当主要资源指向特定的疾病，如囊性纤维化和亨廷顿舞蹈症，这样的研究进展可以令人印象深刻。仅仅几年前，关于这些疾病的致病基因在基因组中的位置是完全未知的，并没有令人信服的证据表明这些疾病是由于不同家系的同样的基因突变所造成的。现在，由于 RFLP 方法，这两者的基因均以极大的精度，在大部分或者全部病例中具有普遍性的定位（Gusella et al.，1983；White，1986）。同样重要的是，RFLP 方法由于能关联遗传图谱和物理图谱，通过多种物理定位和克隆方法从 DNA 克隆探针到 RFLP 连锁，可以指导和定位用来分析致病的实际 DNA 序列。

　　这一策略在各种已知的遗传性疾病中的推广应用可以加强我们对人类的基础生物学的理解，以及对许多疾病的诊断和治疗的直接改进。人类参考 RFLP 图谱及其相关的测试 DNA 探针，将大大提高这些研究的效率，允许在较小的家系群体中进行疾病的研究，提高对多基因疾病研究的实用性。多基因疾病的研究可能最终改革医学，因为有可能是多基因遗传倾向导致的常见疾病，如癌症、心脏病与精神分裂症等。

构建物理图谱

大分子 DNA 的制备分离新方法推进了中等分辨率限制性酶切图谱构建

　　在低分辨率水平，染色体分带的细胞遗传学图谱已经是较高级的。在高分辨率水平，限制性位点图谱和 DNA 克隆等方法是众所周知的。主要的效率问题在于应用这些方法到人类基因组，但原则上不存在大的障碍。然而，直到最近，在光学显微镜下最高分辨率的细胞遗传学图谱（10 000 000 个核苷酸）和限制性酶切位点图谱的最低分辨率（10 000 个核苷酸）仍存在严重的差距缺口。

　　目前，通过增加细胞遗传学图谱分辨率来连接这两类图谱的 1000 倍的分辨率差距的前景是有限的。直到最近，从另一方向延伸的酶切位点图谱到较低的分辨率（即更长的距离）有两大实质障碍存在。第一个障碍是缺少合适的限制性内切酶，将目的 DNA 切割成满足低分辨定位要求的大片段 DNA；第二是不能对超长片段（大于 20 000 个核苷酸）进行分离和测序。在过去的 5 年中，对于这两个问题的解决已经有了很大的进步。科学家发现了可以切割 DNA 到平均 100 000 至 1 000 000 个核苷酸大小的片段的限制性内切酶。此外，一种被称为脉冲场凝胶电泳的方法已被引入，可以分离为 10 000 000 个核苷酸大小的 DNA 片段（Schwartz and Cantor，1984）。

现在提取、分离并测量大片段 DNA 是可能的，存在许多种构建限制位点切割图谱的方式。用适当的限制酶在特定位点切割 DNA 基因组可以产生许多非常大的不同 DNA 片段。这些碎片就可以通过琼脂糖凝胶电泳彼此分离。DNA 条带的结果，可以通过直接的 DNA 染色或用适当的 DNA 探针杂交看到（后者是利用两条 DNA 链的碱基特异性互补配对，它允许一个高放射性的 DNA 分子——DNA 探针，在含有数以百万计的其他 DNA 分子的混合物中寻找一个互补的分子）。虽然这些方法允许不同的染色体片段进行分离和探针序列测定，但它们没有提供这些片段在染色体的序列信息。然而，每个人染色体产生的 50~500 个不同的大片段可以通过更多的分析来排序。一种方法是对基因组使用两种不同的限制性酶在不同的位点进行切割，生成两套重叠的大片段 DNA。在基因组上相邻的片段就可以通过合适的探针识别，因为重叠的片段可以杂交相同的探针。另一种方法是，只用一种单一的酶来产生大片段 DNA。此外，一套小的 DNA 探针，称为连接探针，通过选择性克隆环绕每个限制性酶切割位点 DNA 短片段产生。因为连接探针包含一个特定酶切位点的两侧序列，作为探针时均应与两个不同的大片段进行杂交，从而表明这些特定的大片段在基因组中的相邻位置关系（Poustka and Lehrach，1986）。

目前已经通过限制性酶切被定位的最大的 DNA 分子是大肠杆菌单个染色体（4 700 000 个核苷酸）（Kohara et al.，1987；Smith et al.，1987）。定位位点的平均间距约为 200 000 个核苷酸。大肠杆菌的更高分辨率图谱研究也进展迅速，很大程度上基于有序的 DNA 克隆。

即便最小的人类染色体，其大小也是大肠杆菌染色体的 10 倍，虽然其物理图谱很难建立，但可以通过类似于大肠杆菌的方法来绘制。原则上，最好是分离得到单条染色体后再进行研究，避免其他染色体上的 DNA 片段的干扰。近年来，染色体分离技术的进步令人印象深刻，但专家的意见在关于最终样本是否足够纯和包含足够多的 DNA 对物理图谱构建影响方面仍存在分歧。染色体分离是在人类细胞分裂期进行的，即在细胞的生命周期中染色体凝聚和稳定的一个阶段。它们可以按大小使用流式细胞仪分开。流式细胞仪是在染色体流通过一个又一个小管时分析凝聚染色体中 DNA 的数量。计算机控制系统允许每个个体的染色体被转移到一个指定的收集管，依据是其 DNA 含量。从这样分开的染色体制备 DNA 样品，可以提供一个高度富集的、特定的人染色体 DNA 序列来源。

高分辨率的限制性位点图谱需要使用有序的 DNA 克隆

人类染色体的纯化只能适度降低用于绘制图谱的 DNA 样品的复杂性。相反，克隆技术更能降低复杂度：通过染色体分离，样品的复杂度可以降低 10~100 倍，而黏粒克隆可以使个体样品的复杂度降低 100 000 倍。此外，不同于分离的人类染色体样品，在微生物宿主中 DNA 克隆会大量扩增，从而得到足够的 DNA。由于这些原因，尽可能多的基于克隆 DNA 进行物理图谱绘制具有压倒性优势。特别是对高分辨率的图谱，构建物理图谱的 DNA 样本首选有序 DNA 克隆——一系列的 DNA 克隆片段经过充分的分析可以反映相应的 DNA 片段在染色体的原有位置信息。由于克隆 DNA 片段通常是在染色体上开始，并随机终止于某个位点，因此集合中的每个成员通常会有几个相邻片段重叠，整个集合将有相当大的冗余（即染色体的任何一段将出现在几个不同的克隆）。

指纹方法可用于排序 DNA 克隆

准备一个有序的克隆集合包括克隆可以在微生物宿主中复制的 DNA 片段，确定这些片段在基因组的顺序，并在较高的纯度下扩增片段使其广泛用于随后的分析。这些方面中的大多数已经可以完成，并且这些技术能力的快速发展前景良好。克隆 DNA 片段的特点可以用于重建其在基因组原来的顺序。对于一组随机的克隆，有些克隆将与基因组中其他克隆有部分重叠。重叠区域的特征是可以测量的，如由一组限制性酶切割的详细模式。这个分析是通过对大量克隆单独执行的，然后通过对切割模式进行计算机搜索来定位克隆的序列（那些具有部分相同模式的克隆是相邻的）。这种方法被称为指纹识别，因为识别每个片段 DNA 的特征类似于 DNA 片段的指纹。

最近指纹识别方法已被成功地用于对大量克隆的 DNA 片段的排序，如在酵母、大肠杆菌、线虫基因组中进行（Coulson et al., 1986；Olson et al., 1986；Daniels and Blattner, 1987；Kohara et al., 1987）。原则上，这种方法可以提供将 DNA 克隆组织为连续区域的一个有效途径，可覆盖 90%或更多的基因组。然而，一个共同的问题，即连续片段的匹配是开始很快然后变慢。因此，利用 DNA 探针技术来发现需要填补图谱的克隆将变得费时和繁琐。

出人意料的、很大数量的缺口有两个主要原因：①不是所有的重叠片段被重建，因为使用的 DNA 克隆程序存在固有的遗传偏差；②重叠的 DNA 片段的指纹信息缺乏足够的精度来明确区分所有的 DNA 片段。然而这两个方面的进步是指日可待的，因为现有许多更广泛的克隆系统和更先进的指纹识别方法被开发。例如，科学家正在探索限制性酶切模式作为指纹的替代方案（Poustka et al.，1986）。

有序 DNA 克隆制备的最佳方法至今尚不明确

使用有序 DNA 克隆进行工作的一般原则是众所周知的。该技术处于一个变化发展的状态，最近的一个有前途的发展表明酵母可以作为宿主细胞来大量克隆人类 DNA 片段。

几个实验室已表明，达到 500 000 个核苷酸大小的 DNA 片段可以克隆为酵母人工染色体。这些片段的大小达到可以在细菌宿主系统中克隆片段的 10 倍（Burke et al.，1987）。大片段 DNA 克隆技术的发展大大提高了 DNA 序列拼接的效率。例如，可以使用一个单一的限制性酶切通过较少的切割来制备 DNA 克隆集合；这个过程会获得具有相同序列的大片段 DNA 用于后续克隆。与指纹识别需要的随机切割相比，这一系列克隆将会有更低的复杂度。一组特异的、包括所有罕见的限制性酶切位点的短 DNA 克隆，将通过使用大片段探针建立相邻的大片段之间的连续性，从而使大片段沿基因组排序。

代表基因组转录区域的 cDNA 克隆则是另外一种探针资源，可以用来表明大克隆片段邻接特征。因为 cDNA 克隆来自于 mRNA 反转录，它们缺少在基因组 DNA 中切断外显子的内含子序列。连接在一起的外显子 cDNA 通常由多个大片段基因组片段编码而来，因此 cDNA 探针也适用于相邻大片段 DNA 拼接。此方法的优点在于，cDNA 克隆本身具有特定意义，因为它们代表了基因组在细胞中选择性表达的部分。

另一个有用的探针来源是一系列已通过标准的家系遗传连锁分析排序的 RFLP DNA 探针。具有 1cM 分辨率的 RFLP 图谱平均将提供 1 000 000 个核苷酸的片段作为标记。如果可以构建一个平均几百万个核苷酸大小的人类基因组片段的克隆，它可以很容易地对这些标记排序。

至少对于某些方法，从人类基因组 DNA 克隆进行排序的任务是复杂的，因为在高等生物的基因组 DNA 序列有着大量重复。而这些重复序列在大肠杆菌、酵母、线虫基因组则相对很少，人类对它们的克隆排序早已完成。另外一个问题是大肠杆菌作为 DNA 克隆宿主时的不稳定性；而且仍然不知道这些问题是否存在于新的酵母克隆系统中。出于所有这些原因，仍然无法确定人类基因组计划中哪种克隆及连接方法是最有效的。方法学的进一步发展或许可以取代目前所有的方法。

染色体图谱的直接应用

尽管各种图谱绘制工作仍在进行中，但人类对染色体图谱大量的重要应用已经可以进行。我们甚至已经讨论过一个局部的图谱可以方便地分离人类特定疾病的基因。绘图还可以指导早期的测序工作。低分辨率的物理图谱可以为早期测序工作中零碎的序列信息提供一个框架，而有序的克隆将为最终的测序提供实际子克隆片段（见第 5 章）。

如前所述，cDNA 克隆只在表达功能编码的基因序列中存在（只包括外显子，不包括内含子）。染色体图谱也可以非常有效地应用于系统中的基因表达定位。人类基因组中的大部分 DNA 既不是表达基因的一部分，也不是其中分隔编码蛋白的表达基因区域的间隔序列（内含子）。如前所述，cDNA 克隆产生的仅仅是基因表达中编码功能基因的 DNA 序列（外显子而不是内含子）。科学家通过获取特定组织或特定的发育和分化阶段的 cDNA 克隆，来系统地完成每一个表达基因在染色体图谱上的位置。目前正在开发相应的方法以避免 cDNA 的问题，即在低水平表达的基因往往被遗漏，而在高水平表达的基因则产生大量的 mRNA 并出现重复的 cDNA 克隆。这些方法的目的是产生"标准化"的 cDNA 文库，使得其中每个表达的 DNA 序列处于相同的水平。

最初，表达基因的图谱定位可以基于现有的细胞遗传图谱，也可以通过体细胞遗传学技术，以及通过染色体 cDNA 的原位杂交来完成。随着物理图谱和基因组测序的开展，将越来越容易的完善这些图谱定位。

结论和建议

在过去的三十年里，物理图谱和遗传连锁图谱构建方法的稳步发展令人印象深刻。今天，大部分的人类基因组已经有了低分辨率的遗传连锁图谱和细胞遗传图谱。在最近的几年中，这些图谱将帮助鉴定一些人类疾病的致病基因或者染色体片段。这些成绩将进一步突出基因组图谱定位在过去取得的进展，也将有助于提高人类健康的希望。

技术突破已经为大规模绘图做好了准备

过去几年中，绘图方法的突破使得构建前所未有的完整、精确、详细的染色体图谱成为可能。这些技术上的进步包括大片段 DNA（比以前大 100 倍）的分离和操作。此外，还发现了通过人类系谱的任意染色体片段有效追踪遗传信息的新方法。使用物理和遗传两种方法进行的绘图过程变得更加灵活，同时使用这两种方法构建基因组之间的绘图也已出现。因此，在相对较短的时间内实现人类基因组完整的物理和遗传连锁图谱是现实的。这些图谱非常有用，并将铺平构建终极人类图谱之路——完整的人类基因组 DNA 序列。

　　制作人类基因组图谱将是一件有挑战性的工作。迄今为止已建成的最大、最完整的物理图谱是大肠杆菌的染色体。这张图谱只是人类基因组的 1/640 大小，而且大肠杆菌的图谱绘图也得益于 40 年来的深入研究。例如，大肠杆菌染色体上已知位点的大约有 1000 个基因，而在人类基因组中一个相同大小的区域，平均只包含一个已知的基因。即使在遗传连锁图谱中完成了本报告所建议的 100 万个核苷酸的分辨率，人类基因组中与大肠杆菌相似大小的区域中也只包含少量遗传标记。因此，即使完成最小的一条人类染色体的物理图谱，以现在的技术也将需要大量的努力。

　　可以预计，在物理绘图中最困难的工作将是实现大片段连接。虽然它可将人类基因组的大部分序列绘图在几千个核苷酸的分辨率图谱上，形成简单地依靠重叠 DNA 克隆的指纹，但是很多间隙的存在也会对此方法造成误差。该委员会认为，物理图谱的出现将大大增加它的连通性。因此，通过物理图谱获得高连通性应该是整个人类基因组计划的主要优先事项。

　　由于采用 RFLP 技术构建的遗传图谱比物理图谱更先进，因此应将完成遗传连锁图谱作为研究的重点，以达到能够绘制 1cM 的平均分辨率的全连接图谱的目标。这个目标将需要从一组三代家庭的 DNA 样本中利用几千个新 RFLP 标记进行识别和绘图的经典连锁分析。此目标预计将需要数年、耗资约 4000 万美元才能完成。

不同的绘图方法应当并行发展

　　所有比对定位的一个重要特征是来自不同方法的结果是可以彼此加成和进一步互相证实的。例如，限制性位点图谱、cDNA 图谱、有序 DNA 克隆，每一个图谱均有助于另外一个的构建并与之密切相关。使用这些图谱研究人类疾病时还需要结合遗传连锁图谱。反过来讲，努力构建遗传连锁图谱实现较高分辨率也需结合相应物理图谱的分析方法。因此，没有单一的策略是最佳的，所有类型的绘图需要协调作为人类基因组计划的一部分。

　　研究人员根据自然倾向对特别感兴趣的染色体区域进行详细分析的行为，应予以鼓励。委员会鼓励针对主要目的进行的分支研究，例如，在提案开展试点测序项目之前完成整个物理图谱。这种测序项目必将对有特别生物学意义的大染色体区域进行测序。

物理绘图技术应与大基因组的绘图紧密整合

　　经验告诉我们，当尝试应用新的方法来绘制图谱时，大规模测绘工作中的实际问题将会凸现出来。许多理论上比较理想的方法在实验中出现了失败。此外，日常工作中出现的实际问题推动有用的新技术发展。因此，委员会建议，目前可以支持相当规模的实际绘图工作的进行。

尽管如此，大多数实验室参与物理绘图项目的主要原因可能是技术的发展。尽管最新进展表明，物理作图方法依然存在很多局限性。例如，科学家一次可以绘制上千万个核苷酸的 DNA 片段图谱，但这种大片段目前尚不能被克隆。对于几个基因组只有人类 1/50 的生物体，有序 DNA 克隆的集合已经启动，但尚未完成。如果处理较大的 DNA 片段，先进的技术可以加快制备这种克隆。此外，克隆 DNA 片段的稳定性是一个主要问题，因为人类一旦努力致力于构建一个有序 DNA 克隆集合，就指望它能够作为未来研究的永久资源。

具体的进步将有助于图谱构建

在绘图的各个方面，技术的重大改进似乎有可能出现在未来的几年。这些改进，应该是人类基因组计划的主要初始目标，将包括增加 DNA 大小范围、增加分辨率、减少成本、提高精度。一些具体的目标领域包括改善或创建方法：

- 物理分离完整的人类染色体。
- 在培养细胞系中分离和鉴定人类染色体片段。
- 克隆低丰度的 mRNA 的 cDNA，并获得"标准化"的 cDNA 文库。
- 克隆较大的 DNA 片段。
- 纯化大的 DNA 片段。
- 分离具有更高分辨率的大片段 DNA。
- 构建相邻 DNA 片段的 DNA 克隆的序列数据库，包括图谱构建的数学和统计工作。
- 自动化 DNA 绘图的各个步骤，其中包括 DNA 纯化和杂交分析，并同时处理许多不同的 DNA 样本。
- 数据记录、存储和分析，注意优化物理绘图和序列组件的数学及统计学问题并对数据库质量控制的统计方法加以应用。

此外，科学家扩大 CEPH 状家系的集合，进行以遗传连锁研究为目的的三代家系的 DNA 分类工作对绘制遗传图谱有重要的促进作用。

由于该技术尚处于起步阶段，资金支持应该倾向于新技术的开发，而不是采用常规技术进行的研究工作。

参 考 文 献

Botstein, D., R. L. White, M. Skolnick, R. W. Davis. 1990. Construction of a genetic linkage map in man using restriction fragment length polymorphisms. Am J. Hum. Genet. 32: 314–331.

Burke, D. T., G. F. Carle, and M. V. Olson. 1987. Cloning of large segments of exogenous DNA into yeast by means of artificial chromosome vectors. Science 236: 806–812.

Coulson, A., J. Sulston, S. Brenner, and J. Karn. 1986. Toward a physical map of the genome of the nematode Caenorhabditis elegans. Proc. Natl. Acad. Sci. U.S.A. 83: 7821–7825.

Daniels, D. L., and F. R. Blattner. 1987. Mapping using gene encyclopaedias. Nature 325: 831–832.

Dausset, J. 1986. Le centre d'etude du polymorphisme humain. Presse Med. 15: 1801–1802.

Donis-Keller, H., P. Green, C. Helms, S. Cartinhour, B. Welffenbach, K. Stephens, T. P. Keith, D. W. Bowden, D. R. Smith, E. S. Lander, D. Botstein, G. Akots, K. S. Rediker, T. Gravius, V. A. Brown, M. B. Rising, C. Parker, J. A. Powers, D. E. Watt, E. A. Kauffman, A. Bricker, P. Phipps, H. Muller-Kahle, T. R. Fulton, S. Ng, J. W. Schumm, J. C. Braman, R. G. Knowlton, D. F. Barker, S. M. Crooks, S. E. Lincoln, M. J. Daly, and J. Abrahamson.

1987. A genetic linkage map of the human genome. Cell 51: 319–337.

Drayna, D., and R. White. 1985. The genetic linkage map of the human X chromosome. Science 230: 753–758.

George, K. P. 1970. Cytochemical differentiation along human chromosomes. Nature 226: 80–81.

Gusella, J. F., N. S. Wexler, P. M. Conneally, S. L. Naylor, M. A. Anderson, E. R. Tanzi, P. C. Watkins, K. Ottina, M. R. Wallace, A. Y. Sakaguchi, A. B. Young, I. Shoulson, E. Bonilla, and J. B. Martin. 1983. A polymorphic DNA marker genetically linked to Huntington's disease, Nature 306: 234–235.

Kohara, Y., K. Akiyama, and K. Isono. 1987. The physical map of the whole Escherichia coli chromosome. Cell 50: 495–508.

Lejeune, J., M. Gauthier, and R. Turpin. 1959. Les chromosomes humains en culture de tissues. C. R. Hebd. Seances Acad. Sci. 248: 602–603.

Marx, J. L. 1985. Putting the human genome on the map. Science 239: 150–151.

McKusick, V. A. 1986. Mendelian Inheritance in Man: Catalogs of Autosomal Dominant, Autosomal Recessive, and X-Linked Phenotypes, 7th ed. Johns Hopkins University Press, Baltimore.

Olson, M. V., J. E. Dutchik, M. Y. Graham, G. M. Brodeur, C. Helms, M. Frank, M. MacCollin, R. Scheinman, and T. Frank. 1986. Random-clone strategy for genomic restriction mapping in yeast. Proc. Natl. Acad. Sci. U.S.A. 83: 7826–7830.

Poustka A., and H. Lehrach. 1986. Jumping libraries and linking libraries: The next generation of molecular tools in mammalian genetics. Trends Genet. 2–174–179.

Poustka, A., T. Pohl, D. P. Barlow, G. Zehetner, A. Craig, F. Michaels, E. Ehrich, A.-M. Frischauf, and H. Lehrach. 1986. Molecular approaches to mammalian genetics. Cold Spring Harbor Symp, Quant. Biol. 51: 1342139.

Schwartz, D. C., and C. R. Cantor. 1984. Separation of yeast chromosome-sized DNAs by pulsed field gradient get electrophoresis. Cell 37: 6775.

Smith, C. L., J. F. Econome, A. Schutt, S. Klco, and C. R. Cantor. 1987. A physical map of the Escherichia coli K12 genome. Science 236: 1448–1453.

Weiss, M. C., and H. Green. 1967. Human-mouse hybrid cell lines containing partial complements of human chromosomes and functioning human genes. Proc. Natl. Acad. Sci. U.S.A. 58: 1104–1111.

White, R. 1986. The search for the cystic fibrosis gene. Science 234: 1054–1055.

White, R., M. Leppert, D. T. Bishop, D. Barker, J. Berkowitz, C. Brown, P. Callahan, T. Holm, and L., Jerominski. 1985. Construction of linkage maps with DNA markers for human chromosomes. Nature 313: 101–105.

5 测 序

一个基因组的核苷酸序列是位于最高分辨率水平的物理图谱。包含了构成生物个体的所有遗传信息，不存在具有完全相同的基因组的个体（除了同卵双胞胎）。更确切地说，人类每一条染色体的两个重复拷贝，都是两个同源染色体（即序列之间 1.0% 的差异，即一般的个体中是杂合核苷酸对的数量约 1.0% 的，或约 30 000 000 对）。这些差异是随着进化时间的推移逐渐积累而产生的突变，且大多不影响个人的正常功能。人基因组的任何序列都将是一个原型的蓝图，将布局染色体基因的基本结构和顺序。该原型可通过形成许多个人区域序列的复合物来导出；它不需要代表任何一个人的完整序列。当感兴趣的区域有明显的个体差异时，其性质将变得显而易见。

第一个核苷酸序列是 1971 年直接从噬菌体λ（Wu and Taylor，1971）中直接获得的含有 12 个核苷酸长度的黏性末端 DNA 序列。自那时起，随着技术的快速发展，GenBank 数据库中已经积累了 1500 万个核苷酸的 DNA 序列（见第 6 章），其中有超过 200 万个序列来自人类 DNA（Howard Bilofsky 的博尔特，贝拉尼克-组曼公司，个人通信，1987）。这个数字约占人类基因组的 0.07%。因此，尽管人类基因组测序已经开始，如果不开展专门的人类基因组测序工作，将得不到完整的基因组序列。

为什么要测整个人类基因组的序列？

在生物科学界普遍认为，对一组重叠的 DNA 克隆片段的物理图谱的绘制工作是值得完成的目标。但是人们对大量核苷酸进行测序的计划却出现了分歧。以下是常见的三种看法。

- 由于人类基因组中编码蛋白质的有用信息量约为 5%或更少，大量的努力将花费在测定没有明显意义的核苷酸序列上。为什么不直接测定 cDNA 序列来代替大规模基因组测序呢？
- 即使只有 cDNA 被测序，我们也缺乏对所产生的大量序列信息加以利用的能力。如果是测定全基因组序列，这个问题将会更明显。因此，花费预期的成本来获得上述有限的信息量是不值得的。
- 即使该项目是值得的，为了掌握所有组织中全部基因的结构和功能，人类需要从其他研究中抽掉大量的资金和精力，因此，对于获取重要生物信息来讲是百害而无一利的。

为了解决第一点分歧，测序前，我们必须考虑对负责编码蛋白质的 5% 的核苷酸进行测序是否会容易些？考虑到当前的测序技术，答案是肯定的。由于这个原因，预计在不久的将来，大规模的人类基因组测序将会针对 cDNA 克隆序列。但是对于大规模测序这种假设是不公平的，例如，当技术发展到针对基因克隆数据库中没有录入相关信息的有序基因组，可以在不同基因、基因间隔区及内含子间插入一段辨别序列，这可能会解决所有相同 DNA 克隆的重复隔离，此时大规模测序更有优势。当然，针对测序技术重大进步的假设将在随后进行描述。

不止对 cDNA 进行测序的另外一个原因是，全基因组测序会揭示具有重要功能的未知序列。例如，一个基因组测序项目的巨大挑战之一是确定参与基因调控和染色体组织潜在的重要功能领域。这种序列的身份将通过多种分析方法来鉴定，包括对多个物种（包括人类与鼠类）同源的基因间隔区的序列比对，以及对单物种不同测序模式的识别。这里列举一个实例：对两种果蝇 *engrailed* 基因同一调节区的 3500 个核苷酸进行测序比对发现 50 多个短的进化保守序列，其中大部分可能是不同基因调节蛋白的结合位点（J. Kassis and P. O'Farrell，美国加州大学旧金山分校，1987，个人通信）。确定每个序列的功能将需要基于序列分析的实验测试，由于基因的稳定性，这些分析甚至能够精确定位到值得研究的一些短序列。

不同物种间的序列比对将很容易地发现基因组中保守序列的进化。然而，这样的比对挑选出的编码序列没有太大必要，因为现有的分析工具足够在一个 DNA 序列中识别它们。标准程序是用计算机程序来识别的开放阅读框，是核苷酸序列中缺乏终止一个蛋白质序列的终止密码子区域。实践经验表明，当与密码子使用模式和其他特征相结合时，允许它识别几乎所有的基因中的核苷酸序列，即使短的外显子会偶尔被错过（Staden and McLachlan，1982）。然后，可以通过对 cDNA 集合中相应克隆的标准实验分析获得编码序列的精确参数。由于与疾病相关联，一些基因的发现将会立即被赋予生物学意义。通过分析并发现具有同源性的基因，可以马上推测出其可能的功能。随着越来越多的基因序列被确定，基因之间的这种关系将很快被发现（如最近发生的一些编码细胞表面蛋白的基因，这些蛋白质是能结合参与细胞信号的特定蛋白质分子），也可能会发现新的基因家族（Doolittle et al.，1986）。

批评者会正确地指出，一个完整的人类基因组序列包含如此多的基因，可能多达 10 万条，也许在完成基因组测序的很多年后，这些基因的功能还是未知的。那么，为什么还在不断地投入资源来加快完成测序的工作呢？该委员会认为，我们需要获得一个完整的人类基因组序列的目录。例如，科学家想要开展环核苷酸信号通路的研究，根据目录，能够立刻搜索到一系列的基因，这些基因有可能编码与环核苷酸结合的蛋白。采用特异性抗体识别这些蛋白，检测这些蛋白在信号通路中的作用。G 蛋白家族可能通过类似的途径调节信号通路影响钙离子的识别。同样，一大群人类候选基因可以立即被作为新发现的酵母、线虫、果蝇蛋白的类似物。目前，通过个人科学家的开发，基因组测序数据将发挥出可预见的新用途，正如许多重组 DNA 技术的重要用途在之前没有被人们预测一样。总之，我们预计，基因组序列将作为一个基本的"字典"，在促进人们对细胞和组织的认识方面起巨大作用。

为了回应第三方的指责，委员会特别强调为了解释人类基因组，人类基因组测序将与其他物种的基因组测序同时进行。因此，这些模式生物的基础研究与人类基因组的数据密切相关。此外，该项目必须有独立的经费，使其不影响正在进行的其他基础研究，特别是那些试图了解所有生物体的基因功能的研究，因为它是解释人类基因组的基础研究。

最后，所有 DNA 测序的研究将使生物调查研究的众多领域受益。随着测序技术的发展和测序中心的建立，基因测序将以低廉的价格提供合法服务。虽然对进行劳动密集型测序的个人实验室提供全额研究经费，是基因表达和功能研究必不可少的环节。但如果为每个需要测序的实验室都配备能够测定 10 万到 100 万个核苷酸序列的测序仪，会造成资源的冗余和浪费，基因组测序计划，确切的说是生产实验。

积累大量的 DNA 序列数据将对生物群落其他方面的研究产生影响。人类基因组中所包含的基因组序列的信息将可以用来对自然多态性或多样性程度进行调查研究（见第 4 章）。一旦基因的广泛多样性（如主要组织相容性抗原和 T 细胞受体基因）被确定，对单个基因或基因家族在不同个体中的序列比对将随之而来。最后，各种基因的结构信息可用来进行蛋白编码区或外显子区与蛋白质折叠区的关联研究。进化过程中，由特殊外显子编码的蛋白片段产生的小蛋白单元可以独立折叠，而且能够组装成作为独立区域的多功能蛋白，这个理论早已被提出（Gilbert，1978，1985）。通过研究这些关系，可以了解到很多有关控制蛋白质的二级和三级结构的规则。

当前的 DNA 测序技术：化学法和酶法

任何一个针对包含许多重复序列的大基因组的测序项目都不可能从短而随机选择的基因组片段开始，尽管这是快速获得大量序列信息的最简单的方法。通过这种方式获得的大多数序列都是短序列（大约 200~600 个核苷酸），而且会产生数以百万计的测序空白区。大多数人类基因会延伸几千个核苷酸（表 2-1），但根据这些短序列的集合而获得的具有生物学价值的信息很少。出于这个原因，首先开展的是大片段 DNA 克隆的完整测序工作。这样的 DNA 片段必须首先亚克隆到更小、更容易管理的载体上。这可以通过以下三种方法实现。

- 生成一个详细的限制性酶切图谱，根据图谱确定每个亚克隆的标识并确定与整个片段的关系。
- 从大片段的一端开始，通过核酸外切酶（即可水解 DNA 分子链内部起始于一条链端的磷酸二酯键的酶）产生一系列相继更小的 DNA 片段；克隆剩下的 DNA，以产生一系列已知起点的克隆。
- 生成完全随机的一系列重叠亚克隆，这些片段彼此之间的关系需要进行测序后才能被发现。

大型测序项目往往结合以上三种策略。有时一开始通过随机测序片段，然后再对特定的亚克隆定向测序才能定位到具体的空白区域。所有测序策略需要对不同亚克隆的重叠区域进行重复测序，以提供准确的测序结果，并通过 DNA 双链的测序验证结果的准确性。亚克隆的方法决定了测序数据的重复程度。虽然亚克隆过程费时，但在第一和第二种亚克隆方法中，只需要对每段序列进行三次测序。第三种方法，因为对任何一段亚克隆序列的测序是随机的，因此通常对每段 DNA 片段进行 10 次测序，而且，利用选择特定缺失克隆的方法进行三倍覆盖测序后，可以减少大量的重复数据（Sanger et al.，1982）。

随着两种技术的发展，在 20 世纪 70 年代中期实现了对 DNA 大片段的测序。其中的一个方法是由英国剑桥大学医学研究中心的 Sanger 和他的同事开发的一种酶测序法（Sanger et al.，1977）。未知序列被复制到单链 DNA 病毒中，从引物开始对毗邻的未知区域进行 DNA 合成。这种方法的原理就是利用一种 DNA 聚合酶来延伸结合在待定序列模板上的引物，直到掺入一种链终止核苷酸为止。例如，如果 DNA 分子的合成起始于模板的某一固定点，且反应体系中含有一定浓度的 A 碱基类似物，A 碱基类似物会随机地代替 A 碱基参加反应，一旦 A 碱基类似物加入了新合成的 DNA 链，反应所产生的 DNA 链到 A 碱基就终止了。因此，反应的产物是一系列嵌套的 DNA 片段。

通过终止链的长度与反应中出现的碱基类似物一致性的关联，可以确定嵌套 DNA 片段的顺序，即相应的核苷酸序列（图 5-1）。由于生成亚克隆的过程只涉及几个简单的步骤，因此这种方法是目前 DNA 测序的主要方法。

第二种技术被称为化学测序法，是哈佛大学的 Maxam 和 Gilbert（1977）开发的，是使用化学试剂裂解 DNA 链中的某一特定核苷酸连接，得到一系列放射性标记的 DNA 分子，然后利用化学反应切割 DNA 片段的方法。例如，在酶测序技术中，DNA 片段根据大小分离，且片段大小与该被切割的核苷酸相关联（图 5-2）。虽然化学测序法一般比酶测序方法更耗时，但它往往产生较少的模糊性数据。

这两种方法都可以通过聚丙烯酰胺凝胶电泳技术分离特定 DNA 片段的混合

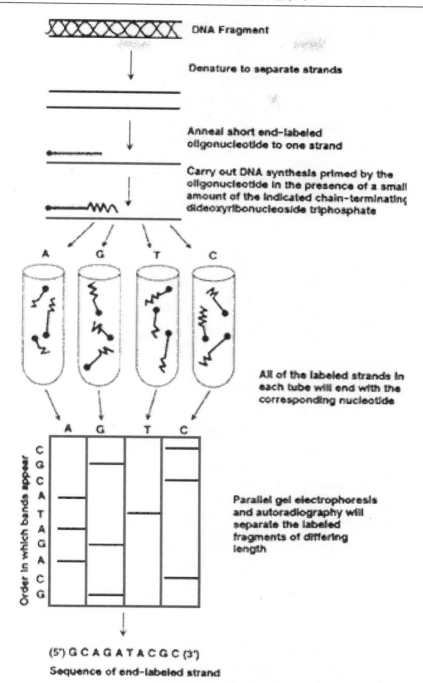

图 5-1　采用酶学方法进行 DNA 测序

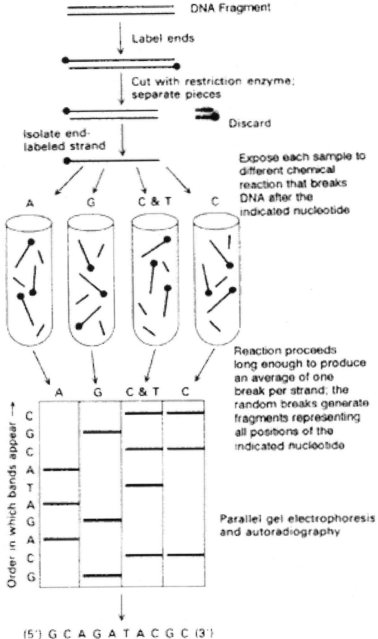

图 5-2　采用化学方法进行 DNA 测序

物。当使用放射性物质标记 DNA 片段时，它们被暴露在凝胶的 X 射线胶片上。通过凝胶带显影技术可以发现分布在 4 个平行泳道的条带分别代表 4 种不同的核苷酸，需要由有经验的人读取并将数据输入到计算机中。人们已经开发出了加快这个过程的仪器，通过触针将凝胶成像系统连接到电脑并确认出 X 射线胶片的每一条带。然后通过计算机录入条带的位置，并将其转换成 4 种核苷酸的一个。现在正尝试开发一种能够直接读取 X 射线胶片的扫描仪。科学家已经开始使用荧光标记的测序法。如果想要更快速的进行人类基因组测序，研发节省人力、减少误差的测序技术是至关重要的。

当前人类基因组测序面临的技术难题

到底是什么限制了人类基因组测序项目的顺利进行呢？要想在合理、适当的时间内完成人类 30 亿个核苷酸对的测序工作，当前测序技术高昂的测序成本和极低的测序效率是两大主要限制因素。迄今为止，经过 DNA 测序研究所发现的人类基因组中最大的连续片段是由 15 万个核苷酸编码的人类生长激素基因，占总基因组序列的 0.005%。

关于这点，以下数字蕴含了大量的信息。目前，一个技术熟练的工作人员在装备精良的实验室里每年可以完成 5 万（B. Barrell，剑桥医学研究委员会，1987）到 10 万（E. Chen，基因泰克，1987）个核苷酸的测序工作。实验室中每个工作人员的年度成本为 10 万美元，包括薪水、实验物资及日常开销，以此估算，每个核苷酸的测序成本为 1~2 美元。基于以上推算，如果想在一年内完成人类基因组测序，则需要 3 万人花掉 30 亿美元才能完成。此外，由于其他物种基因组序列信息对认知人类基因组有着非常重要的作用，因此根据目前情况，可能需要花费 60 亿美元才能完成 60 亿个核苷酸的测序工作。当然，上述高昂的测序成本是在当前高度劳动密集型基础上计算得出的，并不包括不可预测的技术问题带来的费用增加，或者是技术改进使得测序成本降低等状况。

测序项目中，目的基因和亚克隆的获取以及 DNA 样本的处理占据了绝大部分时间，而且目前的测序步骤还没有实现流程化及自动化，加之从亚克隆到测序数据解释需要工作人员严格监督，因此，一个理想的团队组合应该包括一位博士科学家和至少三位技术人员。

目前采用的聚丙烯酰胺凝胶电泳每次最多只能测定 250~500 个核苷酸，这也是制约 DNA 测序速度的关键因素之一。以此计算，对人类基因组 30 亿个核苷酸进行测序，每个核苷酸重复测序三次，那么将需要数以百万计的工作人员同时进行才能完成。因此，延长单次凝胶电泳的基因片段平均长度可以大大节省时间和精力。

DNA 测序的准确性

人类基因组序列的测序结果必须具有较高的准确性，否则就失去了测序的意义。DNA 测序过程中有一些环节比较容易出现错误。最常见的是在凝胶电泳过程中由于分离不充分导致相邻的两条条带合并为一条，尤其是 G 和 C 含量较高的 DNA 片段。另外，基因组中存在一些特殊序列（比如重复序列），对这些序列进行测序需要实验人员做出主观判断，这就增加了工作复杂性，也更容易造成结果误差。另一种常见的人为错误发生在测序数据抄录到计算机的过程中。此外，大规模测序时，高度重复的短序列片段测序也经常发生错误。而且，克隆过程本身也可能发生很多错误。

DNA 测序的准确性达到多少才算可行目前还没有定论。现阶段，操作严谨且经验丰富的实验室平均每测 5000 个核苷酸就会有一个错误核苷酸产生（即 0.02% 的错误率），达到这个准确度需要对每一个核苷酸都进行仔细的比对（E. Chen，基因泰克，1987），如此谨慎的过程必将导致测序速度的下降。因此，进行大规模测序时要想提高测序速度，就很难保持如此低的错误率。

如上所述，尽管一些研究者已经达到了 0.02% 的错误率，甚至有人将错误率控制在了 0.01%，但是对于人类基因组来说，还需要不断改进，进一步降低错误率，这点非常重要。目前 0.02% 的错误率貌似还比较大，但委员会认为这一结果还是可以接受的。不同个体间发生 DNA 序列杂合性的概率估计在 1% 左右。DNA 序列中突变的发生是随机分布的，但往往更多的突变发生在编码序列之外。发生在编码区的基因突变无论是插入亦或缺失都会对基因表达产生严重影响，可能会改变阅读框，导致编码蛋白的部分外显子无法识别。假设编码区（外显子）的平均长度为 200 个核苷酸，平均每 5 个外显子中就会有一个出现突变。借助计算机程序，采用每三个核苷酸编码一个氨基酸的方法将有助于发现外显子区域的突变位点。但是，研究者通常只会对感兴趣的基因片段进行突变位点的识别，并且要求初始测序数据的错误率控制在 0.1% 左右才有意义。

新兴测序技术及未来趋势

生物体基因组高度的遗传复杂性与目前 DNA 测序技术效率低下严重不匹配的现状催生了一些旨在开发高效测序技术的研究项目，而且我们似乎即将迈入使大规模测序项目更具可实施性的新一代测序技术研发的门槛。考虑到研发这些测序技术的急迫程度，专家们在一些关键问题上产生分歧也并不奇怪。

- 在众多的下一代测序技术路线中哪些是最有效的？

- 最有效的下一代测序技术会有质的突破，或者极大改善测序方法，实现测序技术从人工操作到机械操作的转变吗？
- 展望未来，欲将测序效率提高 5~10 倍，是依赖于测序技术的自动化，还是其他革命性的新技术？

　　只有大规模测序项目的完成才能回答上述问题。随着测序目标的增加，具体的测序步骤成为制约测序项目的关键因素。没有任何一种技术可以完全实现 DNA 测序的全自动化，因为 DNA 测序涉及一系列复杂的实验步骤，许多实验步骤是自动化操作无法完成的。正因为如此，单纯提高过程中某一步骤的工作效率很难带来整体测序效率的提高。

　　当前，几个研究自动化测序的项目正处于不同的发展阶段。这些项目说明科学家不仅需要不同的技术策略，更在一定程度上反映出了 DNA 测序各步骤需要提高效率。包括加州理工大学、杜邦公司和欧洲分子生物学实验室（EMBL）在内的一些研究团队正在进行基础酶学测序方法的改进，以推动凝胶测序技术的自动化。还有人在研究自动化胶片阅读器，此技术所需成本较低，且不受缓慢的电泳过程的限制（Elder et al.，1985）。目前，荧光标记技术已经取代了放射标记，该技术通过在凝胶上进行激光照射即可检测到荧光信号。例如，加州理工大学和杜邦公司采用 4 种不同的标记物分别对 4 种核苷酸进行标记，再将核苷酸混合后在单一泳道上进行分离，提高了聚丙烯酰胺凝胶电泳的效率（图 5-3）（Smith et al.，1986）；

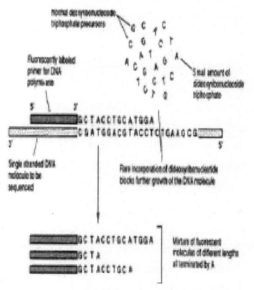

图 5-3　酶法进行半自动化 DNA 测序。类似图 5-1 的方法，不同处在于采用荧光标记引物进行 DNA 合成，而不是放射性标记引物。合成得到的片段跑胶，单个凝胶 lane 上，根据荧光标记分辩 4 种不同标记的核苷酸。

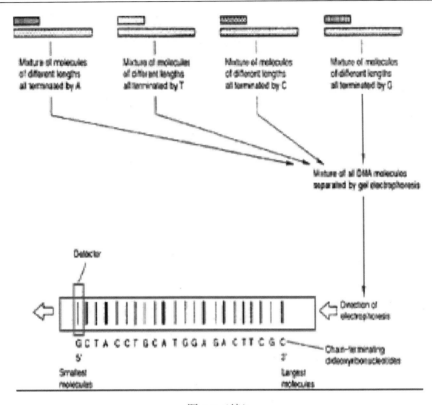

图 5-3（续）

而 EMBL 则采用一种荧光标记物标记 4 种不同的碱基后在 4 个不同的泳道上分别进行电泳，与此同时，他们还利用放射性标记进行同步监测。这两种方法都是通过检测基因片段迁移后在凝胶底部形成的荧光带实现的，避免了以往方法中必需的曝光、显影及 X 射线胶片解读等步骤。同时，采用上述两种方法都可以在单一凝胶中同时进行多重序列分析。基于以上技术现状，我们设定了项目的近期目标——开发一种每天能检测 15 000 个核苷酸的商用设备。

　　第二类方法是在日本政府及日立、富士、精工公司等工业财团的协助下开发出来的，试图改进 DNA 测序过程中样品处理的机械化及自动化。自动化步骤开始于亚克隆 DNA 片段，贯穿整个测序反应，该方法已经完成了化学测序方法中 30 多个步骤的自动化操作，其中的每一步都是由微型计算机控制的。目前，单台仪器的最大日产出量为 5000 个核苷酸。该项目的工作重点强调整个测序试验流水线的组织与协调，目标是建立自动化测序设施，达到 100 万个核苷酸的日产量，并把每个核苷酸的测序成本控制在 0.20 美元（Wada，1987）。当然，这一成本并不包括 DNA 片段准备过程所需的费用。该方法兼具自动化和手动化，但是手动操作必须服从机械自动化。

第三种方法称为多重测序，其较少依赖于自动化，着重强调的是测序数据量的增加。每次运行可以同时分析 40 或更多个 DNA 样品，每一个 DNA 样品均携带一段独特的短片段 DNA 序列（寡聚核苷酸序列）标签。化学测序反应结束之后，通过标准凝胶对未作标记的样品进行分离，然后将分离的 DNA 片段转移到膜上，就可显示电泳过程中这些 DNA 片段的空间模式。之后，再通过 DNA-DNA 杂交试验即可看到每个 DNA 样品的测序梯度。杂交过程中使用了放射性标记的寡核苷酸作为探针，这些探针可以同特定的 DNA 样品相结合。理论上，每次分析包含 40 个 DNA 样品，如果每个样品经过测序可以产出 250 个核苷酸，那么一套化学测序反应 12 次分析即可产出 12 万个核苷酸（G. Church，Harvard University，1987，个人通信）。

以上方法使用的都是化学或酶学测序方法，但是更具吸引力的是未来是否会有更加强大的测序技术出现，至少现阶段很少有人针对这个问题进行研究。未来的测序技术很可能会使用更加敏感的物理方法，如荧光光谱、磁共振检测及电子显微镜。这些方法可以单独使用，也可以混合使用，甚至还可以与更加传统的生物化学分离方法结合起来。总而言之，目前关于人类基因组测序的技术方法及各种方法的测序效率都值得我们深入研究。

选择和建议

关于人类基因组 DNA 测序工作的启动，委员会经过深思熟虑后总结出三个选择。

第一，采用当前 DNA 测序技术在一个或几个大型研究中心启动大规模 DNA 测序工作。这个选择可能需要我们建立一个独立的研究所，尽快开展人类基因组作图和测序项目。第二，成立专门的委员会来开发 DNA 克隆、测序及数据分析相关技术，为小型试验项目提供支持，旨在降低测序成本，提高测序效率。第三种选择是不需要我们做出任何特殊的努力，只需要等待科学技术的自然发展与进步，不过采取这种方式要想在未来二十年内获知全部人类基因组序列似乎不太可能。

正如第 3 章所述，人类基因组序列以及其他生物体基因组参考序列将会为医学及基础研究提供至关重要的研究工具。在未来很长一段时间内，这些工具会被广泛应用于生物及生物化学研究。委员会推断，如果没有付出特殊的努力，我们就不能在最佳的时间段内获得必需的 DNA 序列以推动医学和科学的进步。基于这一认识，委员会拒绝上述第三种选择。对于前两种选择，委员会认为主要是当前测序技术高成本和低效率的现状阻止了大规模测序项目的启动。因此，委员会提出了以下几条建议。

应该以两种类型的研究作为起点

首先，应该大力鼓励对现有测序技术进行改进，并开发新的测序技术，包括克隆和测序过程中每一个步骤的自动化。DNA 克隆过程实现自动化非常重要，它可以将现有的测序成本、测序效率以及耗费的精力改善 5~10 倍。所以，要想使多种生物体的基因组测序成为可能，对现有技术进行改进势在必行。较为合理的基准序列为 15 万个核苷酸，这也是迄今为止最大的人类基因测序项目。这些技术项目将会协助我们识别出大规模测序过程中会出现的限速步骤。目前，我们认为最大的限速步骤是亚克隆这一步，现阶段该步骤还没有实现自动化。我们坚信从亚克隆到测序数据解读过程中的每一个步骤都需要实现自动化。

委员会将会对资金的分配进行考察，决定是授予个体研究人员，还是分配给由多学科中心组成的大型研究团队，以此来促进各项项目目标尽快实现。第二种类型的试验项目目标是连续测序 100 万个核苷酸，并且需要立即启动，通过这一项目，我们能够对现有技术的改进结果进行检测，同时也为开发新技术提供动力。此外，在这一过程中还可以发现测序过程中哪些地方会出现问题。例如，重复氨基酸序列是否会使连续的序列组装更加复杂化？是否会存在一些不能克隆的序列片段？通过测序能否准确鉴别出新基因？

过去，我们非常鼓励个体研究人员对其感兴趣的人类基因序列进行研究，并且社会上也有大量的资金资助。这些直接测序为生物学和医学研究提供了非常有价值的信息，同时也推动了测序技术的进步。但是，随着物理图谱的绘制，以及测序成本和测序效率的不断改进，我们需要将研究目标锁定为大部分研究团队都感兴趣的基因组序列，并为此做出不懈的努力，才能进一步推动科技进步。

欲获益于人类基因组序列，必须开发许多新工具，包括全面的 DNA 序列数据库

比较序列分析已经被证实是一种区分基因序列功能元件及非功能元件的重要技术，如前所述，采用比较分析方法能够鉴别保守的调控序列和结构序列。通过分析其他生物体的 DNA 序列，从中鉴别出与人类基因相对应的 DNA 序列，继而研究其功能，这一做法相较于直接在人类中研究基因功能会简单一些。而且，在其他生物体中鉴别出的重要基因往往能够迅速在人类 DNA 序列中找到相应的序列。因此，该项目不能仅局限于人类基因组测序，还应该包括其他物种的基因组测序工作。

DNA 测序需要质量控制

为了有效监控提供大量 DNA 序列信息的研究团队，必须制定出严格的质量控制机制。正如标准局所发挥的功能一样，我们可以考虑让外部组织来进行独立的质量控制。质量控制对于测序项目至关重要，但与此同时，它也对研究人员提出了独特的技术挑战。检测 DNA 序列的最佳方案很可能完全不同于收集数据的最佳方法。事实上，理想条件下序列检测方法应独立于测序方法。例如，从 DNA 序列上检测到许多限制性酶切位点的存在，但同时这些位点也可以通过剪切 DNA 分子再进行电泳来检测。这些研究方法的选择也是对研究人员的考验。为了促进项目的成功实施，我们需要对涉及绘图、测序、数据收集和分析，以及样本分配系统的每一个团队都进行严格的监督，同时，更要加强内部各团队之间的互动与协调。

参 考 文 献

Alberts, B., D. Bray, J. Lewis, M. Raff, K. Roberts, and J. D. Watson. 1989. Molecular Biology ofthe Cell, 2nd ed. Garland, New York. In press.

Botstein, D., R. L. White, M. Skolnick, and R. W. Davis. 1980. Construction of a genetic linkagemap in man using restriction fragment length polymorphisms. Am. J. Hum. Genet. 32: 314–331.

Darnell, J. H. Lodish, and D. Baltimore. 1986. Molecular Cell Biology. Scientific American Books, New York. 1160 pp.

Doolittle, R. F., D. F. Feng, M. S. Johnson, and M. A. McClure. 1986. Relationships of humanprotein sequences to those of other organisms. Cold Spring Harbor Symp. Quant. Biol.51: 447–455.

Elder, J. K., D. K. Green, E. M. Southern. 1986. Automatic reading of DNA sequencing gelautoradiographs using a large format digital scanner. Nucleic Acids Res. 14: 417–424.

Gilbert, W. 1978. Why genes in pieces? Nature 271: 501.

Gilbert, W. 1985. Genes-in-pieces revisited. Science 228: 823–824.

Gusella, J. F., R. E. Tanzi, M. A. Anderson, W. Hobbs, K. Gibbons, R. Raschtchian, T. C. Gilliam, M. R. Wallace, N. S. Wexler, P. M. Conneally. 1984. DNA markers for nervous systemdiseases. Science225: 1320–1326.

Maxam, A. M., and W. Gilbert. 1977. A new method for sequencing DNA. Proc. Natl. Acad. Sci.U.S.A. 74: 560–564.

Sanger, F., S. Nicklen, and A. R. Coulson. 1977. DNA sequencing with chain-terminatinginhibitors. Proc. Natl. Acad. Sci. U.S.A. 74: 5463–5467.

Sanger, F., A. R. Coulson, G. F. Hong, D. F. Hill, G. B. Petersen. 1982. Nucleotide sequence ofbacteriophage λ DNA. J. Mol. Biol. 162: 729–773.

Smith, L. M., J. Z. Sanders, R. J. Kaiser, P. Hughes, C. Dodd, C. R. Connell, C. Heiner, S. B. H.Kent, and L. E. Hood. 1986. Fluorescence detection in automated DNA sequence analysis.Nature 321: 674–679.

Staden R., and A. D. McLachlan. 1982. Codon preference and its use in identifying protein codingregions in long DNA sequences. Nucleic Acids Res. 10: 141–156.

Wada, A. 1987. Automated high-speed DNA sequencing. Nature 325: 771–772.

Wu, R., and E. Taylor. 1971. Nucleotide sequence analysis of DNA. II. Complete nucleotidesequence of the cohesive ends of bacteriophage λ DNA. J. Mol. Biol. 57: 491–511.

6 信息和材料的收集、分析与发布

图解与测定人类基因组序列计划将会产生巨大的数据量，这在生物学历史上是从来没有出现过的。例如，如果把组成人类基因组单倍体的30亿个核苷酸记录在册，可能需要近100万页纸张。而人类又是由两套染色体组成的杂合体动物，加之进化过程中随机发生的变异现象，进一步增加了遗传信息存储、整理和分析的难度。因此，在人类基因组计划的构思与规划阶段，就必须密切关注数据和材料的收集与发布。

相较于部分基因信息，图解与测定人类基因组序列所产出的整套信息具有更大的价值。例如，原则上我们可以通过计算机搜索挑选出某一基因的部分编码序列，但是要想真正获得该基因的起始序列、终止序列、编码序列及非编码序列，就必须参考其他生物体基因组序列，如小鼠，虽然其核苷酸序列与人类较为相似，但进化上却是彼此分离的。为了从人类基因组序列中最大化地提取有用信息，还必须从现存的已知蛋白质中大量搜索同源性氨基酸序列，不论其来源于哪种生物体。除此之外，我们还需要对人类基因组与小鼠基因组中相似的短核苷酸序列进行广泛的搜索，以期对调控序列及保守序列进行检测与鉴别。借鉴以上研究所获得的大量序列信息，深入探索人类遗传连锁与疾病之间的关联性，就可以发掘出各项表型对应的分子机制。所获得的 DNA 序列信息越丰富，我们就能越容易地解读庞大且复杂的基因组。

人类基因组计划与传统的生物学研究最大的不同之处在于它需要各实验室彼此分享实验材料。例如，有些实验室会专注于 DNA 序列的克隆，届时这些克隆会被编入中央索引，供绘图及测序研究人员免费使用，这样可以避免不必要的重复性劳动，提高工作效率。这些克隆不仅为 DNA 测序提供宝贵的资源，还可以为疾病基因筛查提供 DNA 探针。基于此，两种不同类型的集中设施便显得尤为必要——材料存储中心和数据收集发布中心，它们将分别用于 DNA 克隆/人类细胞系和绘图/测序数据的收集与发布。

我们可以通过与现有的数据存储设施进行比较来解释图解与测定人类基因组序列计划所需要的数据存储能力。例如，目前 GenBank 和 EMBL 的 DNA 资料库中有1500万个核苷酸序列数据，囊括了病毒、原核生物、植物、动物及部分人类DNA 序列。而人类基因组包含30亿个核苷酸对，这一数据量远远大于现有资料库数据存储量之和，是其 200 倍。而且，目前只有几百条限制性片段长度多态性映射到人类基因组，人类基因组计划的目标则是几千条，整整提高了一个数量级。这就要求我们必须对绘图及测序数据进行高效的编目、管理和发布，这也是决定图解与测定人类基因组序列计划成败的关键因素。比较幸运的是，目前已经有一些数据库正在朝着这个方向发展，且运营良好，包括 GenBank/EMBL、人类孟德尔遗传学、人类基因图谱库、人类多态性研究中心（CEPH）等，下文会依次进行简单介绍。除了上述数据资料库，还有一些细胞储存库，如美国模式菌收集中心、新泽西州卡姆登细胞库等，它们在生物材料处理和发布方面具有丰富的经验，可以为人类基因组测序计划材料存储中心的建立提供宝贵的借鉴。

现有信息处理中心

GenBank/EMBL

　　GenBank 和 EMBL 都是 DNA 序列信息存储数据库，它们共同负责已发表 DNA 序列的记录、注释及发布等各项工作。GenBank 总部设在美国，EMBL 总部在德国。二者各自承担一半的监测工作，一旦完成一个序列资料的记录和注释，它们就会交换信息，彼此分享数据结果。目前这些数据库中的核苷酸存储量为 1500 万，而且每年以 700 万的增速快速积累（H. Bilofsky，1987）。最近，这两个资料库均表示数据的更新与维护工作难度越来越大，积压了许多待注释与发布的序列信息。造成这一现状的主要原因如下。

　　第一，由于政策和组织方面的原因，目前仍然有一半以上的数据还是通过印刷纸质版提交的，而不是通过易于操作的电子形式，这些非技术性原因严重增加了资料库的工作量。没有组织对文献作者就数据寄送格式（电子形式或磁盘形式）进行引导，学术期刊与数据资料库之间也没有进行过沟通与协调。将序列数据从纸质版输入到计算机是一个非常缓慢且容易出错的过程，虽然各大期刊没有强制要求作者采用电子形式提交数据，但这是非常必要的。

　　第二，随着生物学研究的进一步深入，DNA 序列数据的产出数量级递增，但 GenBank 和 EMBL 并没有获得足够的支持。这些经验和教训为设立及管理 DNA 数据中心提供了宝贵的借鉴作用，对人类基因组测序项目至关重要。

人类孟德尔遗传学

　　人类孟德尔遗传学（The Mendelian Inheritance in Man，MIM）是基于表型相关基因位点的百科全书，主要负责人类各种疾病表型的记录和分类，20 世纪 60 年代早期由约翰·霍普金斯大学的 Victor McKusick 主编，从 1964 年开始实现计算机化。在 1966 年到 1986 年期间，一共出现了 7 个版本，录入数量从初版的 1500 增加到了 4100。

起初试图将每个遗传基因座都制作成只有一个入口的条目，即由同一等位基因产生的各种表型（如 β 球蛋白基因座）归为一个条目。然而，由于我们知识的不完备，许多等位基因引发的病症不可避免地被分配给不止一个条目；还有一些情况，分配给某一条目的病症随后被证明是由两个或更多个基因座所引起的。同时，针对未经确定的孟德尔变异也创建了条目。其中大部分是结构基因，并且采用体细胞与分子遗传学方法综合分析的方法对这些基因进行了表征和作图。

之后，美国国家医学图书馆与约翰霍普金斯大学合作研究建立了在线人类孟德尔遗传数据库（OMIM），它是印刷版《人类孟德尔遗传学》的在线版本，并通过了临床实验室测试，实现了印刷版《人类孟德尔遗传学》内容、基因图谱信息和分子缺陷列表之间的自由访问。

人类基因组图谱库

耶鲁大学创建的人类基因组图谱库（The Human Gene Mapping Library，HGML）由许多独立但又相互关联的数据库组成，其主要功能为定位基因和 DNA 标签在染色体上的位置（霍华德·休斯医学研究所，1986）。"Map"数据库是其中一种，负责记录所有已经完成作图的基因在染色体上的定位。到目前为止，这一数量已超过了 1200。"Map"是一个动态数据库，由于新基因正在以暴发式的速率快速地被发掘与录入，其位置分布不断细分，基因图谱经常会发生改变。因此，对这个数据的管理需要不断地关注数据录入，仔细检查数据有效性，并及时发布数据信息。为达到上述目标，就需要一套先进的数据库管理系统对数据信息进行维护与更新，而数据库的操作则依赖于高速运行且体积庞大的计算机系统。为方便所有用户尤其是无经验用户访问数据库，已经对用户界面进行了特殊的设计与改善。

构成人类基因组图谱库的其他数据库还有："Lit"，包含所有相关文献引用列表；"RFLP"，包含所有限制性片段长度多态性数据；"Probe"，包含 DNA 图谱绘制所需的全部 DNA 探针；"Source"，包含制作 DNA 探针或细胞系的实验室信息。

人类基因组图谱数据库及其相关领域的科学界人士致力于维持已完成测序基因统一规范的命名原则，这对于相关专业术语的推广极其重要，同时可以为其他物种基因的命名提供重要借鉴，以便于不同物种间同源基因的直接比较。此外，人类基因组图谱库还可以为可能作为遗传标记的 DNA 探针制定检索号。根据要求，专注于该领域研究人员可以获得独特的 DNA 探针识别码，以便精确描述 DNA 探针的各项特征。目前已经产生了 2000 多个具有独特识别码的 DNA 探针，预计未来这一数字能够很快超过 10 万个。该系统可以推广应用于人类基因组项目所产生的重叠 DNA 克隆的跟踪。

人类多态性研究中心

人类多态性研究中心（The Centre d'Etude du Polymorphisme Humain，CEPH）负责协调 RFLP 图谱绘制工作中国际间的合作（Marx，1985；Dausset，1986），由 Jean Dausset 创建于法国巴黎。与生成及存储人类基因组图谱数据的 MIM 和 HGML 不同，CEPH 负责培养淋巴细胞系，并将 DNA 样本发送给欧洲和北美的合作机构。作为回报，这些合作机构同意在高信息量的家族样本中对 RFLP 探针进行测试，并将 RFLP 探针图谱数据以统一规范的格式提交至巴黎数据库。CEPH 会将所有项目成员提交的这些数据录入公共数据库，通过各国实验室的协同合作，共同促进公共连锁图谱的完善。

人类基因组项目图谱数据库

RFLP 图谱需要进一步的协作设施

人类基因组项目的早期目标之一是完成 RFLP 图谱的绘制，并要求标签之间的平均间距达到 1 厘摩（cM）。而这一目标的实现需要通过国际间协作才能完成，上文中提到的 CEPH 就是一个很好的例子，它涉及样品材料和数据结果的彼此交换。但是，为了及时实现平均分辨率 1cM RFLP 图谱的完成，我们需要大力扩张 CEPH 规模，或是以 CEPH 为模板，重新组建一个大型组织，以达到如下目的：

- 样本家庭在数量和多样性方面显著增加；
- 完成上千个 RFLP 探针及其作用的鉴别；
- 增加 DNA 提取设备，以满足样本家庭与 RFLP 探针研究的需求。

目前，CEPH 负责培养稳定的淋巴细胞系，这些细胞来源于 600 名参与者，通过批量生产，提取 DNA，之后将 DNA 分配派送到各合作机构。要想完成 RFLP 图谱的绘制，就必须建立多个生产中心来负责细胞的培养与分配。

现阶段，同 CEPH 之间的合作不必非通过 RFLP 探针 DNA 来完成，只需提供数据即可，这样可以避免对参与者产生任何约束，提高参与度。但是在未来人类基因组项目中，关于 RFLP 探针的商业运作必须清晰界定。如果 RFLP 图谱最终由商业企业负责开发与制作，那么，在合同中必须明确规定所有探针可以开放获取。

所有的人类基因组图谱数据必须有单一的访问入口

在人类基因组项目主要图谱数据库中，必须详细记录图谱位置、参考文献及材料分配等信息，包括有序 DNA 克隆群。最好的解决办法就是建立一个相对集中的数据库，便于科学界研究人员快速登录与访问。这就需要一个大型的数据设备来管理这些信息。起初，这个设备只负责整合所有 RFLP 图谱和 DNA 克隆数据，包括 MIM 和 HGML 中的所有信息，年度管理成本为 80 万美元。一旦人类基因组项目开始产出大量数据信息，图谱数据库年度管理成本可能会急速增加到 500 万美元。另外，是否需要把各个图谱数据库划归为一个组织也是一个存在争议的问题。在项目的第一个阶段，只要 MIM 和 HGML 能够保持电子化联结，可能保持现状会更实际一些。

DNA 克隆群的材料收集和分配是第一要务

对一个 DNA 克隆群来说，物理图谱的表征意义重大，通过它可以将未知来源的 DNA 片段以杂交或指纹识别方法定位在图谱上。通过大量积累，我们就可以获得一整套类似 DNA 材料组成的物理图谱，为确保所有这些材料信息能够为整个科学界所用，就必须建立一个独立的专用设备来对其进行管理。

维护这个专用设备将会是一个非常重要的任务，关于设备应该如何操作还需要进一步研究。在极端情况下，可以想象该设备仅仅用于 DNA 克隆的存储（如 DNA、噬菌体、酵母人工染色体 YAC）、检索与付费分配。由于 DNA 克隆数量巨大，这个任务需要花费大量的努力才能完成，就像大型邮购公司一样。此外，还需要对存储材料进行不间断补充。因为这些克隆具有不稳定性，不论是再生材料还是新材料，都要经过标准质量控制流程进行检测。

该设备的功能可能还包括将人类大片段 DNA 克隆作为人工染色体转化为噬菌体或黏粒 DNA 克隆。另外，还可以为其他地方产生的 DNA 克隆提供标准索引流程。甚至还可以想象利用该设备协助基因组图谱绘制工作，为描述每一个 DNA 克隆建立单标准操作流程，收集和分析各实验室提供的数据，研究新的重叠 DNA 片段。目前，很多实验室正在尝试采用不同的方法来进行基因组作图。因此，采用中央设备进行图谱绘制的工作可以暂时延缓，待方法有所改进后即可展开全面工作。

构建和运营这样一个中央设备，成本非常高，估计进行一次全方位的克隆需要 2.5 亿美元（Stevenson，1987）。

DNA 序列数据库

人类基因组测序会产生大量 DNA 序列数据

　　人类基因组项目最终不仅会产生数十亿的人类 DNA 序列，同时还会生成许多小鼠 DNA 序列，用于两个物种之间的比较研究。而在项目早期阶段，可能需要先对一些模式生物基因组进行测序，如大肠杆菌、真菌、线虫、果蝇等。一旦项目取得成功，就必须建立一个专用的 DNA 序列库对大量的 DNA 序列数据进行收集和发布。

　　非常幸运的是，人类基因组项目所产生的大量数据能够通过磁盘和计算机硬件系统进行很好地保存。目前，许多政府机构和商业界都能够专业地进行大量数据的存储与处理。项目最大的难题可能在于数据的录入和分类，尤其是这些数据在国际科学界之间的分析和分配。因此，确保信息随时可用，并且能为生物医学和基础研究界尽快带来利益，将会是我们需要面对的一个重要目标。

电子或磁盘形式输入数据

　　测序数据从一开始就必须以电子形式或磁盘形式录入 DNA 序列数据库，逐步建立一套标准数据形式，以规避现有数据库（如 GenBank 和 EMBL）所遇到的问题，加快数据录入过程。例如，发送人必须将要提交的数据模块及其所引用的数据源、DNA 克隆编号、染色体区等信息打包递交至数据库。由于同时会有至多 24 个实验室对某一相同对象进行研究，所以出现假数据的概率会非常低。即便如此，也必须设定一个标准来确保序列片段的最小长度，以便于数据提交及质量控制。

中央设施负责初始序列分析

　　正如所料，整个科学界对大量的基因组数据应该何时、何地、以何种方式进行处理存在许多不同的观点。随着科学技术的发展与进步，新的计算机不断涌现，以至于对它的使用策略也在随时发生着改变。毫无疑问，人类基因组计划最重要的应用肯定是人们都比较感兴趣的蛋白质、调控序列、进化过程等问题。但是，还有一些分析研究需要通过中央设施来进行，协助未来研究中的数据分类。精确的数据分析很大程度上依赖于研究中心或实验室数量、中央设施工作人员及数据传播范围。

初始序列分析举例

随着数据的逐步累积，数据分析策略需要随之发生改变。但是，某一序列信息究竟是一个信息岛，还是整个数据海洋中很小的一部分，这始终是最重要的问题。因此，必须对递交的所有数据进行重复序列筛查。人类基因组中有 5 万~10 万的基因可能都是冗余的，因为其中有许多密切相关的基因家族。例如，占全部基因总数 40%的中枢神经系统就包含了许多基因家族。重复序列筛查能够便于新数据的登记，决定其存储位置及存储方式。

为鼓励测序中心及时提交数据，需要将数据统一格式后返回测序中心进行检查和确认。同时，各测序中心均需保持及时沟通，以便于了解各自研究进展。

建立高效的计算机网络

项目过程中需要安排大量的计算机进行辅助工作，但是考虑到计算机的升级换代，必须在一个合适的时间点进行这一操作。例如，我们可以通过将本地计算机与美国国家超级计算机连接起来，从而启动这一过程。该模型中，测序中心提交的数据由本地计算机进行收集，检查并录入特定的目录中，之后通过超级计算机高速传输到 DNA 序列数据库，采用分析工具进行早期数据分析。经过检查的数据会再次返回至数据收集中心进行校正与确认。一经确认，所有科学界人员即可对该数据进行访问。

数据分析研究的必要性

我们目前正处在学习如何利用计算机解读 DNA 序列信息的早期阶段，学习到一定程度后就需要设计开发新的 DNA 序列研究方法，涉及基因调节蛋白连接位点、RNA 剪接规则、RNA 二级结构，以及蛋白质折叠中特殊氨基酸替换效应等。将来，我们能够通过大量的基因组序列来研究越来越多的基因信息，这绝非今天我们能想到的。因此，人类基因组项目鼓励兼具计算机软件设计和生物学知识的研究人员加入该项目，为生物界编写出最实用的 DNA 序列搜索程序。

预计成本

虽然很难准确预测基因组测序所需费用，但每年都应该为序列信息设施预留出 500 万美元的经费预算，并且毫无疑问，其中很大一部分会被投入到专业人员这一方面。除此之外，资金用途还包括软件开发以及人员教育和培训，以保证生物学计算机应用的进一步创新。

　　在未来几年中，保持现有数据库的正常运营至关重要，特别是确保非人源序列数据的全面整合。但是，当数据整合到一定程度时，将必须建立一个大型、高效的专业设施对各个数据库进行整合管理。

结　　论

　　相较于人类基因组计划的大部分环节，信息和材料必须具备组织化及标准化的处理措施，并需要为此制定统一的政策规定来规范信息的获取、存储、分析和发布。同时，必须建立追踪和分析材料的中央设施，以及存储、检测、筛选和搜索序列图谱数据的专用计算机中心。委员会建议通过竞争机制来确定这些设施的建设。

参 考 文 献

Dausset. J. 1986. Le centre d'etude du polymorphisme humain. Presse Med. 15: 1801–1802.

Marx, J. L 1985. Putting the human genome on the map. Science 239: 150–151.

Regional Localizations of Genes and Genetic Markers to Chromosomes and Subregions of Chromosomes. 1986, Number 1, HGM8. Howard Hughes Medical Institute Human GeneMapping Library, New Haven, Conn.

Stevenson, R. E. Cited by L. Roberts, 1987. Human genome: Question of cost. Science 237: 1411–1412.

7 实施与管理

前面的章节已经概述了图解与测定人类基因组序列计划的科学策略，讨论了详细描绘人类基因组特征必须做出的努力，并对绘制人类基因组图谱所必需的技术进步提出了展望——RFLP 标记的遗传图谱、表达基因遗传图谱（cDNA 图谱）、覆盖整个基因组的有序克隆群、分辨率最高的 DNA 序列图谱。然而，完成如此浩大的工程需要强有力的组织领导，以及协调有序的内部合作，这在生物科学历史上是前所未有的。基于目前这种状况，委员会提议建立一个或几个大型研究中心来开展和推进项目进行，协调项目管理，材料和数据及时、高效地分享会给许多研究团队带来巨大的收益。

然而，委员会的这一提议马上就引发了许多问题，例如，采取怎样的资金扶持策略才能保证项目顺利完成？如何最高效协调各实验室之间的互动与合作？如何保证科学界研究人员能够随时访问项目信息及研究材料？在这一章中，委员会将会尝试对这些问题作出解答。

资 金 扶 持

项目首要任务是推进基因组分析技术取得实质性进展

图解与测定人类基因组序列计划对我们目前的技术水平提出了全新的挑战。目前我们已经完成了大肠杆菌基因组限制性图谱的绘制，但其基因组大小只有人类基因组大小的 1/640（Smith et al.，1987；Kohara et al.，1987）。另外，有报道称某实验室完成了 15 万个核苷酸的连续 DNA 片段的测序工作，这也是迄今为止测序最长的 DNA 片段，而人类基因组大小是该片段的 2 万倍。除此之外，对大量的测序数据信息进行解读也将是一项艰巨的任务。因此，可以说人类基因组项目比到目前为止的任何一项生物项目都更具挑战性。这也对相关领域的技术改进提出了更高的要求，关于技术改进方法则需要我们进一步研究。

基于目前这种状况，委员会建议建立一套完整的竞争性资助方案，目的是将人类基因组绘图与测序的规模和效率提高 5~10 倍。相较于基础生物学研究，这些资助将更偏向于技术导向型研究项目。例如，旨在对 100 万或更多个核苷酸进行测序的项目、开发和测试 DNA 克隆与测序新方法的项目，就比较容易获得拨款资助；相反，采用标准方法对人类某一基因（1万个核苷酸）进行分离和表征的项目相对而言就比较难以通过委员会的评估。

鼓励小型实验室和大型多学科研究中心积极参与

在生物学历史上，带来技术变革的突破性方法几乎都是在小型实验室诞生的，而且往往都是在研究人员职业生涯的早期阶段研发产生。毫无疑问，这一趋势会一直延续下去，因此，人类基因组项目会非常欢迎这些小型团队的参与。

同时，由3~10个研究团队组成的多学科研究中心也有很多优势。这些团队往往拥有自己的设备，有自己专注的研究领域。但从整体上来看，它们的研究领域又是相互关联的。因此，将这些团队组合起来，设备与人员共享，将会发挥巨大的力量，实现更加远大的目标。这些研究中心大多数情况下都分布在不同的大学或研究机构，不断加入的新人会为项目提供许多新的想法。高效的基因组绘图工作需要大量实验性技术与计算机技术的协作，对技术开发与改进的灵活性有较高的要求。技术方法革新速度飞快，高效的绘图技术将会是他们面临的第一次关键性考验。基于上述原因，人类基因组图谱绘制工作重点之一应该是组建一些中型研究中心，致力于测序及绘图技术的开发与改进，为后续阶段的大规模基因组测序奠定基础。

目前不适宜建立大型生产研究中心

委员会认为，现阶段并不适合建立一个单独的大型绘图或测序中心。这些工作的重点在于众多实验室或研究中心的组织与协调，而不是将所有工作限制在一个单独的实验室。与物理学实验项目不同，这种大规模的生物学研究项目可以细分为许多不同的子项目。例如，一个实验室就可以完成人类46条染色体中1条染色体的图谱绘制，即便如此，我们也没必要将这一条染色体的绘图工作全部交由一个实验室来完成，我们可以继续细分，让多个实验室各自承担一部分的工作任务。同理，限制性图谱、遗传图谱及DNA克隆图谱绘制工作也需要并行进行，没有必要将所有工作都安排给一个研究人员来完成。

中型研究中心、多学科研究中心（通常由30~100人组成）具备雄厚的技术和知识优势来分担基因组图谱绘制工作。如果资金充足，这些机构可以进一步扩大人员规模，招募一些具有多种专业技能和知识背景的生物学家、化学家、物理学家及工程师，这将是高质量完成人类基因组项目的有效途径。

同时，如果资源足够丰富，还可以就同一个研究目标设立多个研究中心展开激烈竞争，以此推动技术改进。这种良性竞争卓有成效，随后对研究结果进行评判，最终获胜者将能够得到更多的资源扶持。此外，这种竞争机制还能促进技术中心研究人员与大学或其他研究机构科学家之间的互动交流与密切合作，对各个研究团队来说都有重要的意义。这些工作都将为人类基因组项目提供强有力的支持。

资金用度须经同行评议决定

委员会预测，最初的项目出资可能是 3~7 年期赞助费的形式。而且，资金划拨应该基于科学价值，并经具备专业技能的同行评审通过方可执行。在此，委员会特别推荐国家卫生研究院长期以来贯彻执行的同行评审过程，评估过程中专家们会针对每一个资金运用展开辩论，并按照优先级别进行排序，通常情况下都会按照这种排序来划拨资金。

随着技术的逐步成熟，人类基因组项目将会设定一些必备的配套环节，比如合同制组织或专用中心。例如，限制性图谱绘制技术已经相对成熟，要想获得更高分辨率的限制性图谱，就必须大量借鉴该技术进行研究，而此时，研究经费就需要通过合同制组织来提供资助。收集、分配信息和材料的中央设施同样需要由合同制组织来提供。这一过程也需要经过同行评议方可进行，以便于各研究中心工作进度的配合与协作。

如果人类基因组项目经费来源于几个独立的美国政府机构及私募基金，那么就必须成立一个独立高效的审查机构来监督各研究团队之间的合作，避免资金不必要的重复划拨；同时，还能够确保同行评审执行统一标准。

人类基因组项目年度预算 2 亿美元

为了创建多学科研究中心，需要建立实验室并招募研究人员，如果没有外部资金的支持，一般大学是不会提供这些资源的。人类基因组绘图与测序项目每年的预算估计为 2 亿美元。可能项目启动的前两年预算会相对少一点儿，但到第三年的时候只有 2 亿美元的年度预算才能保证各项工作的正常运行。

资金用途大致如下：前 5 年，需要建立 10 个中型多学科研究中心，还需要加入一些较小的研究团队，人员规模达 1200 人次。每名研究人员的年度预算为 10 万美金，1200 人次的年度预算即 1.2 亿美元。每年的建设和设备成本约为 5500 万美元。此外，材料存储中心、数据中心、质量控制、科学顾问委员会每年可能需要 25 万美元。

随着项目的不断推进，年度工程造价会逐步减少，但是项目研究人员规模会增加到 1500 人。

委员会将项目周期分成了三个 5 年（I、II、III），每下一个 5 年都会比上一个

5 年的工作更加复杂，但固定成本会减少 5 倍，方法效率却会增加 5 倍。有以下几点需要强调：

- 将绘图和测序效率提高 10 倍将会是一个巨大的进步，要想实现这个目标，就必须在技术开发和改进方面付出大量的努力；
- 测序成本必须将 DNA 样品的准备费用包括在内，因此必须开发出 DNA 亚克隆和加工处理的新方法；
- 需要对 DNA 克隆群中每一个 DNA 片段进行测序，所以获得大量连续的 DNA 大片段是非常有必要的，分离这些克隆中最后的 10%~15%的克隆所需要的成本将会等同于前面 85%~90%克隆所需成本的总和；
- 项目的顺利完成需要许多经验丰富的科学家，多学科研究中心在这一过程中会发挥重要作用，年轻科学家往往需要这些老一辈科学家进行不断的训练和指导。因此，该项目将会为生物界培养出许多年轻的科学家。

人类基因组项目的主要目标是到 2000 年，年度测序能力能够达到 10 亿个核苷酸，如果这个目标能够实现，那么对人类全部基因组进行测序就可以成为现实。届时，也可以对人类多态性和进化展开深入研究。

人类基因组计划的研究经费不会与现有生物学研究经费形成竞争关系，其重要目标是为生物医学家提供有用信息，促进对人类生物学和人类健康的理解。如果生物医学研究经费需要牺牲其他个人研究经费为代价，那这个研究就失去了最初的意义。

协调并加快基因组图谱绘制进度

大多数生物学家都认可人类基因组绘图工作的价值与可行性，但是，以目前的工作速度很难在几年内实现这个远大目标。委员会认为必须加快这一进程，将大量的资金投入到技术开发与改进。但与此同时，还必须采用现有技术开始人类基因组图谱绘制。如果资金充足，相信在未来 5 年内通过各实验室协作配合应该能够完成 RFLP 图谱的绘制。如果一切顺利，遗传图谱、物理图谱应该也能在相同的时间段内绘制完成。

测序研究不能急于一时

通过多学科研究中心的协作，采用 DNA 克隆群能够获得大部分人类基因组序列。如果各种条件具备，10 年内应该能够完成 DNA 克隆群的研究。原则上讲，人类基因组测序的主要障碍就在于 DNA 克隆群的建立，推进序列数据收集的主要因素依赖于新测序技术的开发。

在项目早期阶段，可以先对一些基因组较小的模式生物体进行测序，包括酵母（人类基因组大小的 0.5%）、线虫（人类基因组大小的 2%）、果蝇（人类基因组大小的 3%）。对这些生物体进行测序非常有必要，因为它们能够为人类基因组序列研究提供重要的参考模式。

项目需要国际间合作

在过去的几十年中，强有力的国际合作极大推动了科技进步。人类基因组项目中同样需要国际合作，其中的一些研究必须由美国以外的其他国家来完成，主要是欧洲和日本。目前，日本已经开始了 DNA 测序自动化的研究，并且获得了一些工业公司的资金支持；欧洲海德尔堡分子生物学实验室在开发半自动化 DNA 测序技术。此外，在欧洲国家还有许多针对人类遗传学的研究项目。巴黎人类多态性研究中心收集的 40 个家庭的参照集已经被全世界广泛应用于 RFLP 图谱的绘制。美国 GenBank 和海德尔堡 EMBL 数据库共享双方录入的 DNA 序列数据。

以上实例表明，美国不能也不会垄断该领域的信息与创新。而且，虽然人类基因组项目在美国启动，但这并不能阻止其他国家的参与。鉴于这种假设，人类基因组绘图与测序项目应加强美国与其他国家之间的联系，以促进项目的顺利进行。我们认为必须建立一些特殊的机制来促进国际间合作，确保数据和材料的可访问性。

管 理 措 施

人类基因组项目的组织与管理在科学和决策水平上均显示出高度的复杂性。从生物学角度来讲，该项目与传统生物学研究存在很多不同之处，它需要协调绘图、黏粒界定、DNA 克隆分配、测序、技术开发及数据库设计等各个方面之间的分工与合作；从政策及资金层面来讲，将会涉及大量的政府投入及私人资助。为此，设计一套完善的管理系统势在必行，包括监督、协调、回顾阶段性进展及制定远期规划等。委员会认为，为确保项目的顺利实施，必须建立一个强有力的领导团队，并为此提出了三种可能的组织方案。同时，我们也认识到随着项目的逐步推进，其管理机制也需要作出相应的调整。

三种组织方案

简要地说，三种组织方案中均包括科学顾问委员会，不同之处在于行政领导及资金扶持。

方案 A 中将由一个独立的联邦机构担任项目领导，负责项目的所有事务。

同时，由科学顾问委员会的专家针对具体事务提出专业性意见，协助领导机构工作。

方案 B 中，由国立卫生研究院（NIH）、美国能源部（DOE）、美国国家科学基金会（NSF）及其他对该项目感兴趣的联邦机构等组成的跨部门委员会负责项目的所有事务。同样地，科学顾问委员会会协助跨部门委员会的相关工作。

方案 C 中，跨部门委员对项目协调及资金分配负有最终责任，但是，同时还会设立一个独立的机构负责项目的日常管理。科学顾问委员会将会协助二者的各项工作。

上述三种组织方案各有利弊，虽然制定组织方案并不是委员会的主要职责，也不属于委员会专业领域，但是大多数成员还是比较赞成方案 A，因此下文中将会对方案 A 作出详细描述。

方案 A：领导机构+科学顾问委员会

该方案中，虽然人类基因组项目得到了国立卫生研究院、美国能源部和美国国家卫生基金会三个联邦机构的支持，但只能由一个独立的联邦机构全权负责项目各项事务。

虽然委员会并不认为自己能够指定哪家联邦机构作为项目领导机构，但是，还是希望对 NIH、DOE 和 NSF 做出一些简单介绍。目前，NIH 应该是 DNA 结构和功能研究领域里最主要的代表机构，得到美国政府授权促进生物医学研究。其长期以来的院外研究项目受到了同行的大力支持，具有优秀的实验室，一直以来都在参与大型生物学研究项目的监督工作，如病毒性肿瘤项目，最重要的是它们对人类基因组项目非常感兴趣。DOE 成功管理过大量重要的物理学项目，也支持过许多生命科学项目，并且具有大量先进的数据管理设备，它们同样表示会大力支持人类基因组项目。NSF 参与过人类基因组项目技术和设备的开发工作，也比较支持基础生物学研究，具有非常完善的同行评议系统。

将人类基因组项目指定给某一联邦机构负责，并不意味着项目经费将全部由该机构来承担，同时，也并不意味着其他机构就不能获得该项目的资金扶持。例如，即使 DOE 不是项目领导机构，国家实验室和能源部的科学家仍然有权利竞争人类基因组项目的资金扶持。同理，NIH 亦是如此。

虽然领导机构对于资金及管理具有最大的权威性和领导权，但是委员会认为所有工作的开展还得依靠科学顾问委员会的宝贵经验和专业指导，并且需要挑选一位卓越的科学家来担任全职主席。建议科学顾问委员会成员由领导机构来挑选，并且任期交错。但主席应该连任，并需要为其配备一名全职员工来执行领导机构及科学顾问委员会的指令。这里所指的科学顾问委员会，其职责要比传统的顾问委员会重要许多，具体包括：

- 促进各实验室之间的协作与分工;
- 通过对数据中心和存储中心的监督,帮助确保所有信息和材料的可访问性,同时协助制定标准术语和报告格式,便于科学界研究人员的沟通与交流;
- 协助建立同行评审统一标准,监督项目研究质量;
- 对序列和图谱数据提出严格的质量控制机制;
- 作为各子项目之间的纽带,促进国际间合作;
- 提出有效建议,平衡各实验室之间的工作重点;
- 定期发布研究进展、工作中存在的问题、研究建议等。

科学顾问委员会应该为项目推进提供同行评审建议,协调项目合作。没有协调合作与分工,如此复杂的人类基因组项目不可能顺利实施。同时,还必须设置执行标准,促进信息和材料的快速分配与共享。某一环节的协调出现问题就会危及到整个项目的顺利进行。

领导机构和科学顾问委员会应该在发展中密切合作,以实现高标准的同行评审机制。为了高效执行各项功能,科学顾问委员会同样需要充足的资金扶持。一方面,领导机构会为科学顾问委员会筹拨经费;另一方面,我们更鼓励私人基金会或社会机构能够为科学顾问委员会提供资助和帮助。为此,需要专门开发一种机制来管理这笔资金(私人捐助和联邦基金)。科学顾问委员会除了提供科学咨询与协调工作外,还需要负责对同行评议小组进行监督,这也是其需要资金资助的原因之一。

方案 B:跨部门委员会+科学顾问委员会

在人类基因组项目中,NIH、DOE、NSF 均能发挥主要作用:NIH 主要负责人类生物医学研究,具有典型的同行评议院外项目;DOE 具有丰富的数据管理经验;NSF 一直致力于跨学科生物技术开发。同时,私人基金会及社会机构均对该项目表示出强烈的参与意愿。

在该方案中,可以将以上三个政府机构组合起来,形成一个跨部门委员会(IAC),主席由三个机构轮流坐庄。IAC 需要对项目所有事务管理负责,包括研究经费、同行评审管理、材料存储中心、数据中心以及科学顾问委员会的任命。由于研究经费是由多家机构提供的,所以跨部门委员会每年都需要出具一份年度项目预算,由此决定每家机构的出资额度。

科学顾问委员会发挥的作用与方案 A 中所述的职责相同。

方案 C:跨部门委员会+行政机构+科学顾问委员会

方案 C 结合了方案 A 和方案 B,其行政结构分为三部分。

　　跨部门委员会：同方案 B 相似，跨部门委员会对项目整体事务负责，包括协调与出资、同行评议管理、研究项目、材料存储中心、数据中心等。同时，需要与科学顾问委员会和行政机构形成密切合作关系。

　　行政机构：负责项目的日常管理，参与材料存储中心和数据中心的运营，实施项目调查，同时还承担项目清算的重要责任。行政机构的设立能够保障大规模测序项目良性运行，促使图解与测定人类基因组序列计划顺利完成。行政机构通过与科学顾问委员会密切合作，共同管理和实施高标准的同行评议过程，具体管理细节由行政机构来负责，科学顾问委员会负责监督并评估授权与契约提案。经过评估的授权与契约会优先得到跨部门委员会的拨款资助。

　　科学顾问委员会的具体职能与方案 A 中所描述的职责相同。

参 考 文 献

Kohara, Y., K. Akiyama, and K. Isono. 1987. The physical map of the whole *Escherichia coli* chromosome. Cell 50: 495–508.

Smith, C. L., J. G. Econome, A. Schutt, S. Klco, and C. R. Cantor. 1987. A physical map of the *Escherichia coli* K12 genome. Science 236: 1448–1453.

8 社会意义

前文中已经对图解与测定人类基因组序列计划在生物学和医学方面的应用及影响进行了大篇幅的介绍，在报告的最后的一章中，讨论人类基因组绘图与测序计划在商业、法律和道德伦理等方面的社会影响。

商业和法律意义

图解与测定人类基因组序列计划将会导致许多具有潜在商业价值的新信息及新材料的出现，比如激素、生长因子或免疫介质等新序列的克隆信息。与此同时，随着这些新信息与新材料的商业价值逐渐凸显，数据版权保护及知识产权所有权等问题会随之而来。例如，为人类基因组序列设定版权是否可行？如果可行，该由谁来制定这一标准？新材料的专利是否应该由政府中央机构持有？对国际间合作会产生什么样的影响？这些复杂问题的解决离不开科学家、律师及决策者的共同合作，所以，委员会认为应该由一个独立组织对此作出及时研究。此外，实验室与大型研究中心、国内及国际间协作也是必不可少的，互相合作有利于材料和数据的分配与获取，能在很大程度上提高工作效率。因此，委员会坚信人类基因组序列应该是全社会的公共财富，不应该对其进行版权保护。

道德和社会影响

关于图解与测定人类基因组序列计划，不论其科学价值如何，它都将给人类带来深刻的社会影响，具有重大的社会意义。自古至今，人类一直着迷于探索人之所以能成为人的原因，在这一好奇心的驱动下，一本关于人类的生物学读本的出现必将引起整个社会的极度关注，并由此引发一系列的哲学和伦理问题。因此，提前思考人类基因组绘图与测序项目，有三个问题就显得尤为重要：第一，这个项目该如何进行？第二，测序所得数据信息该如何解读？第三，研究结果如何使用？其实，对于人类遗传学家来说，这些问题都不是新问题。该项目所引发的伦理和社会挑战在一定程度上与科学家、临床医生、病患及决策者所面对的境况很相似，但他们已经很好地解决了这些问题（Macklin，1985）。即便如此，在制定项目规模及考量项目重要性之前还是需要对这些问题进行仔细的评估。

指导基因组绘图与测序项目

进行图解与测定人类基因组序列计划所面临的道德伦理问题与其他人类组织研究所面临的问题是相同的。第一个需要考虑的问题就是隐私与保密，必须对研究材料贡献者的隐私权和自主权进行保护。对于大部分的研究来说，这种保护是很容易实现的，因为分离细胞系和遗传材料来源众多，标准渠道设计高度保密，并且样品采集遵从完全自愿的原则（U.S. Congress, House Committee on Science and Technology, 1986）。但是，绘制遗传连锁图谱时不可避免的需要对家族历史进行研究，这往往会使遗传学家陷入两难的道德困境：一方面要保护研究对象的隐私，另一方面又要公布研究结果，而研究结果一经公布，必然会使某些家族成员的遗传疾病信息曝光。这个道德问题很早以前就已经存在了，对遗传学家来说并不是一个新问题（Capron, 1979）。尤其是在图谱绘制过程中这个问题会显得愈发重要，需要考虑遗传学家们是否有意愿承担打破机密性所带来的后果，并且只有在不会对研究对象造成严重伤害的情况下才可以考虑做出这种决定（President's Commission, 1983）。

解读遗传信息的医学应用

图解与测定人类基因组序列计划能够为我们认识人类疾病的遗传基础提供大量有用信息。但是这些信息所带来的影响，高度依赖于科学家对遗传信息功能的正确解读。没有正确的解读，这些信息将会为疾病基因携带者带来极大的负面影响。例如，不经过明确的指导，人们很容易曲解临床疾病与特定遗传标记之间的统计相关性，导致错误地将这种遗传标记用于临床疾病的诊断。而与此同时，遗传敏感性、遗传倾向或疾病风险往往又是多变的，有时候甚至只是一种模糊的概念（Lappe, 1979a）。如果解读过于武断，则又会给某些研究团队或个人患者造成不必要的心理负担。例如，携带 HLA-B27 标记的个体中只有 0.10% 的比例会罹患强直性脊柱炎（Lappe, 1979b）。但是如果过分强调二者之间的关联性，就会给许多未患强直性脊柱炎的人们带来极大的焦虑。

上述错误解读有时候甚至会影响社会政策的制定。由于遗传信息与个体特征之间存在这样的关系，我们可以根据基因组成对疾病做出诊断，但这也有可能成为孵育仇恨与社会偏见的温床（Ablon, 1981）。研究人员有责任尽可能清楚地解读基因与疾病之间的关联性，只有这样才能尽量避免社会大众对于遗传标记与临床病症之间的误读。

此外，即使对于疾病预后信息解释足够准确，在临床上仍然会面临许多问题。例如，在没有有效治疗手段的前提下，新的疾病预防及检测能力成为临床医生和病患所面临的最大考验。就在我们探索人类基因组的同时，可能很多人正面临着亨廷顿舞蹈症的折磨。在我们还不能主宰自己命运的时候却获知了自己即将面临的命运，这到底是好事还是坏事？乐观地讲，这也许是一件好事，起码它能推动新的治疗方法的开发，迫使我们努力研究，逐步缩小疾病诊断和疾病治疗之间的距离（Fletcher and Jonsen，1984）。

基因组图谱的正确使用及滥用所带来的负面影响

图解与测定人类基因组序列计划的研究成果该如何使用，应该是最具争议的社会问题。作为这个项目的副产物，针对某些特殊性状进行诊断性检测将成为可能。因此，科学界和医学界将会收到各种各样的筛查请求，包括从夫妻间的生育决策到企业雇主的用工政策。但是，为了某些个人或机构的利益对个人信息进行筛查是否合适？

工业公司和保险公司利用遗传筛查方法对个人遗传信息进行鉴定，判断他们是否具有职业病或保险风险，以此决定录用与否或是否允许其参保，这些可能是遗传筛查最具争议的应用领域（Murray，1983）。随着人类基因组项目的推进，这些关于项目应用及必要社会政策的不间断争论只会持续加剧。而在这场争论中，还会有个人自主权、遗传信息所有权、基于图谱的医疗预测等大量问题出现。社会政策的任何改变都会在很大程度上反映出科学界对于解决相同问题所持有的态度以及解决这些问题所采用的方式。

随之而来的还有关于遗传信息合理使用所带来的伦理问题。例如，父母是否可以决定孩子必须具有哪些性状？传统意义上，在病理条件边界范围内是有限制的，即不能对非病理特征的性状要求筛查，如孩子的性别（Juengst，1987）。然而，病理状态的边界是一个模糊的概念。越来越多遗传标记物的出现对临床遗传学家鉴别产前标记物的能力提出了巨大的挑战：什么水平的疾病易感性或多大的风险能够保证产前诊断不出差错？产前检测能够检测恶性遗传缺陷、迟发型疾病或普通缺陷吗？

同样地，这些问题也不是遗传学家单独面临的，它们同时也是临床医生及父母们必须面对的问题。但是，通过越来越多的筛查检测，反过来又可以增加类似问题出现的概率，促进解决这些问题的技术进步。随着社会政策和职业道德的不断发展，目前已经出现了一些关于这些问题的文献讨论（Milunsky and Annas，1985），而且，在国家层面上也已经形成了社会共识。例如，总统委员会在 1982 年至 1983 年间所做的关于生物学和医学道德问题及行为学研究的报告就为战胜这些道德伦理方面的挑战指明了方向。

最后，必须强调的是，即使没有图解与测定人类基因组序列计划，我们也依然需要继续加大对 RFLP 技术的开发，继续钻研基因组图谱的绘制，并坚信一定会出现遗传咨询。此外，加强各组织间的协调与合作、建立严格的质量控制体系，将会显著减少信息滥用的机会，使广大社会公众从中受益。

参 考 文 献

Ablon, J. 1981. Stigmatized health conditions. Soc. Sci. Med. 15B: 5–9.

Capron, A. M. 1979. Autonomy, confidentiality and quality care in genetic counseling. In A.M.Capron *et al.*, eds. Genetic Counseling: Facts, Values, and Norms(Birth Defects: OriginalArticle Series, vol. 15). Alan R. Liss, New York. Pp. 307–340.

Fletcher, J., and A. Jonsen. 1984. Ethical considerations in prenatal diagnosis and treatment. In M.R. Harrison, M. S. Golbus, and R. A. Filly, eds. The Unborn Patient: Prenatal Diagnosisand Treatment. Grune and Stratton, New York. Pp. 159–167.

Juengst, E. 1987. Prenatal diagnosis and the ethics of uncertainty. In J. F. Monagle, and D. C.Thomasa, eds. Medical Ethics: A Guide for Health Care Professionals. Aspen, Rockville, Md. Pp.23–32.

Lappe, M. 1979a. Theories of genetic causation in human disease. In A. M. Capron *et al.*, eds.Genetic Counseling: Facts, Values, and Norms(Birth Defects: Original Article Series, volume 15). Alan R. Liss, New York. Pp. 3–47.

Lappe, M. 1979b. Genetic Politics: The Limits of Biological Control. Simon and Schuster, NewYork.

Macklin, R. 1985. Mapping the human genome: Problems of privacy and free choice. In A. Milunsky and G. J. Annas, eds. Genetics and the Law III. Plenum, New York. Pp. 107–115

Milunsky, A., and G. J. Annas, eds. 1985. Genetics and the Law III. Plenum, New York.

Murray, T. H. 1983. Genetic screening in the workplace: Ethical issues. J. Occup. Med. 25: 451–454.

President's Commission for the Study of Ethical Problems in Medicine and Biomedical and Behavioral Research. 1982. Splicing Life: The Social and Ethical Issues of GeneticEngineering with Human Beings. Government Printing Office, Washington, D.C.

President's Commission for the Study of Ethical Problems in Medicine and Biomedical and Behavioral Research. 1983. Screening and Counseling for Genetic Conditions: TheEthical, Social and Legal Implications of Genetic Screening, Counseling, and EducationPrograms. Government Printing Office, Washington, D.C.

U.S. Congress House Committee on Science and Technology, Subcommittee on Investigations and Oversight. 1986. The Use of Human Biological Materials in the Development ofBiomedical Products. 99th Cong., 1st sess. Government Printing Office, Washington, D.C.

附录 A 词 汇 表

以下词汇摘自《遗传学词典》第 3 版，稍有改动。作者 Robert C. King、William D.Stansfield，牛津大学出版社 1985 年出版。

等位基因：一般指位于一对同源染色体的相同位置上、控制着相对性状的一对基因。

cDNA：以 RNA 为模板，由 RNA 指导的 DNA 聚合酶（逆转录酶）合成的互补 DNA。

染色体：原核生物中包含一整套遗传信息的环状 DNA 分子；真核生物中由染色质（包含 DNA 和相关蛋白质）组成、携带遗传信息的细长结构。

克隆：①来自同一祖先细胞或生物体，经过真核生物有丝分裂或原核生物二分裂而获得的一组基因完全相同的细胞或生物体；②通过基因工程方法获得的 DNA 序列。

密码子：mRNA 中的核苷酸三联体，在翻译过程中引导指定的氨基酸插入到多肽链特定位点。

黏粒：用于克隆真核生物大片段 DNA 的载体。

等位交换：同源染色体间遗传物质的交换。

细胞遗传学：结合细胞学与遗传学研究方法及发现的一门科学。

电泳：带电分子在电场中的移动，以多孔介质作为载体，如琼脂糖凝胶或聚丙烯酰胺凝胶。通常用于分离混合物质中的分子，分离速率取决于分子大小、形状、所带净电荷及凝胶特点。

外显子：断裂基因的编码序列，它在细胞核中经 RNA 剪接后仍会被保存下来，成为 mRNA 或结构 RNA 的一部分。

基因：遗传单位，通常位于基因组或染色体的特定位置上；可以决定生物体表型、改变不同等位形式、编码蛋白或功能 RNA 分子。

内含子：断裂基因中被转录为核 RNA 的 DNA 片段，在 RNA 离开细胞核进行翻译前会通过 RNA 剪接被剪除并快速降解。真核生物核基因中通常包含大量内含子。

连锁图：揭示某一物种染色体上已知基因相对位置的图谱，是决定遗传位点同时遗传频率的重要基础。

寡聚核苷酸：由 2~20 个核苷酸组成的聚合物。

开放阅读框：DNA 分子中不被终止密码子打断的 DNA 序列，可连续编码相应蛋白质。

多态性：同一种群中出现两种或两种以上的遗传差异类型，如人类中存在的 Rh 阴形和 Rh 阳性。

重组：子代基因独立分配，自由组合。

限制性片段长度多态性：特定的内切核酸酶酶切导致的 DNA 片段长度发生改变，通常由突变导致内切酶识别位点增加或减少而引起。例如，通过人类 β-血红蛋白链基因的限制性内切核酸酶图谱可以发现父母的镰状细胞通常会产生异常的限制性片段。

反转录：以 RNA 为模板，通过逆转录酶合成 DNA 的过程。

体细胞：真核生物体内除生殖细胞意外的其他细胞。在二倍体生物体的体细胞，通常含有 2N 条染色体。

终止密码子：蛋白质翻译过程中终止多肽链合成的核糖核苷酸三联体碱基序列。

附录 B　委员会成员简介

BRUCE ALBERTS：哈佛大学生物物理学博士，加利福尼亚大学旧金山分校生物化学教授；美国国家科学院成员。专注于蛋白复合物结构、功能，以及 DNA 复制的化学研究。

DAVID BOTSTEIN：密歇根大学博士，麻省理工学院遗传学教授；美国国家科学院成员。研究领域包括酵母细胞骨架遗传学及细胞周期、酵母和细菌蛋白分泌、DNA 多态性在构建人类遗传连锁图谱中的应用。

SYDNEY BRENNER：毕业于威特沃特斯兰德大学、英国牛津大学，现供职剑桥大学国王学院分子生物学医学研究委员会；英国皇家学会成员，美国国家科学院外籍院士，拉斯克奖获得者。专注于分子生物学及基因绘图与测序研究。

CHARLES CANTOR：加利福尼亚大学伯里克分校物理化学博士，现任哥伦比亚大学内外科医师学会教授及主席。专注于大型核酸、蛋白质、核蛋白复合物（如染色体、病毒等）研究。

RUSSELL DOOLITTLE：哈佛大学博士，圣地亚哥加州大学化学系教授；美国国家科学院成员。专注于纤维蛋白原结构功能及蛋白质进化研究。

LEROY HOOD：美国约翰霍普金斯大学医学博士，加州理工大学博士，现任加州理工大学生物学教授；美国国家科学院成员，拉斯克奖获得者。专注于主要组织相容性复合体分子生物学、T 细胞受体基因，以及分子生物学仪器发展相关研究。

VICTOR McKUSICK：约翰霍普金斯大学医学博士，医学遗传学教授，连续 12 年任职约翰霍普金斯医院医学系主席；美国国家科学院成员，伦敦皇家医学院院士。专注于人类遗传学研究。

DANIEL NATHANS：华盛顿大学医学博士，约翰霍普金斯大学霍华德休斯医学研究中心分子生物学及遗传学博士，高级研究员；美国国家科学院成员，诺贝尔生理学或医学奖获得者。专注于细胞增殖相关基因的研究。

MAYNARD OLSON：斯坦福大学化学博士，华盛顿大学医学院教授。专注于真核基因结构及功能研究。

STUART ORKIN：哈佛大学医学院医学博士，目前就职于霍华德休斯医学研究所。主要研究领域为分子遗传学和人类疾病生物学。

LEON ROSENBERG：威斯康辛大学医学博士，目前担任耶鲁大学医学院院长职务；美国国家科学院、美国医学研究所成员。主要研究领域为膜功能、线粒体酶及氨基酸代谢遗传病。

FRANCIS RUDDLE：加州大学伯克利分校博士，现任耶鲁大学生物学和人类遗传学教授；美国国家科学院成员。主要从事体细胞遗传学及分化相关研究。

SHIRLEY TILGHMAN：天普大学生物化学博士，现任普利斯顿大学生命科学教授。致力于哺乳类分子遗传学研究。

JOHN TOOZE：伦敦大学博士，现任欧洲分子学会执行秘书。在欧洲海德堡分子生物学实验室从事细胞和分子生物学研究。

JAMES WATSON：持有印第安纳大学博士学位及许多荣誉学位，冷泉港实验室主任；拉斯科奖及诺贝尔生理学或医学奖获得者，美国国家科学院成员，英国皇家学会外籍会员。

附录 C 会议演讲嘉宾

HOWARD BILOFSKY，博尔特·贝瑞-纽曼公司

GEORGE CAHILL，霍华德休斯医学研究所

ELLSON CHEN，美国基因工程技术公司（基因泰克）

ROBERT COOK-DEEGAN，技术评估局

GEORGE CHURCH，哈佛大学

KAY E. DAVIES，牛津大学

RONALD W. DAVIS，斯坦福大学医学院

HELEN DONIS-KELLER，合作研究公司

ARGIRIS EFSTRADIATIS，哥伦比亚大学内外科医学院

DAVID GEORGE，国家生物医学研究基金会乔治城大学医学中心

JAMES GUSELLA，马萨诸塞州总医院

PATRICIA HOBEN，技术评估局

RUTH KIRSCHSTEIN，国立综合医学科学研究所/国立卫生研究院

ERIC LANDER，怀特黑德生物研究所/哈佛大学

DANIEL MASYS，国家医学图书馆/国立卫生研究院

DAVID PATTERSON，埃莉诺·罗斯福癌症研究所

DAVID SMITH，美国能源部健康效应研究部

ALAN SPRADLING，卡耐基研究所

JEAN WEISSENBACH，巴斯德研究院

RAY WHITE，霍华德休斯医学研究所，犹他大学

JOHN C. WOOLEY，国家自然科学基金生物仪器研制项目

JAMES WYNGAARDEN，国立卫生研究院

下　篇

迈向精准医疗——
构建生物医学研究的知识网络和新型疾病分类法
Toward Precision Medicine:
Building a Knowledge Network for Biomedical Research and a New Taxonomy of Disease

美国新型疾病分类法开发组织委员会

美国生命科学委员会

美国地球和生命研究部

美国科学院研究理事会

公告：此报告的主题，即该项目是由国家科学院研究理事会批准的，其成员来自国家科学院、国家工程院和医学研究院的委员会。负责该报告的委员会成员是针对他们的业务专长进行综合考虑和平衡挑选出的。

本研究由国家科学院和国立卫生研究院提供的 N01-0D-4-2139 号合约/基金资助。书中所表达的任何意见、研究结果、结论或建议都出自作者，不代表对本项目提供资助的组织或机构的观点。

国 家 研 究 院
国家科学、工程和医学顾问

国家科学院是一个私立非营利、由著名学者组成的自我发展的研究院，致力于促进科学和技术进步并将它们应用于社会福利。1863 年国会通过宪法，授权成立该研究院负责向联邦政府在科学和技术问题方面提供建议。Ralph J. Cicerone 博士是国家科学院院长。

国家工程院成立于 1964 年，根据国家科学院的章程，作为一个平行的杰出工程师组织。国家工程院在管理和成员选择上具有自主性，并与国家科学院共同负责为联邦政府提供建议。国家工程学院还赞助旨在为了满足国家需求的工程项目，鼓励教育和研究，并肯定工程师的卓越成就。Charles M. Vest 博士是国家工程院院长。

医学研究所是由国家科学院于 1970 年建立，审查与公众健康有关的政策事务，并为行业精英提供保护服务。该研究所根据国会宪法赋予国家科学院的责任，作为联邦政府的顾问，拥有审查医疗服务、医学研究和教育问题的自主权力。Harvey V. Fineberg 博士是医学研究所所长。

国家科学研究委员会是由国家科学院于 1916 年组织成立。国家科学研究委员会通过联合大量科学和技术团体，来达到国家科学院增进知识和为联邦政务提供建议的目的。国家科学研究委员依据科学院政策运营，是国家科学院和国家工程院的主要运营机构，为政府、公众以及科研工程团体提供服务。理事会由国家科学院、国家工程院和医学研究所共同管理。Ralph J. Cicerone 博士和 Charles M. Vest 博士分别是国家科学研究委员会的主席和副主席。

www.national-academies.org

新型疾病分类法开发组织委员会

SUSAN DESMOND-HELLMANN，（联席主席），加州大学，旧金山市，加州
CHARLES L. SAWYERS，（联席主席），纪念斯隆-凯特琳癌症中心，纽约市，纽约州
DAVID R. COX，应用定量基因治疗部，辉瑞公司，旧金山市，加州
CLAIRE FRASER-LIGGETT，马里兰大学医学院，帕克分校，马里兰州
STEPHEN J. GALLI，斯坦福大学，斯坦福市，加州
DAVID B. GOLDSTEIN，杜克大学医学院，达勒姆市，北卡罗来纳州
DAVID J. HUNTER，哈佛大学公共卫生学院，波士顿市，马萨诸塞州
ISAAC S. KOHANE，哈佛医学院，波士顿市，马萨诸塞州
MANUEL LLINáS，普林斯顿大学，普林斯顿市，新泽西州
BERNARD LO，加州大学，旧金山市，加州
TOM MISTELI，国家癌症研究所，贝塞斯达，马里兰州
SEAN J. MORRISON，得克萨斯大学，西南部，得克萨斯州
DAVID G. NICHOLS，约翰霍普金斯大学医学院，巴尔的摩市，马里兰州
MAYNARD V. OLSON，华盛顿大学，西雅图市，华盛顿州
CHARMAINE D. ROYAL，杜克大学，达勒姆市，北卡罗来纳州
KEITH R. YAMAMOTO，加州大学，旧金山市，加州

员工
INDIA HOOK-BARNARD，项目负责人
MIRSADA KARALIC-LONCAREVIC，高级项目助理
CARL-GUSTAV ANDERSON，项目助理
ORIN LUKE，高级项目助手
AMANDA MAZZAWI，高级项目助手
MELINDA DIVITO，Christine Mirzayan 会员

生命科学委员会

KEITH R. YAMAMOTO（主席），加州大学，旧金山市，加州

BONNIE L. BASSLER，普林斯顿大学，普林斯顿市，新泽西州

VICKI L. CHANDLER，戈登与贝蒂摩尔基金会，帕洛阿尔托，加州

SEAN EDDY，珍妮莉娅法姆研究学院，霍华休斯医学研究所，阿什本市，弗吉尼亚州

MARK D. FITZSIMMONS，约翰和凯瑟琳麦克阿瑟基金会，芝加哥市，伊利诺州

DAVID R. FRANZ，中西部研究所，弗雷德里克，马里兰州

LOUIS J. GROSS，田纳西大学，诺克斯维尔，田纳西州

CATO T. LAURENCIN，康涅狄格大学卫生中心，法明顿，康涅狄格州

BERNARD LO，加州大学，旧金山市，加州

ROBERT M. NEREM，佐治亚理工学院，亚特兰大，佐治亚州

CAMILLE PARMESAN，德克萨斯大学，奥斯汀，德克萨斯州

MURIEL E. POSTON，斯基德莫尔大学，萨拉托加温泉市，纽约州

ALISON G. POWER，康奈尔大学，伊萨卡，纽约州

BRUCE W. STILLMAN，冷泉港实验室，冷泉港，纽约州

CYNTHIA WOLBERGER，约翰斯•霍普金斯大学医学院，巴尔的摩市，马里兰州

MARY WOOLLEY，美国调查，亚历山大市，弗吉尼亚州

员工

FRANCES E. SHARPLES，主任

JO L. HUSBANDS，学者/高级项目主任

JAY B. LABOV，高级研究员/生物教育项目主任

KATHERINE BOWMAN，高级项目官员

MARILEE K. SHELTON-DAVENPORT，高级项目官员

INDIA HOOK-BARNARD，项目官员

KEEGAN SAWYER，项目官员

ANNA FARRAR，财务助理

CARL-GUSTAV ANDERSON，项目助理

SAYYEDA AYESHA AHMED，高级项目助手

ORIN LUKE，高级项目助手

AMANDA MAZZAWI，高级项目助手

致 谢

本报告的草稿按照国家科学研究委员会报告审核委员会批准的程序，已经被不同观点和技术专长的人员进行审议。独立审核的目的是提供公正和关键的评论，从而帮助机构制作发行尽量合理的报告并确保报告满足机构客观性、真实性和对研究经费的响应性。审核意见和草稿保持机密，从而保证审议过程的真实性。

感谢以下人员对本报告的审议：

Leslie Biesecker，国立卫生研究院

Martin J. Blaser，纽约大学医学中心

Wylie Burke，华盛顿大学

Christopher G. Chute，明尼苏达大学和梅奥诊所

Sean Eddy，霍华德休斯医学研究所珍妮莉娅法姆研究学院

Elaine Jaffe，国家癌症研究所

Brian J. Kelly，安泰保险金融集团

Chaitan Khosla，斯坦福大学

Daniel R. Masys，华盛顿大学

Stephen M. Schwartz，华盛顿大学

虽然上面列出的评审员提供了许多建设性的意见和建议，但是并没有要求他们签署结论或推荐，也没有在发布前让他们阅读最终版本的报告。本报告的审阅是由哈佛医学院、马萨诸塞州总医院、美国联盟医疗体系的 Dennis Ausiello 和宝来惠康基金的 Queta Bond 来监督的。他们由国家科学研究委员会任命，来确保本报告的独立审查是按照机构的程序进行的，并且所有的审查意见均被仔细考虑。本报告最终内容的责任完全属于编辑委员会和机构。

感谢加州大学旧金山分校医学院的研究策略和特别项目主任 Theresa O'Brien 博士，他周到的建议和对编委及国家科学研究委员会工作人员的支持贯穿整个研究过程。感谢 Steve Olson 对书写和编辑方面的帮助。

感激那些出席并参加 2011 年 3 月 1 日至 2 日举行的"走向新型疾病分类"研讨会的人员和那些在研究过程中与编委探讨数据共享的人员（附录 C）。这些人在时间、专长、创意和见解方面非常慷慨并对委员会的工作有很大帮助，他们的名字如下：

Charles Baum，辉瑞全球研发副总裁

Leslie Biesecker，首席执行官及高级研究员，遗传疾病研究，国家人类基因组研究所

Martin Blaser，纽约大学医学院医学系系主任和内科 Frederick H. King 教授

John Brownstein，哈佛医学院讲师

Atul Butte，斯坦福大学儿科系系统医学部首席执行官及助理教授

Lewis Cantley，哈佛医学院信号转导部首席执行官

Alta Charo，美国威斯康星大学法学院法律和生物伦理学教授

Christopher G. Chute，医学院梅奥诊所医学信息学教授

Andrew Conrad，实验室公司首席科学官

Elissa Epel，旧金山加州大学精神病学系驻校副教授

Kathy Giusti，多发性骨髓瘤研究基金会（MMRF）创办人及行政总裁

John Glaser，西门子健康服务卫生服务事业部行政总裁

Corey Goodman，venBio 董事总经理兼联合创始人

Brian J. Kelly，安泰信息和战略调整负责人

Debra Lappin，美国医学创新理事会主席

Jason Lieb，教堂山北卡罗来纳大学生物系教授

Klaus Lindpaintner，战略分析公司研发部副总裁

Jon Lorsch，约翰霍普金斯大学医学院生物物理学和生物物理化学教授

Daniel Masys，范德比尔特大学医学中心生物医学信息部主席

William Pao，范德比尔特英格拉姆癌症中心个性化癌症医学董事

Erin Ramos，国家人类基因组研究所流行病学家

Neil Risch，旧金山加州大学人类遗传学研究所

Catherine Schaefer，凯萨医疗机构北加州研究分部

Ingrid Scheffer，墨尔本大学儿科神经学研究教授

Sanford Schwartz，宾夕法尼亚大学医学、医疗保健管理和经济学教授

Janet Woodcock，美国食品和药物管理局药品评价和研究中心主任

Helmut Zarbl，新泽西医学和牙科大学；罗格斯大学环境与职业医学，罗伯特·伍德·约翰逊医学院

摘　　要

　　本委员会致力于探索建立全新的、基于分子生物学的人类疾病分类方法的实用性和可行性，并为此构建一个可能的框架。显然，进行这项研究的动力来自大量人群（尤其是病例样本）分子水平数据的出现，以及可能还有大量尚未被开发的机会可以使用这些数据以提高人类健康状况的想法。委员会认同这种观点，事实上，大家认为随着数据密集型生物学的出现和人们对基础生物学过程机制认知的迅速增加，建立一种新型疾病分类方法只是人类面临的多种具有历史意义的、与健康相关的诸多机遇和挑战的一部分，当然，也是很重要的一部分。因此，委员会的这些工作和发现已经超出了疾病分类科学的范畴，并且对几乎所有从事生物医药研究和患者医护的企业及其利益相关者有着极大影响。

　　根据委员会的审议意见，在这个报告的开头部分通过逻辑思路的整理，将委员会的一些主要研究结果和建议进行总结归纳，并与项目陈述相联系。委员会的工作突显了医药分类学的重要性，并且展示了利用分子水平数据来完善疾病分类，进而提高健康水平的潜在机遇。分类学是一门关于分类的方法和科学，而生物学背景下的分类学尤其具有代表性（如生物体的林奈分类系统）。在医学领域，分类学通常指的是国际疾病分类标准（International Classification of Diseases，ICD），这套分类体系建立于一百多年前，当时世界卫生组织以此来统计各类疾病的发病率；医生们以此作为建立医疗诊断标准的基础；医疗保健行业（特别是一些医疗诊所、医院和付款机构）也以此作为医疗赔偿的决定依据。尽管委员会通过一致认可，一切新型分类方法的初衷都必须服务于国际疾病分类标准及其相关分类体系的需求，然而，这个初衷也可以被更好地解释为在原先的分类法基础上，根据疾病的未来发展趋势，进行"信息共享化"和"知识网络化"，使其可以在其他领域同样发挥更多的作用。委员会将这些数据资源视为重要的基础，不仅是创立新型分类学方法所必需的，同时从更长远的角度出发，也是将个人患者的疾病史及健康状况与基础生物学知识整合研究所必需的。委员会认为构建这个基础，即做到信息共享化和知识网络化，是一项极其重大的挑战，一旦获得成功，将不仅仅促进目前生物医学领域研究方法的现代化发展，长此以往，更将给目前的患者医疗水平带来难以估量的提高（图 S-1）。

　　委员会将这个宏大工程的运作比作一个自上而下和自下而上的混合过程，而这个工程的完成可能需要的不止是几年，而是数十年的时间。其中，自上而

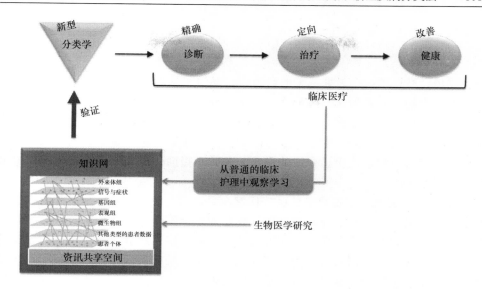

图 S-1　创立一种新型分类方法首先需要建立一个信息共享平台，用于将海量患者群体的数据信息收集起来以供大多数的研究者使用，同时还需要建立一个知识网络平台，用于发现这些数据信息之间的相互联系，并将这些信息与不断更新的基础生物学过程相关知识进行整合，从而为这些数据注入更多研究价值。资料来源：新型疾病分类法开发组织委员会。

下的过程主要由那些资助和管理生物医学研究的公共或私人机构启动，要求那些独立的课题研究结果可以被整合起来以建立一套能够广泛应用和累加的信息共享平台；同时，建立解决方案，处理由于患者资料作为科研资源被广泛共享而引起的有关社会、伦理以及法律的问题。然而，仅仅就框架构建工作而言，委员会认为并不建议立即尝试去设计信息共享平台和知识网络平台，甚至包括新型分类法本身，他们也不鼓励那些供资机构过分地细化这些概念的实体而将当初提出这些概念的初衷抛之脑后。在委员会看来，目前最需要的是自下而上的创造过程，随着项目的深入和推广，委员会认为最为满意的结果将会产生。尤其考虑到各种医疗保健机构规模大小不一，职能差异明显，很难找到一个能够将整合的患者信息作为共享资源以满足所有参与者的模式。秉承发起这项浩大工程的一切初衷，目前最需要适度地协调和鼓励那些参与者们通力合作，以期建立起所谓的信息共享平台和知识网络平台，进而发展出一套新型分类体系。一旦协调力度过大，必然导致那些根据实际环境所做出的必要创新和调整得到阻碍；反之，协调力度不够的话，也很难将这些数据整合起来产生超越它每个单一组分简单相加所展现的价值，而这种超越恰恰是委员会相信通过有效的主导作用完全可能达到的一个目标。

总　　结

委员会举办了一个为期两天的研讨会，邀请了来自基础研究和临床医学等多个方面的生物学专家学者，就创立一个基于分子生物学的新型人类疾病分类法的意义、可行性、适用范围，以及创立后所带来的深远影响和后果等议题，进行了详细讨论。这次研讨会所传达出的信息和意见，为其后 6 个多月内的一系列委员会决议（以亲自参加或电话会议的形式）起到了指向作用和积极影响，由此得出以下几点结论。

1. 新型分类法将改善目前的医疗保健水平。因为现今生物医学研究所产生的新信息和新概念已经很难被适当地融入到目前这套疾病分类法当中，从而导致无法更加准确地定义疾病和做出针对性的医疗诊断。很多疾病亚型由不同的分子机理产生却依然被分在同类疾病中；相反地，大量不同的疾病却拥有相同的致病机理。如果不能将生物医学研究成果适当的融入到疾病分类法中，那么新的诊断和治疗方法无法被采用，而那些落后的仅对特殊亚型疾病有疗效的治疗会造成大量医疗保健经费的浪费。

2. 修正疾病分类法适逢其时。分子生物学的突飞猛进使得对临床样本进行快速、全面、高效的分析成为可能，随之而产生的疾病相关数据的激增为全面修正目前的疾病分类法铺平了道路。基础性研究用于在分子水平上定义和引导生理学的发现。这些发现，连同信息技术和电子病历的同步改进，为创立新型疾病分类体系提供了契机。

3. 新型分类法应当与时俱进。新型分类法将多参数的分子水平数据和临床数据、环境数据以及实际的健康状况有机、多元地结合在一起，这都是切实可行且需要不断发展成熟的。委员会设想的是创建一个综合的疾病分类法，能够把生物医学研究、公共健康以及提供医疗保健服务的团体结合起来，共同为一个目的，即增进对疾病发生机理的理解和促进健康水平的提高而服务。由此，这个新型分类方法要求：

- 基于疾病的生物学本质及其传统的病理体征对疾病进行描述和定义；
- 透过表面病征直接对疾病的作用机制、发病原理以及治疗方法进行深层次阐述；
- 保持不断更新，至少将其作为研究工具的时候能不断地整合新出现的疾病信息。

4. 疾病的知识网络平台对新型分类法的创立提供了有力支持。以信息为基础的新型分类法不仅需要满足以上几点，而且生物医学研究和患者治疗的其他层面也需要同时达到现代化要求。这就要求建立一个信息共享平台，用于将海量患者群体的数据信息收集起来以供大多数的研究者使用，同时还需要建立一个知识网络平台，用于发现这些数据信息之间的相互联系，并将这些信息与不断更新的基础生物学知识进行整合，从而让这些数据体现更多的研究价值。

5. 基于群体研究的新模式为知识网络和新型分类法的发展奠定了基础。现今基于群体样本的疾病研究相对低效，不能针对大面积人群总结出相关研究结论。电子病历在医疗保健系统内的广泛共享，使得"现场（point-of-care）"研究能够与常规的医疗服务协同进行。而且，只有从日常的临床治疗过程中获取了疾病的相关表型数据，才可能在经费上满足对足够数量的患者进行病征描述的要求，并最终建立相应的自我支撑体系（例如，用于收集个人患者分子水平数据的部分经费，可以纳入医药成本的范畴）。

6. 资源的重新定位能够促进疾病知识网络的发展。建立这个新型分类方法（包括其所依赖的信息共享平台和知识网络平台）的初衷，是对目前整合分子数据、环境数据和表型数据方法的一个必要更新，而不是对已有的研究项目的简单扩展。目前，针对此报告中提出的一些目标，许多工程已经启动。根据委员会的观点，目前缺少的是在整个分类体系内对于从大规模分子数据获取向现场设定转变的重视，同时也缺少保障研究成果融入医疗网络平台并衍生出新型分类方法所必需的调配管理。从这个结论的角度出发，委员会并没有就新型分类方法创立所要求的资源给出具体建议。这个浩大工程的进度明显得益于新的资源的补充，然而，委员会决议的基本推动力还是来源于那些已经重新定位到用于提高患者疗效的大规模分子数据资源上。

建　　议

关于建立新型分类方法及其附带的信息共享平台和知识网络平台，委员会给出如下建议。

1. 针对信息共享平台的数据集群化进行试行性研究。医疗保健行业应该进行可行的观察性研究，用以对整合分子参数、疾病史和日常临床治疗中健康状况的可行性做出评估。这些研究在建设大数据平台并作为新型分类法基础的同时，将面临实际应用和伦理道德方面的挑战。那些从试行性研究中发现的最佳实践方案应该进一步从深度和广度上发掘，以建立有足够能力支撑新型分类法的信息共享平台和知识网络平台。此过程的进行，应该能够持续评估这些新的信息资源用于提高健康水平和有效利用医疗资源的价值。

2. 整合数据以建立疾病知识网络。目前针对每个患者的即时诊断结果所产生的数据开始在信息共享平台富集，为将这些数据与基础医学研究成果整合起来以建立一个动态的、交互的知识网络，仍有很多工作需要完成。这个知识网络和信息共享平台能够应用最先进的信息技术以适应不同使用者（例如，基础研究人员、临床医师、实用研究人员和付款人）的不同需求。

3. 针对创立信息共享平台所需要进行的研究继而产生的隐私问题在相关的政府机构设立专业评估程序。由于这些隐私问题已被广泛研究，因此这个程序并不需要从零开始。但是，在实际情况下，那些希望加入上述试行性研究的调查员和支持米尔协议的伦理审查委员会将会需要一份适用于这些研究的知情过程的详尽指南。受限于目前的法律条例和盛行的道德标准，委员会希望能提供尽可能灵活的相关指南。管理这个敏感领域的最佳方案应该来源于不同的医疗保健条款下进行试行研究的实际经验，而不是单纯的上级命令，这种管理方式对整个信息共享平台、知识网络平台和新型分类法创立的影响将会是决定性的。当然，将医疗保健提供者、付款人以及学术界外的其他利益相关者考虑在审议意见内也是必需的。

4. 确保数据共享。在委员会看来，大范围的数据共享对于创立新型分类法过程中每个阶段的成功都起着关键作用。从根本出发，那些个人患者的分子及表型数据在信息共享平台富集时必须能够被大范围使用，从而使不同研究目的的学者们可以根据自己的特殊需要来对这些数据进行挖掘并从中探索出构建知识网络和疾病分类的不同途径。目前由政府发起的基因组计划所采用和发展出的标准已经解决了部分此类问题，但是依然有很多障碍摆在我们面前，尤其是关于个人患者的表型数据和健康状况数据的共享问题。数据共享标准的建立应该在充分考虑到个人隐私问题的同时加强信息共享的数据积累。更重要的是，这项标准应该为那些积极倡导数据共享、而不是建立商业化私人数据库的行为提供一定的奖励。解决这些障碍可能还需要依靠法律程序，以及公众关于医疗保健数据的访问和隐私问题的期望有所改变。

5. 建立有效的审批程序从而将疾病知识网络中的信息纳入到新型分类法。深入了解由信息共享和知识网络衍生出的疾病分类法，要求我们在投入临床使用前对其产生的临床相关特性（如疾病的预后和疗法的选择）的重复性和实效性进行确认。我们需要建立一套完整的流程来保证这些信息被审核后纳入新型分类法，以供医生、患者、调解者和付款人使用。随着更多被审核的信息的出现，这套流程的运行速度和复杂性无疑也将被加大，并且将需要为所有利益相关者的使用提供新的决策支持系统。

6. 对项目合作给予物质奖励。委员会预想的新型分类法合并的分子水平数据应该能通过更加精确的诊断和更加高效经济的治疗来加速提高健康水平，从而满足数据体系的自我维系。然而，考虑到在建立信息共享平台早期进行数据收集和整合所需的成本，完全可以通过建立一套奖励机制，对那些包括政府、药品开发商、调解者、政策拥护者和买方之间的公私合作给予物质奖励来代替早期的成本支出。

我们倡导的疾病知识网络和新型分类法带来的主要收益将是所谓的"精准医疗"。委员会相信想要实现真正完整的精准医疗，即为每一位个人患者提供最有效的治疗，必须满足研究者和医疗保健服务者能够拥有足够的权限得到尽可能多样的与个人患者相关的疾病或健康数据。这些数据对于信息共享平台和疾病知识网络平台的发展，以及新型分类法的建立和审批同样具有重要意义。

1 引　言

当前的机会

　　生物医学研究和医学实践，现在都处在一个转折点上：描述和收集数据的能力显著扩大，但是组织、分析这些数据的效率，以及从中归纳总结基本生物学原理和健康与疾病机理方面的研究却迟迟没有跟上。目前，一些个别的例子，如在一些研究中对基因组学、蛋白质组学、代谢组学的数据信息进行系统分析，并与其他先进手段相结合，取得临床医学的进步。一些有意义的临床观察结果已经产生了新的假说并促进实验室工作的展开。然而，目前的工作还存在很多的不足：没有实现科学研究和医学各自及相互之间的信息整合，导致科研中得到的丰富的信息无法应用于临床医学。

　　假设我们可以遇到以下两种临床场景[1]：在第一个例子中，疾病的分子机理已经开始对形成治疗决定方面发挥重要的作用；而在第二个例子中，却不是这样。

　　患者 1 向她的肿瘤医师咨询乳腺癌的手术。25 年前，患者 1 的母亲患上了乳腺癌，但是当时可以选择的治疗方式却很少——只有激素抑制疗法和具有明显副作用的广谱化疗法。而今天，可以收集患者特殊的肿瘤标志物，根据癌症分子特征，量身定制确切的治疗方案。医生可以建议患者 1 在多种疗法中进行选择。此外，还可以对患者的亲属进行测试，对其个体乳腺癌的易感性进行评估（Siemens Healthcare Diagnostics Inc.，2008）。

　　相比之下，患者 2 在 40 岁的时候就被确诊为 2 型糖尿病。其实 2 型糖尿病这种分类并不很精确，主要是用于区分那种发病年龄较小的（1 型糖尿病）或者怀孕期间（妊娠期糖尿病）的糖尿病。这个诊断缺少对该病特定的分子病理生理学及其并发症方面的洞察，同样也缺少制定患者的病理生理学治疗方面的基础。患者的医师可能会给予处方药二甲双胍，这种药在美国已经使用了 50 多年，是治疗 2 型糖尿病的主要药物。因为没有具体的分子机理方面的信息可以用于定制患者 2 的治疗方法，患者患肾功能衰竭、失明或其他与糖尿病相关并发症的风险就会增加。没有方法能对患者兄弟姐妹和子女患糖尿病的风险进行评估。在疾病的病理生理信息爆炸的今天，患者 2 和他的家人却不能受益于此（A.D.A.M. Medical Encyclopedia，2011；Gordon，2011；Kellett，2011）。

---

1 这些场景是对典型病例的说明。它们不是基于个体患者，但是能反应当前的医疗现状。

我们的研究和医药项目中的哪些因素导致患者 1 的情况成为例外，而患者 2 的情况成为典型？难道是作为我们现行疾病分类系统，实际上是在阻碍其进展？今天的分类法在很大程度上是基于衡量"症状和体征"，如乳房肿块或血糖升高、组织或细胞的描述，这些往往不能指明导致疾病的分子机理或提出治疗的目标[2]。设想一下：如果诊断本身就能提供具体的致病途径；如果临床资料（包括分子特征）成为一个巨大的"疾病知识网络"的一部分，进而支持精确的诊断和个体化治疗；如果能够充分的实现利用潜在的分子特征（这些特征为看起来不相关的疾病所共有）提出全新的治疗方案，基于以上假设，一种新型的、更准确、更精确的"疾病分类法"，可以使每个患者受益于（并贡献于）已有体系。

委员会的责任

正是考虑到了这种可能性，并且应国立卫生研究院主任的请求，国家研究委员会特设委员会召开会议，探讨创建"一个基于分子生物学的新型人类疾病分类法（信息栏 1-1）"的可行性和需求性，从而制定一个潜在的框架。委员会举行了为期两天的研讨会（见附录 C），邀请研究基础生物学和临床医学的专家们讨论建立一个"基于分子生物学的新型人类疾病的分类法"的可能性、必要性、范围、影响和效果，并用超过 6 个月的时间集中对研讨会上所传达的信息和意见进行商议（亲自参加或者通过电话会议）。委员会强调，分子生物学是"新型分类法"的一个重要基础而非限制和束缚。此外，委员会并不认为新型分类法的职责是为具体的新型疾病命名。委员会更愿意将它视为一种挑战：制作一个框架用于整合快速累积的生物学、行为学和临床实验资料的范围和细节，促进最基本的疾病筛查和诊断，推动一个更准确、更精确的疾病分类（如一个"新型疾病分类法"）的发展，从而更好地服务于医疗。

为新型分类法提供资料而提出的"知识网络"类似于被广泛讨论的"个体化医疗（personalized medicine）"的概念，"个体化医疗"最近被总统科技顾问委员会（PCAST）定义为"为每位患者的个体特征制定医疗方案……根据对某种疾病的易感性或对特定治疗方案的反应将患病个体分成亚群。然后将预防性或治疗性的措施集中于那些有效患者，而免去给无效患者带来的费用和副作用"（PCAST，2008，p. 1）。还有人使用相关的术语"精准医疗"（precision medicine）作为一个相似的概念（见词汇表）。支持后者的人有一部分理由是因为该术语不会被曲解为每个患者的治疗方法都和其他人不同。然而，为了清晰地阐述，本报告中所提及的任何一种形式都是指 PCAST 的释义。

2　说的更清楚一些，委员会并不是建议所有的疾病都需要进行明确的分类，而是通过利用对疾病机理的分析最有效的分子机制来诊断疾病并提供有效的治疗。

信息栏 1-1　对任务的陈述

应国立卫生研究院主任的请求，国家研究委员会的一个特设委员会召开会议，来探讨创建一个基于分子生物学的"新型人类疾病分类法"的潜在框架的可行性和需求性。作为商议的一部分，委员会将举行为期两天的研讨会，邀请生物学和临床医学的专家讨论定义该新的分类法的可能性、必要性、范围、影响和效果。研讨会的与会者还将考虑该框架的一些关键元素，包括以下题目，但不限于：

- 收集各种各样的来自人类病分子生物学研究的现存资料以评估已知的部分，确定未知的部分并提出优先解决方案；
- 为选择、收集、存储和管理数据，以及提供访问和分析数据的有效管理机制和建设方案；
- 定义利益相关团体之间的角色和衔接，包括公共和私人资金提供者、数据提供者、医生、患者和公司等；
- 考虑如何解决随之而来的各种伦理问题。

委员会将考虑建议用少数的例子进行框架的初步测试研究。

由于在一致性的报告中提出了框架的建议，专案委员会将使用该研讨会的商议结果。该报告将会为政府和其他提供研究资金的组织关注人类疾病的分子生物学研究提供基础。但是，该报告将不包括有关资金、政府机构或政策问题的建议。

疾病分类简史

第一个尝试建立科学疾病分类的人是 Carolus Linnaeus，他开发的分类法现在仍然被用于生物体的分类。他于 1763 年发表的 *Genera Morborum*（Linné，1763）将疾病分成以下的类别：疹性的（发烧与皮疹）、炎性的（伴随严重的脉冲和局部疼痛的发烧）和痛苦的（疼痛）。因为当时对疾病的生物学基础没有足够的了解，这样的分类在很大程度上是失败的。例如，因为没有疾病的细菌理论，狂犬病由于早期出现脑功能障碍就被定性为精神障碍疾病。这说明疾病分类法如果脱离疾病的生物学基础，会误导和阻碍为研发更好的治疗手段作出的努力。

甚至在 100 年前，修订的《国际死因列表手册》（第二版）（Wilbur，1911）将肺癌和脑癌归类于"其他器官的癌变或未分类"；随着时间的推移成为疾病和相关健康问题的国际统计分类（ICD），没有说明 1 型和 2 型糖尿病之间的区别；内分泌疾病归类到普通的疾病中；类别中还包括"伤寒"、"营养不良"和"发现死亡"等。

经过 10 次修订，现今 ICD 仍然是最常用的疾病分类法（WHO，2007）。世界卫生组织（WHO）出版的 ICD-10 用于统计分析、赔偿和决策支持，使得它成为全世界医疗保健系统的主要组成部分。目前 ICD 正在进行大规模的修订，ICD-11 有望在 2015 年出版。

生物医学研究和医疗实践机构需要分类学

许多健康相关的体系是分类学的基础，如医学教育课程的组织机构、出版生物医学著作[3]、教科书和 ICD 这样的疾病编码系统。虽然我们对疾病已经有了一些科学认识，但是分类学（如 ICD）必须满足不断扩大的公共卫生和世界各地医疗保健服务机构的需求。世界卫生组织这样的机构必须能够准确和及时地掌握各大洲疾病的发病率和传播率情况，以便提出建议。同样，在美国，医疗保健行业都需要依赖于准确的疾病分类法，以跟踪提供的医疗服务，并确定赔偿金。这些机构都依赖于收集到的非常可靠的数据，用以做出影响数以百万计的患者的决定。在这种情况下，一套正式的疾病命名法对于明确的沟通和理解非常重要。定期更新 ICD 命名的现行做法是试图保持如下两者的平衡：①保证标准定义的疾病，能满足明确沟通用的术语的要求；②保证疾病分类法能反映疾病起源、病理分子机制及环境因素。

然而，部分原因是因为命名必须满足公共卫生和医疗保健服务机构的管理需要，目前的 ICD 分类法与大部分生物医学研究机构还没有建立起联系（图 1-1）。事实上，知道 ICD 分类法的基础研究人员并不多，使用这种分类法的就更少了。因此，两个有着广泛利益相关的群体—— 一个以生物医学研究者、生物技术和制药行业为代表；另一个以临床医师、医疗机构和付款人为代表，二者却被广泛认为彼此没有关联，只是不同的利益和目标，因此，对分类学的需求也不一致。这种误解是非常不幸的，因为通过基础研究和基础生物学、基础医学相关信息的大量积累，人们对于疾病将产生新的见解，这将使得彻底改变疾病分类、诊断、治疗发展、临床决策成为可能。然而，在完全实现更多个性化的治疗和改善患者的治疗效果之前，需要将这些不同来源的信息资源整合起来。

当前分类法错失的机遇

目前使用的疾病分类法中的一些特性限制了信息的容量和实用性。最重要的是，目前的疾病分类（包括 ICD-10 在内）主要是基于症状、病变组织和细胞镜检，以及其他学科的实验室和影像学技术，并没有考虑到用最适宜的方法来整合和开发快速增长的分子水平数据、患者特征和社会环境对疾病的影响。目前这个分类法整合基础知识的能力受到其基本结构的限制。疾病分类在过去一直依赖于层次结构，在这个结构中每种疾病再相继被分进不同的种类和亚种类。这种僵化的组

3　例如，PubMed/MEDLINE 作为一个被临床医生和研究者广泛应用的信息库，是建立在疾病的 MeSH（Medical Subject Headings，简称 MeSH，翻译为《医学主题词表》）网状术语结构层次上的。

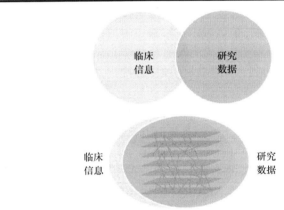

A

社区	目标	分类的意义
生物医学研究者 药物研发产业	阐明疾病机制 发现新治疗方法	动态 增加复杂度 更精确
公众健康官员 医学实践者 健康护理产业	跟踪疾病发病率 交付/管理健康护理	可扩展 精确 稳健 简单

图 1-1　将数据整合起来将有利于每个利益相关的机构。(A) 不同的利益相关机构有不同的分类学和信息需求。(B) 整合信息和巩固需求将更好地为所有利益相关者服务。资料来源：新型疾病分类法开发组织委员会

织结构阻碍了描述疾病以及各种致病因素之间复杂的相互关系。有些疾病有相似的分子机理但是却表现出不同的症状，这类疾病需要人工来进行分离。例如，*LMNA*基因突变可以明显地引起多种疾病，包括 Emery-Dreyfus 肌营养不良、腓骨肌萎缩轴突神经病变、脂肪代谢障碍、过早衰老等。尽管这些疾病有着明显的遗传、分子和细胞相似性，然而，目前这些疾病还是被归类到不相关的类别里。在以前依靠症状而不是依靠潜在的致病因素进行治疗的时代，这种分层分类方法可能已经足够，但是如果继续依赖症状分类的话，就会带来明显的不足，或许将阻碍在治疗层面对快速增加的病理机制进行探究的努力，这些研究在一些疾病的案例中已经得到成功的体现。

　　分类法的另一个限制因素在于其自身信息资源内在的静态特性。ICD 系统每三年进行一次小的更新，每十年进行一次大的更新。虽然 ICD-10 于 1992 年就已经发布了，但许多机构仍然使用的是 1977 年发布的 ICD-9。由于 ICD 在行政系统上实施的修订所花费的时间，导致目前的分类法已经过时了。此外，目前这套分类法的静

态结构无法在新型疾病参数产生效用时，将其适时的纳入到分类体系中来。鉴于有关疾病的分子性质的新数据在不断增加，静态的分类结构将显得尤其不合适。

目前正在努力修改 ICD 分类法就是试图解除这些限制。ICD-11 将基于一个基础层面产生出"线性化"结构（Tu et al.，2010）。线性化同时具有静态性和层次性，基础层面的设计旨在能够支持多重来源的不同层次和连接，并且保持不断的更新[4]。重要的是，新型分类法将能够把表型的现象层面描述与区别甚至是解释表型的基因组特性结合起来[5]。例如，不同的肺癌，可以用基因特性加以明确区分。对特定类型肺癌生物学相关的特定分子途径的认识可以用于指导为患者选择最适当的治疗方法，因而显得非常重要。

虽然 ICD-11 的发布标志着向前迈出了重要的一步，但是委员会认为这方面努力提供的信息量将会通过两个阶段的过程而大大增加，这个过程也将促进疾病知识网络的构建。本报告接下来的章节中将详细讨论，在这个知识网络发展的第一阶段将建立一个含有大量个体病例的分子数据、病历（包括社会和物理环境有关信息），以及健康状况的信息共享平台。委员会认为这一阶段应该与为患者提供临床治疗协同进行，而不仅是为了科研目的来进行专门的平台建设。第二阶段是知识网络本身的建设，这一阶段将涉及共享数据的挖掘，将这些挖掘的结果与科学文献尤其是在进化方面具有潜在致病的基础生物学机制的科学文献进行整合。

这样构建的疾病知识网络，将能够促进一个更加依赖分子生物学基础的疾病分类学的建设。例如，这种"新型分类法"可以针对特定基因突变导致的肌肉萎缩症患者制定更具体的诊断和靶向治疗。在其他情况下，这种"新型分类法"可以为有着迥异的临床表现但却拥有相同遗传疾病机制的患者提供靶向治疗的依据。

信息栏 1-2　一个弗莱克斯纳式的时刻？

教育家亚伯拉罕·弗莱克斯纳在 1910 年发布了一份革新美国医学教育的报告，该报告主张医学教育的专业化、提高学术水平并与基础科学紧密结合（Flexner，1910）。随着更加重视科学研究的学术性医学中心的增加，以及（第二次世界大战后）通过美国国立卫生研究院及其他公共或私人实体显著增加的研究经费，这些都是让美国能一直处于医药研究领域的全球领先地位，发起生物技术工业并开创无以计数的医疗保健领域科学创新的原因。

如今分子生物学知识处于一个急速膨胀的阶段，由此创造的效益丝毫不比 20 世纪

4　值得注意的是国际肿瘤疾病分类（ICD-O）已经尝试收集与疾病定义有关的基因组数据。世界卫生组织（WHO）出版的肿瘤病理学和遗传学专著的第三套丛书中，试图整合已知的基因组数据用于疾病定义，事实上今天许多肿瘤的类型都是通过分子定义。

5　ICD-11 修订过程中与 SNOMED——国际医学术语标准化与研发组织（IHTSDO）公布的医学系统命名法密切合作。SNOMED 是一套大型的，以临床为主体，采用高级代码整合更多的分散数据。WHO 和 IHTSDO 签署了一项备忘录：两套分类系统间彼此互补，而不是竞争。目的是协调两套系统在整体层面上保持一致，而 ICD-11 的扩展部分也将成为 SNOMED 的组成部分。

早期伴随着医学专业化和生物医学研究产生的那个阶段少。事实上，正如梅奥诊所教授、ICD-11 开发的主要领导人 Christopher G. Chute 博士在委员会的研讨会上所说，医学的基因组转化的潜力"远远超过抗生素和无菌手术的引进"。然而，想要实现分子变革的全部潜力，需要（或必须实现）在弗莱克斯纳式的规模上重新思考生物医学研究和医疗保健。创造一个巩固和整合了基础、临床、社会和行为信息的知识网络将有助于命名一个新型分类法，促进改善后的、更加个体化的医疗保健的传播，也将成为这场革命性改变的关键因素（Chute，2011）。

整合各类信息并服务于所有利益相关者的信息共享平台、知识网络及新型分类法

　　正如这篇报告中稍后将要提到的，委员会认为信息共享平台作为疾病知识网络和新型分类法的基础，应该与地理学信息系统（GIS）——用来获得、存储、操作及分析所有类型的地理学参考数据，并且能够在谷歌地图（图 1-2）等一些应用软件中深入浅出的获得这些数据（ESRI，1990）的信息平台——有某些相似之处。而大多数用户能够在具有高附加值的水平上对知识网络和新型分类资源产生互动，而非仅仅在信息共享的基础层面上（图 1-3）。使用该疾病知识网络的研究者

谷歌地图: GIS层
由地理定位构成

资讯共享空间
由患者个体构成

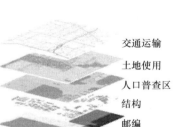
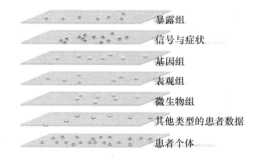

交通运输
土地使用
人口普查区
结构
邮编
光栅图像

暴露组
信号与症状
基因组
表观组
微生物组
其他类型的患者数据
患者个体

图 1-2　信息共享平台可能具有 GIS 式结构。之前提到的以个体为中心的信息共享平台（右图）在一定程度上类似于 GIS（左图）的第一个图层，两者都以最底部的图层规定了所有覆盖层。然而在 GIS 中，任何连接图层并且与图层信息关联的垂直线的顺序都是由地理位置信息决定的。相反，在知识共享平台中，每个覆盖图层中的数据都是以复杂路径的形式叠加在患者图层上面（如具有相似微生物种群或相似症状的患者可能具有很大的基因组序列差异性）。资料来源：FPA，2011（左图）

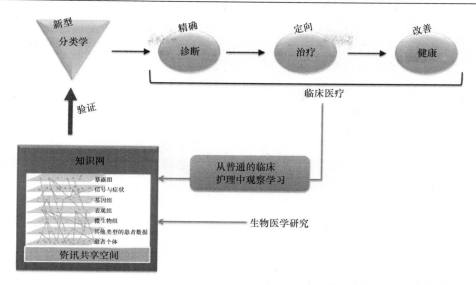

图1-3　一个疾病知识网络可能会产生一个新型分类法。一个整合了所有现存的生物学知识的、以个体为中心的信息共享平台，将会产生一个获取对个人健康具有决定性的极度复杂影响因子或发病机理的疾病知识网络。疾病知识网络将允许研究者假设新的层内集群及层间关联。疾病知识网络中呈现出的经过确认的研究结果，像一些有助于定义新型疾病或对疾病在重要临床影响方面（如对患者的疾病预警和治疗具有重大影响）进行子分类的结果，将会最终整合至"新型分类法"中以提高疾病的诊断和治疗。资料来源：新型疾病分类法开发组织委员会。

可以提出针对各种层内联系及层间联系重要性的科学假设，这些联系或有助于研究疾病的发生、严重程度及发展趋势；或能够为特殊疾病在不同分子机制、疾病预测甚至于疾病治疗的过程中提供信息支持。提出某些假设后，将会通过测试来确定它们的有效性、可重复性及稳定性，然后疾病知识网络中会呈现出一些有助于定义新型疾病或对疾病在重要临床影响方面（如对患者的疾病预警和治疗具有重大影响）进行子分类的经过确认的研究结果，这些结果将会最终整合至"新型分类法"中以提高疾病的诊断和治疗。无论"新型分类法"是否能够真正实现对ICD分类法进行修改，也不管其是否可能代表了一个与ICD及其他分类法并存的分类体系，通过疾病知识网络建立并精确化的"新型分类法"必将依赖于一系列因素。然而无论如何，致力于建立疾病知识网络基础上的新型分类法，必将会对生物医学中发现患病机制、细化疾病分类及改善医疗护理等相关信息带来显著的量变及质变。

报告的基本原则和组织结构

当今，生物医学研究和医疗保健正在发生历史性转变。信息技术、临床医学和公众对于管理科学、医学和社会关系相互作用方式的态度都在不断变化。

疾病知识网络能够收集生物医学领域的成果并即时发布报告，以及应用在分子水平上定义个体疾病的易感性和病程进展。通过发展更精确的分子水平的疾病分类法，该网络很可能在全球范围内的公众健康和医疗保健传播社区中发挥重要作用。

本报告列出了发展这种疾病知识网络和相关的新型分类法的实例。第 2 章提出"为什么是现在？"。这一章考察了基础研究、信息技术、临床医学和公众态度的基本趋势。该趋势已经引起了一个影响生物医学研究和医疗保健传播的前所未有的机会，并将惠及所有利益相关者。

第 3 章提出"疾病知识网络和新型分类法是什么样的？"。这一章描述了为什么该系统必须是动态的、不断发展的、综合的、灵活的，以及为什么它需要被质疑。这些质疑来自大量的从基础研究的科学家到临床医生、医疗保健工作者和普通公众。

第 4 章提出"我们如何实现目标？"。这一章描述了需要进行的一系列预实验研究来评估建立一个以个体为中心的信息共享及其衍生的知识网络和新型分类法的可行性，并开始探索这些能够用于改善个人健康状况的资源的有效性。这一章还讨论了在疾病知识网络和其产生的新型分类法像预期那样达到提高人类健康的目的之前需要克服的障碍和医学教育方面所需的改变。

第 5 章，报告的结尾是一个结束语，结语中概括了委员会提出建议的基本原则并描述了本报告中提及的新的资源将如何满足基础科学家、转化医学研究者、政策制定者、保险公司、实习医生、临床医生以及患者等广大人群的需求。

2 为什么是现在?

数据密集型生物学的兴起、信息技术的发展，以及医疗保健体系模式的转变，为通过发展知识网络以及与之相关的疾病新型分类法（需对生物学知识、患者信息和以目前还达不到的规模产出的数据结果进行整合）而提高疾病的诊断和治疗模式创造了一个无法忽视的机遇。促成这一机遇的关键条件有以下几点:

- 具备了以 20 年前不可想象的规模收集患者分子数据的新能力;
- 利用分子生物学的知识来提高疾病的诊断和治疗的成功率;
- 信息技术的发展，如电子健康记录的出现，使得获得大量患者的详尽临床信息以及从海量数据集中寻找未知的内在相关性成为可能;
- 随着生物医学研究和医疗保健体系的根本性转变，一场利益相关者之间的"完美风暴"正在发生;
- 大众对于分子数据和医疗保健信息隐私的态度正在发生转变。

科学研究、信息技术、医学及公众态度正在经历着前所未有的转变。生物学目前具备了在系统水平上以 20 年前不可想象的规模整合分子数据的能力。多种技术的发展使收集、整合、分析及传播健康相关的生物学数据能够用于推进生物医学研究和临床治疗成为了可能。同时，由于生物分子对健康和疾病等复杂问题的影响而产生的巨大挑战正日益严峻，亟需开发有效的解决办法。所有这些改变为生物医学科学家和临床研究人员携手促进新知识的发现和提高医疗保健体系提供了一个机遇。正如本章所讨论的，委员会成员一致认为最好通过大量的、长期的资助来建立信息共享、疾病知识网络以及疾病新型分类法等来抓住这一机遇。

生物学已经成为了数据密集型的科学

DNA 测序技术的飞速发展有力地说明了生物学已转变成为一门数据密集型的科学。最先描述实际可行的 DNA 测序方法的文章发表于 1977 年（Maxam and Gilbert，1977；Sanger et al.，1977）。这些测序方法需要对 DNA 分子进行放射性标记、手工配制大块电泳凝胶，以及需要操作人员具备生物化学和 DNA 重组技术等专业知识。尽管这些早期的 DNA 测序方法对生物学研究产生了深远的影响，但1997 年以前（NCBI，2011a），DNA 测序核心数据库——GenBank 中存储的序列总量不超过 10 亿碱基对（大概是一个人类基因组的 1/3），而且还是在第一代自动测序技术广泛应用之后才达到了这一数据量。从那时到现在，已有大于 3000 亿个碱基对（Benson et al.，2011）被存储，说明了近二十年来基因组数据一直在持续激增。

　　美国国家人类基因组研究所评估，在 2001 年进行个人基因组全测序的成本为 9500 万美元（Wetterstrand，2011；图 2-1）。从那时起，测序成本以电子领域的摩尔曲线类似的轨迹呈现指数下降，这意味着测序成本每两年下降 50%，到了 2007 年的春季，据估计，完成单个人体基因组全测序的成本接近 1000 万美元。在同一时间点上，基于大规模平行测序和小型化分析的第二代自动测序仪的引进，使得测序成本以远远偏离摩尔曲线的速度下降。最新的数据是，预计 2011 年 1 月，完成单个人体基因组全测序的成本据估计为 21 000 美元，而且这一成本还在急剧的下降，使得"一千美元一个人类基因组"的目标有望在几年之内完成。尽管全基因组测序的成本相对大多数的临床实验检测而言现在仍然显得昂贵，但从测序成本的下降曲线来看，毫无疑问的是，在几年之内测序成本将会降到许多常规临床诊断的价格范围之内。全基因组测序成本将会很快比许多当前广泛应用的遗传检测更便宜，并且测序成本相对于常规医疗保健的花销将可以忽略不计。因此，DNA 测序成本将很快不再成为限制因素（MITRE Corporation，2010），取而代之的是，对基因组序列的临床应用以及公众对其作用的认可将推动未来 DNA 测序的发展。

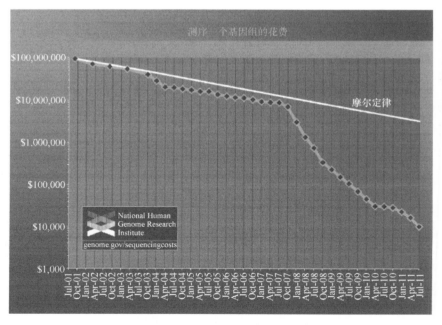

图 2-1　全基因组测序的价格下降曲线。全基因组测序的成本比摩尔定律下降的快。随着测序成本持续快速下降，"千元基因组"的目标将在几年之内实现。图片来源：Wetterstrand，2011。

不可否认的是，DNA 测序的成本曲线即便是以高技术的标准来看，仍然是一个罕见的成功案例。尽管如此，它绝不是唯一案例，在分子数据分析的其他领域也有与之平行的飞速发展，如对海量小分子代谢产物和蛋白质的分析以及单分子的检测，为许多以数据密集为特点的分子实验方法应用于生物医学研究和临床医学扫清了经济上的障碍。这些技术极有可能实现对疾病的监控并最终实现与健康和疾病相关的复杂分子网络的功能。

整合医学与数据密集的生物学所面临的机遇

人体生理机制比任何已知的机器都更为复杂。每个人体的分子独特性体现在"个体化医疗"所展现的令人兴奋的前景以及所面临的巨大挑战中。人类个体间的典型差异表现在不同个体基因组之间数以百万计的差异位点上（Ng et al.，2009）。在这些差异位点中，至少有一万个已经被科学家发现具有改变生理的潜在作用，而这样的功能位点数随着对基因组认识的深入必将增加。考虑到患者个体间的差异，所有这些新的遗传信息都将极有可能帮助提高对疾病诊断和治疗的水平。现在已经具备了鉴别这些遗传差异的技术，而且在一些情况下，还能够推测它们对患病风险以及疗效的影响。已有一些与此相关的成功案例。然而，这些努力现在受制于缺少基础设施，这些基础设施是整合分子信息与常规医疗保健系统产生的电子医学记录所必需的。

人类微生物组计划为人类医疗保健带来了另一机遇。生活在人体内以及体表的微生物据估计超过了人类体细胞数目的 10 倍。"如果将人体看作是微生物和人体细胞的组合体"，那么"人类遗传图谱便是人类基因组和微生物基因组的集合"，而"人体代谢特征"便是"人体和微生物特性的混合体"（Turnbaugh et al.，2007）。已经证实与人体菌群结构和功能改变有关的疾病数量在不断增长，包括肥胖、炎症性肠病、胃肠癌、湿疹及银屑病。研究人类微生物菌群的终极目标是更好地认识不同个体和群体间微生物菌群改变对人体健康的影响，以及运用这些信息并借助抗生素、益生菌和益生元等来治疗特定的菌群失调所产生的疾病。而这一领域现在还处于起步阶端，随着对人类微生物菌群及其功能认识的深入，它将帮助实现疾病分类以及研制针对人体和人体寄生菌的药物。

现在已有一些受益于对人类基因组和微生物组的研究而提高了患者疗效的引人注目的例子。

- 一些患有高胆固醇的患者是低密度脂蛋白受体编码基因突变的杂合基因型，这一基因型出现的概率为每 500 人中有一个。对这样的患者，如果仅仅想依靠干预生活方式来降低患早期心血管疾病的概率是徒劳的（Huijgen et al.，2008）。因此，如果能够发现那些带有编码功能异常受体的突变基因的患者，便有可能让这些患者提早服用他汀类药物，而不是试图通过控制饮食和增加运动来降低体内胆固醇的浓度。有确凿的证据表明，提早服用他汀类药物对于这些患者进行有效治疗是十分有益的。

- 在美国，据估计有 0.06%的美国人带有突变的抑癌基因 *BRCA1*，有 0.4%的美国人带有突变的抑癌基因 *BRCA2*（Malone et al.，2006）。这些突变使得罹患癌症尤其是乳腺癌和卵巢癌的风险大为增加（King et al.，2003）。带有这些突变的女性可以通过增加癌症筛查，或者通过手术预先切除乳腺或卵巢来降低患癌死亡的风险（Roukos and Briasoulis，2007），而在这些突变被发现之前，要确定哪些人带有这些突变或者采取哪些措施来降低风险基本是不可能的。

- 肺癌患者可以根据遗传信息分成截然不同的群体，并根据不同的群体采取不同的治疗手段（见信息栏 2-1）。

- 许多胃溃疡的病例以前认为是由压力过高或其他非感染性因素而引起的，现在已经清楚地认识到胃溃疡是由在人群中普遍存在的幽门螺杆菌在胃部的过度繁殖而引起的（Atherton，2006）。这一发现从根本上改变了对胃溃疡的治疗方案。幽门螺杆菌的侵染被认为极易进一步发展为胃癌，因此对这一侵染加以干预不但能帮助治疗胃溃疡，而且可能帮助降低患胃癌的风险。此外，流行病学研究以及其他的数据表明，幽门螺杆菌的侵染可能降低了个体患过敏症状甚至肥胖的可能性（Blaser and Falkow，2009），这说明，这一微生物的侵染与人类健康和疾病之间复杂的关系亟待阐明。

- 在过去的十年中，遗传分析使得对 2 型糖尿病的分类更为准确。对葡萄糖中度不耐受以及有明显糖尿病家族史的青少年，以前常被归为"青少年发病的成年型糖尿病（MODY）"。MODY 现在被认为是一系列特定的、影响胰腺 β 细胞功能的遗传突变所致（Fajans et al.，2001），因此美国糖尿病学会将 2 型糖尿病的分类以特定的遗传缺陷表示（如 7 号染色体，葡萄糖激酶突变型；12 号染色体，肝细胞核因子 1α 突变型等）从而代替了笼统的 MODY 表述。将来随着 2 型糖尿病特定遗传突变类型的不断增加（伴随着对 2 型糖尿患者诊断的清晰度的增加），一个动态的、持续发展的疾病知识网络是不可或缺的。

人类基因组和微生物组计划仅仅是展现生物学信息指导健康保健潜能的两个例子。其他分子生物学的数据（如表观遗传学和代谢组学的数据）也同样有这样的潜能，患者的病史信息和生活环境信息，以及社会心理或行为信息将来都需要整合入疾病知识网络以及疾病的新型分类法中，以提高对疾病的诊断和治疗。

信息栏 2-1　区分肺癌的类型

在美国以及世界各地，肺癌是导致癌症患者死亡的主要疾病，每年引起超过 100 万的患者死亡（ACS，2011）。传统上，肺癌根据组织学观察主要被分成两大类型：小细胞肺癌和非小细胞肺癌。非小细胞肺癌又可以根据组织学观察再细分成三个亚组，即肺腺癌、鳞状上皮细胞癌、大细胞肺癌。

从 2004 年人们便开始研究驱动非小细胞肺癌的分子机制（图 2-2）。引起细胞非正常增殖的基因突变是非小细胞肺癌的主要因素，这些驱动突变对肿瘤形成和维持是必需的。如果关闭这些功能异常的突变蛋白，便可以确保获得显著的抗肿瘤疗效。

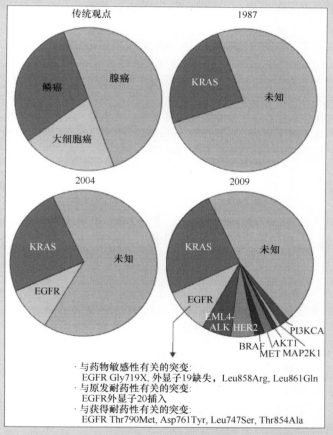

图 2-2　对非小细胞肺癌的认识在最近十年间已经发生了彻底的改观。在过去的二十年间，传统的基于组织学观察的肺癌分类已经被基于驱动突变的分类所替代。在 1987 年，基于驱动突变的肺癌分类还很粗浅，当时只有一个驱动突变——KRAS 被发现。然而，这一粗浅的分子分类法随着更多遗传信息的产生以及更多驱动突变的发现而得到了提升。与此相近的方法将可用于提高许多其他疾病的诊断、分类以及治疗。图片来源：Pao and Girard，2011

　　2004 年，有两种抗肺癌的药物相继面世——Gefitinib 和 Erlotinib，这两种药物具有抑制受体酪氨酸激酶的功能，其中包括表皮生长因子受体（EGFR）。现已清楚这些受体可以传递促进细胞增殖和生存的信号，而这类信号的增加便可能引发一些癌症。在早期的实验中，这些药物在大约 10%的非小细胞肺癌患者中显示了显著的抑制肿瘤的效应（MSKCC，2005），但对其他的患者则没有任何疗效。尽管这些药物抑制肿瘤效应的分子机制在那时还不清楚，但在一些患者中显示的显著抑制肿瘤的效应已经足够可以让美国食品药品监督管理局在 2003 年批准生产这些药物。由于当时不清楚疗效显著的患者仅仅是具有特定生物学特征的一个小群体，因此这些药剂对大多数肺癌患者毫无疗效，反而增加了医药费和副作用。可想而知，这些药剂在一些临床应用中极有可能失败，因为在前期的实验中，实际产生疗效的患者仅仅在应试患者中占了很小的比例（Pao and Miller，2005）。

　　随后发现，疗效显著的患者癌细胞中携带了激活 EGFR 信号通路的突变基因（Kris et al.，2003；Lynch et al.，2004；Paez et al.，2004；Pao et al.，2004）。这使得预测这些药物将会对哪些患者有疗效、仅仅对这些患者实施这种治疗方案成为了可能。同时，这将促使设计更多有效的临床试验、降低治疗成本，并能提高治疗效果。

　　从那时起，许多研究将肺癌通过驱动突变进一步分为多个亚群体。并非所有这些驱动突变当前都能被药物识别，而且癌细胞很快能产生出对于相应作用药物的抗性。虽然如此，这些新的知识仍可以促进发展新的靶向治疗药剂，并有可能延长和提高癌症患者的生存质量。

更好地理解表型与基因型之间的相互关系成为
当前最迫切的需要

　　尽管对分子特征以及表型之间关系的认识已经取得了显著的进步，但当前仍急需更好地认识这一关系以及借助这一关系发展针对单个患者的治疗方案。*BRCA1* 和 *BRCA2* 基因便是一个很好的例子。在一些患者中发现的 *BRCA1* 和 *BRCA2* 突变使得在这些个体中判断患癌风险成为可能，并使他们可以通过增加癌症筛查和预防性手术来规避这些风险。一个进行 *BRCA1* 突变分类的数据库近来列出了这一基因 2136 个不同的突变（NHGRI，2011）。其中 1167 个突变被这个数据库的管理者判定为有可能具有显著的临床效应，而剩余的大部分被列为未知临床效应的突变位点。在那些被认为具有显著临床效应的突变中，一些高风险突变被认为比其他的突变更容易引发癌症（Gayther et al.，1995），但是对于许多高风险突变将会在多大程度上引发癌症仍然不很确定（Fackenthal and Olopade，2007）。

　　因此，携带有 *BRCA1* 和 *BRCA2* 突变的个体被迫在信息不全的情况下选择治疗方案。这些突变在多大程度上增加了她们患乳腺癌和卵巢癌的风险，以及患癌风险随着年龄增长将会发生怎样的变化？她们是否应该进行乳房或卵巢切除手术？如果做切除手术的话，什么时候合适？她们是否应该等到生了孩子之后再进行切除手术？如果是这样的话，又将会对她们患癌的风险产生怎样的影响？所有这些现实生活中的抉择严重影响着个人生活及医疗保健的支出。

并不是非要建立在如此零碎的信息基础之上来对这些治疗方案进行选择。如果医疗保健体系能对所有 *BRCA1* 或 *BRCA2* 基因突变呈现阳性的患者进行长期追踪，将会有可能确定带有每种突变的个体有多大比例会患癌症、患了哪一种癌症，也有可能评估预防性手术在多大程度上降低了患癌风险。这也有可能评估增加癌症筛查所产生的效应，评估对这些患者进行检测的最佳方式，以及对因为增加检测而引起的假阳性结果进行后果评估。到目前为止，沿着这一路线的努力仅仅基于中等数量的患者及群体，而这并不能很好的代表一个更大的群体，因为整合更多数量患者的遗传信息、治疗方案以及数据结果现在还是不切实际的。然而，近来在基因组学及信息技术方面的进步使得整合已有的大数据集来系统地解决这些问题成为了可能（信息栏 2-2）。

信息栏 2-2　前瞻性队列研究——一个特殊的角色

我们对"风险因子"的了解源自流行病学观察研究复杂疾病，不是通过病例对照研究，一系列案例的方方面面都与合适的对照相比较，或者通过预前瞻性队列研究，大量的病例被长时间跟踪，将那些生命过程中患了某种病的人与大量的未患该病的群体进行比较。

例如，我们对生化因子预测值的了解是通过血浆或血清中胆固醇和其他脂类与患心脏病的风险间的关系进行计算的，从队列研究（费雷明翰）结果预测后得到的。前瞻性研究具有特殊的价值，因为疾病的发生和治疗可能改变生化因子的水平，所以基于一系列已有病例对生化因子水平的推断有可能是有偏差的。这些生物标记物可与生活方式风险因子（如吸烟和体重指数）和诊断后改变的指标（如血压）结合，来建立费雷明翰风险值。费雷明翰风险值被广泛用于预测 10 年中心脏病发病的风险（Anderson et al.，1991）。风险值是基于 5500 多个病例获得的，这些人中有数百人罹患了冠状动脉硬化心脏病（CHD）。本研究所采用的样本量对常见的疾病是足够的，如冠状动脉硬化心脏病，或者像血压、骨密度等可以定量的指征。这些指征每个患者都有，但对一些较罕见的疾病，如特定位置的癌症，则不能提供足够的病例。大规模的队列研究如 Nurses 健康研究（Missmer et al.，2004）和欧洲癌症前瞻性研究项目（EPIC）（Kaaks et al.，2005），已经探索了人体内的类固醇激素水平与队列中数万个女性罹患乳腺癌概率间的关系，在这一队列中有数百人确诊为乳腺癌患者，但因为队列数量依然较小，所以患者数量在 FHS 统计中也较小。在研究权重较小的风险因子或研究多风险因子间相互作用时，即使进行大量的队列研究，也会因为病例太少而没有足够的统计学意义，美国国家癌症研究院乳腺和前列腺联盟（Campa et al., 2005）也要收集至少几千个病例来提供足够的统计学证据。对非常见疾病，病例太少不足以进行队列研究。

一些国家已经建立了非常大规模的前瞻性队列研究，如英国的 BioBank 项目涵盖了50 万人（Palmer, 2007），在美国也倡导了相似的研究（Collins, 2004）。然而，在美国征集 50 万或更多的人参加这样一个项目，跨越几十年来收集医疗诊断信息并最终建立一个研究数据库，保守估计需要几十亿美元（Willett et al., 2007），而且需要该方案的许多可行性问题都可以解决。

一个具有合理信息和内容管理机制的知识网络，能够产生相似的、具有大梯度的样本集和数据，这些数据是通过提供标准的医疗护理获得的，而不是作为研究工作在医疗保健系统的延伸。

不同个体间有许多基因的差异都可能会对患病风险及治疗方案产生显著的影响，*BRCA1* 和 *BRCA2* 仅仅是这些基因中的两个。基因组中大概有 20 000 个基因，而且许多基因像 *BRCA1* 一样可能具有致病相关的等位基因。这些突变中即便是只有一小部分对患病风险或者疗效具有显著的影响，也有可能通过大量的努力来评定表型和基因型之间的相互关系以显著提高疾病的检测、诊断和治疗。通过整合患者的基因型、健康信息和数据结果，一个新型疾病分类将会发现更多新的、对人体健康有显著影响的遗传突变。

有充足的理由相信遗传信息对大多数常见疾病的影响是复杂的。对于每位患者，多个基因的突变将会影响疾病的发生、发展以及对治疗的反应，环境对这些过程的长期调制将会是一种规律而不是例外。由于基因组测序技术的飞速发展，近年来的突破主要集中于基因组学领域，将来可能会看到在认识表观遗传、环境、微生物以及社会因素对于患病风险和疾病发展方面取得可以比拟的巨大进步。在这些情况下，十分有必要对疾病进行更细致的分类，更多地参考生物学机制，并借助于能对新信息在多层次上进行整合的动态知识网络。解析其对人类疾病的各种影响将是 21 世纪所面临的一个巨大的科学挑战。

信息技术的巨大进步正在推进系统性的变化

美国和其他国家正投资数十亿美元实施电子健康记录（EHR）以提高临床护理。电子健康记录的不断发展给我们提供了一些新机会，使得我们能够整合健康信息和生物数据，进而找到临床检测结果、患者数据和疗效间的新关系。

- 电子健康记录功能的不断完善和类似查询工具性能的提升，使我们可以针对多种疾病、针对大量的患者进行研究。可以利用电子健康记录来选择研究所需要的患者，如患有类风湿关节炎的患者和对抗抑郁药物具有耐药性的患者。从这些患者中可以征集样本或收集他们废弃的临床样本进行研究分析。

- 在对生物银行或群体目标进行研究时，电子健康记录可以提供额外的临床特征或帮助弥补群组或生物银行中研究目标所遗失的信息。另外，这个结果花费更少的钱，包含更多患者的临床特征，并与生物样本相对应，能够用来进行分子研究。所研究的问题能够以更低的费用，更快的得以确定。这比当前所采用的设计宏大、劳动密集的研究方案好很多。

- 电子健康记录允许对数百万的人口进行纵向的研究。当电子健康记录与基因组信息相关联时，产生了电子健康记录基因组学研究。电子健康记录能够提供大量的研究目标及许多少量样本所不能解决的问题的细节信息。

在使用电子健康记录的数据时仍存在许多困难，但这些困难都是可以克服的。电子健康记录能够提高临床护理水平所具有的成本优势和潜力，使推广和加速使用电子健康记录进行研究成为首选。在美国，已经有几个医疗保健系统开始运行，将积累的大型电子健康记录数据库与临床生物样本相关联。值得关注的有哈佛大学医疗保健 i2b2 项目、Vanderbilt BioVu 项目（Roden et al.，2008）、UCSF-Kaiser 联合项目（第 4 章中讨论）、eMERGE 网络的多个中心（McCarty et al.，2011）（见信息栏 2-3）。

信息栏 2-3　eMERGE 委员会

电子医疗和基因组学记录网络（www.gwas.org）是一个由 NIH 资助的委员会，该网络有 5 个研究机构将拥有的数据链接到电子记录（所有的研究机构都同意共享他们的基因组学结果给美国国家医疗图书馆的 dbGAP）。委员会的目标是评估电子记录作为一种资源在基因组学中的应用。该项目包括伦理、社会参与、使用通俗语言解释 EMR。美国研究机构独立提供 3000 个样本的全基因组关联研究（GWAS），这些样本都有一种特殊的、我们感兴趣的表型（如 2 型糖尿病、白内障、痴呆、心脏病和外周血管疾病）和相应的对照组样本。

从委员会的经验中，我们已经学到了几个重要的课程。第一，从日常的临床护理得到的患者数据，已被证明是重复进行基因组学和表型关联研究的可用资源，早前报道的关联研究仅在认真分类的研究群组中进行。第二，尽管各研究机构开始都认为自己拥有足够大的有效样本和疾病的发生比，具有足够的说服力，但在大部分情况下需要对整个网络中的数据进行基因组范围的关联研究。第三，高质量的 EMR 驱动的表型研究需要 4 个元素：编码（包括 ICD 编码，尽管编码需要重复多次以验证可用），实验室医疗结果，医疗历史，通俗语言的症状描述。对这些编码、实验结果和医疗历史，最基本的要求是能够从这些元素有限的文字描述中获取高质量的表型，这样才能获得高的预测值。第四，尽管 5 个电子医疗系统具有完全不同的结构、编码系统、用户界面和用户，一旦整合在一起，通过网络进行的信息传输不会对它的特异性和精确性有任何降低。

另外一个重要的收获是，eMERGE 委员会需要解决的主要障碍是政策相关问题，而不是技术问题。例如，一个已经解决的问题是数据共享和患者隐私问题，以及相关的法律法规的应用（eMERGE 已经部分解决了这个问题，制定了一个简化的数据使用同意书，见附录 D）。

EHR 系统覆盖了人类疾病中很广的范围，他们提供了独一无二的机会来探索基因型和表型间的关系，这些基因型-表型可能与多种疾病相关。正如 Jones 等（2005）提到、由 Denny 等（2010）实施的，所有疾病都可以用 EHR 扫描发现这些疾病与任何遗传变异或一系列变异间的关系。例如，与糖尿病相关的单独的遗传变异（单核苷酸多态性），在一个标准的遗传学研究中能够迅速被评估，评估其与每一个 EHR 所获取的表型（如心脏病、吸烟史、甲状腺功能不全）间的关系。这个方法已经被通俗地命名为 PheWAS（表型组关联研究），与已经广泛开展的GWAS（全基因组关联研究）相反。这样的扫描可以显示病因的关联性，或者是一个病理学偶发症状，或者是部分更广泛的致病型（Loscalzo et al.，2007）。这个方法提供给我们一个机会，通过一个多变的疾病类型来探索病理学机制广泛的边界，这个问题通过单一的表型研究不可能解决。关联研究检测基因型和表型间关系的能力常受限于当前对疾病的分类法的精细度和精确性。基于知识网络驱动的疾病分类，利用不同的生物学方法将大大增强关联研究的能力以揭示新的视角。

从非正式的数据源收集信息

社交网络的爆炸式增长，特别是与健康问题相关的言论，也可以作为健康和疾病新的数据源使用。已有证据表明，这些可选的、非正式的医疗保健数据源，包括个人通过社交网络和电话分享的信息，能够极大地帮助收集疾病和健康数据（Brownstein et al.，2008，2009，2010a，b）。

许多传统健康记录未涉及的数据对生物医药研究和医疗实践用处极大。从大量人群中获取的非正式的报告［也称为"众包（crowd sourcing）"］，进行正确的过滤和优化后，产生的数据成为传统数据源信息的补充。有一个例子，是利用网络中的信息监测人群中疾病的扩散。还有个例子，一个称为健康图（HealthMap）的系统，利用一个全自动的系统每小时对 5 万多网站进行一次扫描，能够监测墨西哥维拉克鲁斯地区异常的呼吸性疾病的发生，比传统的公共卫生机构提前数周得到结果（Brownstein et al.，2009）。当没有专门的公共卫生机构或医疗保健机构能够了解 H1N1 的情况时，通过网络也可以在全球范围内监测 H1N1 的传播情况。

移动电话也有极大的潜力，特殊患病人群使用了安装特殊应用软件的移动电话。例如，最近的一个名为 Outbreaks Near Me 的软件允许用户通过它的移动电话了解周围邻居中疾病的发生情况。人们也能够将情况汇报给系统，将他们的个人健康信息上报至系统中。

许多社交网络站点是围绕特殊患者的身体状况构建的，允许个人将未整理的医疗效果信息共享出来。对这些信息按照正确的伦理指导进行挖掘，能够提供一个新的机会来监控医疗效果。例如，谷歌已经挖掘未识别的数据构建一幅流行性感冒的趋势图。这些低成本收集健康信息方法的进步创造了一个新的机会，可以整合信息以增强对疾病的诊断和治疗。

临床医学和基础科学的整合

传统上，医生办公室或诊所会与几个学术研究实验室有直接的联系。在这样的条件下，以患者为核心的研究，要求研究机构和临床机构有明确的工作划分，特别是涉及患者或用最新的科学技术或实验设计从患者处得到的样本时。典型的研究模式：研究人员通过非正常的转诊网络与医生签定合同，对研究人员感兴趣的患者进行治疗。一旦患者被招募进入研究，小到一个组织样本和一点的临床信息都被传给研究机构，该机构维持自有的基础设施，包括伦理审查委员会、诊所助理、临床评估中心、仪器仪表、实验室员工和数据分析中心。处理大量的患者群体时，这种方法常产生描述性的、不确定的结果。甚至，提供样本的患者不愿意关注研究进程或反馈治疗效果[6]。这一研究模式设计时就没有考虑到这些因素，因此不适于对患者进行长期的跟踪。

尽管传统的研究方法很好地对假设进行大量验证，但这一方法不能回答目前人类健康所遇到的问题，这些问题通常都是开放式的，且范围大于过去传统方法所解决的问题。基于委员会的经验和研究期间多个利益相关者的投入，经过两天的研讨会，委员会总结出以下几个传统的研究设计不能满足当前需要的原因。

- **要求非常大的样本量，因此大部分的研究不可避免的没有说服力**。正如上面强调的，与基因型和表型间关系相关的问题的数量和复杂度是非常多的。带有特殊基因型和表型信息的患者是非常稀少的，通常很难或不可能预先识别。只有当分子和临床信息能够整合在一个巨大的患者群组中时，才能够识别和征集到足够数量患者，且有关于患者的临床可操作信息。

---

6 举一个典型的例子，如弗雷明翰心脏研究和健康护理中心从一开始就计划对患者进行长期的研究，参见表 2-2：前瞻性队列研究。

- **传统设计中的高成本大部分都不是必需的,在研究机构和临床机构中越来越多的基础设施是冗余的。**大部分需要进行的数据密集的、大量患者的分子研究在医疗保健系统中已经存在,或者将存在于越来越多大型的合作医疗保健机构中,这些机构会收集越来越多的患者资料,电子健康记录被越来越广泛的应用,医疗诊断逐渐通过分子分析来确定(特别是在肿瘤学范围,但在其他附属专业也呈增长趋势),一致的治疗意见将整合疗效和分子研究结果。

- **鼓励构建封闭系统,而不是开放系统。**致力于构建上述基础研究设施的研究人员、培养医生网络、引导伦理委员会并不鼓励广泛共享患者的样本和数据。事实上,年轻的调查员们为了融入这个系统必须克服一系列来自以患者为核心的研究障碍。另外,许多有天赋的生物医药研究人员选择模式生物作为研究对象(如果蝇、蠕虫和鼠),这些人很少有机会与临床研究人员分享视角和合作。

- **使得大多数的研究人员和医生分离,缺乏交流。**目前的生物医学培训系统将研究人员和医生在早期教育阶段就进行分离,给予专门的培养,但这样所学到的知识有限。目前的生物医学系统天然的孤立、不鼓励跨学科间的合作,在培养、教学设计,以及研究工作的优先级和科研新发现的转化上都有很大的负面影响。

- **不能够对患者进行长期的跟踪研究。**在第一代的基因型-表型研究中,没有要求长期的随访研究,所研究的问题通常是"是否所有的囊性纤维化患者 *CFTR* 基因有功能缺失的突变?" 因此,研究人员试图寻找特殊表型和导致这一表型的基因型间的因果关系,确认是否正确的进行了诊断。然而,遇到这样的问题——"具有特殊基因型的囊性纤维化患者经过几十年的特殊治疗后是否有好转"时,就要求进行长期的跟踪。

- **不能够将临床治疗后的反馈信息融合进患者的临床护理。**遗传的生殖细胞系变异程度和范围,以及体细胞基因组模式可以预测疾病预后及对治疗的反应。在个人研究中,因为多种因素的混合作用,临床护理的反馈信息可能有,也可能没有。这些因素包括最初的知情同意书、回访的流程、正确的感知科学结果(可能改变多次)、样本采集和结果产出所消耗的时间,以及实验室工作是否按操作流程执行而允许进行结果的反馈。这些限制因素意味着大部分的研究结果都没有整合进临床护理。对于专家的意见,是否通知了临床相关的研究参与者,情况也多种多样。事实上,许多研究人员不愿意分享数据,因为他可能被质疑反馈给患者信息是否是必要的。

基于这些以及许多其他原因,开发一个信息共享的疾病知识网络和一个新型分类法需要长远考虑。某种意义上说,这项研究的挑战性与研究建造欧洲大教堂一样，一代人开启这项工作，下一代人才能完成它。当新技术出现和新知识进步时，计划也会多次改变。花费在健康卫生系统上的费用，主要用在长寿、老龄化人群等健康问题上。人们可以想象持续 5 年、10 年，甚至 50 年的研究能够回答许多关键的问题，这些研究将指导临床。许多患者在他们 40 岁、50 岁和 60 岁已经得到强有力的药物，他们将在余生中使用这些药物。癌症治疗的巨大成功将注意力从短期幸存转变为长期后遗症的治疗。基于这些原因，遗传学研究只需要血液样本和一个可靠的诊断方法的时代正在逝去。

　　研究的结果也为医疗和数据生物学紧密结合创造了新的机会。医疗保健服务的成本压力，以及越来越多的人认为传统医学思想是错误的，导致以结果驱动研究的企业越来越多，而这样的企业在几十年前很少。以结果为导向的研究人员与以分子为导向的研究人员一样，都需要访问大量患者群体唯一的医疗记录。

多种利益相关者已经准备好改变

　　大量近期的遗传学、分子生物学和信息技术的进步已经展示出一个新的疗法并提高医疗保健效果，全面降低相关费用。然而，有些证据表明这些进步只在主流药物中出现（OECD，2011）。相反，医疗保健的费用依然在增加，这些增加的费用并不会导致更好的临床效果（OECD，2011）。这种情况为不同的利益相关者制造了一个"完美风暴"，包括医疗保健提供者、纳税人、管理者、患者和药物研发人员。当前的经济形势是不能够承受这一切的，亟待改变。

　　临床和基础研究人员已经了解到他们的团队工作为医疗保健提供巨大的帮助，要求有越来越多的合作和协同。公私合作可以将新兴技术产生的健康数据和基础研究进行纵向整合，这些数据都是由新技术产生的。这些活动是获得和应用特殊的生物学知识最基本的内容，同时要求开发新的方法来治疗和防止疾病的发生。动态发展的疾病知识网络将提供一个框架，在这个框架中，临床和基础研究人员的关系将更紧密、更高效。

　　药物和生物技术工业目前明显最需要改变。尽管在过去的 10 年中，基因组和分子生物学信息大量增加，每年新的有效治疗方法的研发保持稳定，而每个成功疗法的研发费用则增加迅速（Munos，2009）。当新的分子技术识别出大量新的药物靶点时，对这些靶点的生物学理解的缺乏就导致了越来越高的失败率（Arrowsmith，2011a，b），这些临床试验都很昂贵，难以维持目前的药物研发形势。药物和生物技术工业正逐渐向公私合作和联盟发展，这样纵向的临床结果数据可以和新的分子技术结合推动对疾病生物学的深入理解并基于生物学机制重新定义疾病。鉴于时间表，私营企业必须重新投资，越来越多的人认为信息是前期竞争。因此，信息和所投入的经费必须被广泛的共享和共担。

　　所建议的疾病知识网络和新型分类法的主要优点是可以被定义为"精准医疗"。精准医疗的重点是选择一类患者，具有相同的疾病、相同的生物学基础，他们最有可能从一个药物或其他方法中受益，比如一个特殊的手术过程。今天，研究人员在已治疗和未治疗的对照患者中寻找有相关性的小差异，用很细微的视角在患者和其他疾病中了解生物学的多样性。这个方法需要更大量的患者、更多的时间、更多的经费来评估新疗法的效率，并与设计的研究目标进行比较。通过精准医疗方法治疗这些患者，尽早的为这些患者进行药物研发，他们最可能得到帮助，可以确信新方法有更少的副作用、需要的费用更少。证明了新的研究方法比传统的方案用时更短且效果更加显著。治疗方法间更大的不同更能证明疗效间的差别，更快地被医生和付款人采用。

　　正如信息栏 2-4 中说明的，数据分享是精准医疗的根本。数据分享需要跨公司和跨学术机构，前提就是每个人都确定能从开放数据中获得收益。而要从开放数据中受益，这就要求各种公共和私人利益相关者，包括大学里的科学家、管理者、医疗保健提供者、付款人、政府、以及最重要的广大纳税人，支持和适应这种以疾病网络平台和新型分类法为基础的新疗法发展所需要的改变，并最终将提高整个社会的健康水平。

信息栏 2-4　药物研发的精准医疗

　　成功地利用精准医疗方法进行药物研发的案例是药物克卓替尼——一种 MET 和 ALK 激酶的抑制剂，其最开始临床开发时广泛用于肺癌患者（Kwak et al., 2010）。克卓替尼由制药工业科学家在进行早期临床实验时合成的，科学家发现一个特殊的染色体异位与编码 ALK 的基因相关，该基因导致非小细胞肺癌患者的肿瘤增长（Soda et al., 2007）。通过这个知识，使得制药工业的科学家修改了他们的临床试验，在一个患者群组中寻找具有这样特殊的染色体异位患者，结果很有戏剧性。这些具有染色体异位的患者中，使用克卓替尼的患者幸存时间为一年，而其他按照标准方案治疗的的患者仅活了几个月。因此，即使在一个试验中，仅有一小部分的患者与历史对照相比较，也能证明这些药物明显是有效果的。相反，在未选择的患者群体中，大部分的患者没有从这个药物中得到益处，不了解该药是否有任何的效果。

　　（克卓替尼有望在下一年获批，用于治疗 ALK 重排阳性的肺癌患者。）

公众对信息和隐私的态度在改变

　　在基因组学发展早年间，遗传隐私是首要的核心问题，以患者为中心的研究中，必须在严格的管理流程限制下才能够使用患者的遗传数据（Andrews and Jaeger,

1991）。许多私人问题，从保险覆盖到雇佣歧视、社会烙印（social stigmatization）、简单的独处的需求都无法解决，尽管通过《遗传信息无歧视法案》（GINA）降低了公众对雇佣歧视问题的忧虑（Hudson et al.，2008）。在随后的几年间，互联网渗入我们生活的每个角落，大大的改变了公众对个人隐私的态度。公共态度研究揭示了关于个人信息的态度存在较深的矛盾。特别是对遗传信息和健康记录，关注个人遗传信息隐私权的人们意识到了共享数据带来了广泛的社会利益。人们希望在将个人信息贡献给公共数据库之前得到保证，对如何使用这些数据得到一个清晰的解释，并且在研究过程中被当作真正的合作伙伴（Damschroder et al.，2007；Trinidad et al.，2010；Haga and O'Daniel，2001）。尽管隐私问题依然存在，有证据表明公众对遗传数据依然极其敏感，正如许多研究人员25年前预测的那样。

提出的疾病知识网络能够促进生物学分类、信息学技术、医药和社会学的改变

疾病生物学研究、信息技术、临床医疗、公众对个人健康记录和个人遗传信息态度都发挥着重要的影响，这些因素创造了一个从未有过的机会来改变生物医学研究，并提高健康水平。疾病知识网络和相应的新型分类法的提出能够充分利用这些优势激发革命性的改变。委员会认为，管理并促进这些新资源的发展，是充分发挥这些生物学潜力、提高医疗水平的有效手段。

3 疾病知识网络和新型分类法是什么样的？

前一章中，委员会对发展疾病知识网络及新型系统分类的必要性进行了总结。但这种新型数据资源到底是什么样的？它们对疾病分类、基础研究、临床和医疗保健的影响又是什么样的？在本章中，通过结合生物医学、公共卫生安全及医疗保健系统方面的研究成果，委员会对疾病知识网络和新型分类法进行了综述及展望。委员会一致认为这种新型数据资源具有以下几个重要特征：

- 传统疾病分类法一般基于生物医学及临床生理特征，而新资源能促进它的升级。
- 新资源不仅仅是停留在对疾病的描述水平，还将会对疾病的发病机理机制及治疗方式都有更深刻的认识。
- 新资源其实是一种高度变化的动态网络，可以及时整合一些新的疾病类型。
- 新资源应建立在信息共享基础之上，这些信息都来源于海量的患者及疾病信息。
- 这些用于补充信息共享系统的数据都应产自日常管理。

疾病知识网络将整合各种参数从而使新型疾病分类法植根于疾病内在生物机制中

外在体征是临床医生及患者最常见的疾病描述方法，但实际上这些体征并不是描述疾病的最佳方式。它往往不具有特异性，而且很难精确鉴定所患疾病，还很难量化。另外，很多疾病（如癌症、心血管疾病及 HIV 感染等）在发病初期并无临床症状。从严格意义上来讲，很多疾病也确实是这样，在发病之初及随后的潜伏期并无明显的临床诊断症状。因此，基于传统方法的临床诊断往往错失早期预防的最佳时机或者是产生误诊。即便是在病发后提取组织进行病理化验也比较麻烦，还需进行额外的遗传或免疫组织化学检验以确定特异的突变或标记蛋白。

相比之下，基于分子生物学的疾病标记因子，如遗传突变、标记蛋白或其他代谢产物等，就更适合用来对疾病进行精确描述。因为这些因子往往可以利用标准生化芯片或测序进行精确定量，从而可以对不同的个体疾病信息进行对比分析。特别是当大量类似的生物标记因子与传统临床、病理及实验分析结果结合到一起时，势必会为疾病的精确诊断及分类提供契机。

当前已有大量的疾病分子标记被发现了，当然，不久的将来还会有更多被发现。适用于个体医疗的疾病分子标记应该包括下面几类信息：

- 基因组
- 转录组
- 蛋白质组
- 代谢组
- 脂质组
- 表观基因组

正如第 2 章中所讨论的，现在进行个体医疗已经越来越容易。个体基因组测序成本的降低和个性化蛋白质组、代谢组、脂质组、表观基因组及体内微环境微生物研究技术的突飞猛进，必将为下一步疾病分子标记的大规模挖掘提供机遇。不久的将来，分子诊断将成为个体化医疗最基本的组成部分，甚至可以从正常人与患者之间的比较分析中深化对疾病的认知。个体化医疗除提供了一种研究疾病的新型资源外，还可以加深对"健康"状态的理解。另外，对正常及病变组织的协同检测有助于了解疾病的动态变化，而这些信息是利用当前传统诊断手段所不可能实现的。

建立在信息共享系统之上的疾病知识网络及新型分类法会整合许多难以用当前分子生物学术语进行描述的重要信息

众所周知，健康状态、疾病表型及治疗方案都是由单个或多个分子/环境因素决定的（Collins，2004；IOM，2006；HealthyPeople.gov，2011）。现在许多疾病或病理过程都涉及基因-环境的互作，比如一些心理学疾病（Caspi et al.，2010）、高血压（Franks et al.，2004）、肿瘤生长（J.B. Williams et al.，2009）、HIV（Nunez et al.，2010）、哮喘（Chen et al.，2009）及心血管疾病（Williams et al.，2001；Snieder et al.，2002）。另外，全基因组关联研究已经发现了相当一部分的环境致病危害因素，而且其致病效应从统计学上来讲也是很明显的。这迫切需要加速对遗传及非遗传因素的相关性分析以发现更多利用传统方法不能挖掘到的致病因子（Williams et al.，2001；Snieder et al.，2002）。因此，补充到信息共享系统中的数据不能仅限于现有分子标记，还应综合考虑与患者相关的环境、行为及社会经济学方面的因素，从而可以更好地描述疾病[7]（信息栏 3-1）。

信息栏 3-1　暴露组学

暴露组学专门研究那些可以在人一生不同阶段对其有致病影响的外源和内源暴露

---

[7] 正如处理与在电子病历和信息共享系统中所有与患者有关的信息一样，人们需要对信息共享、知情同意权及隐私权等问题提起重视。讨论详见第 4 章。

因素（Wild，2005；Rappaport，2011）。新兴的暴露组学就是利用各种不同的新手段对可以影响个体健康状态（横跨从出生到死亡的整个生理过程）的暴露物进行精确测定，从而分析各种不同的暴露物是怎样影响人的健康及疾病状态的（CDC，2010；NAS，2010；Rappaport，2011）。长远的目标就是确定这些暴露物对分子标记因子及疾病的综合影响。

从广义上来讲，暴露组学包括对横跨整个生命历程中遇到的暴露物——所有内源因素（如体内微生物组——本书其他章节有详述）和外源因素的研究。物理环境（如职业病、工业和室内污染物的暴露、水质、气候、海拔高度、空气污染影响等）、居住条件（Smith et al.，2008；Klecka et al.，2010；Alexeeff et al.，2011；Brookhart et al.，2011；Cutts et al.，2011；Yorifuji et al.，2011；Zanobetti et al.，2011；McMichael and Lindgren，2011）、生活习惯及行为［如饮食、身体素质、文化修养及易上瘾药物的使用（DHHS，2010；Hu and Malik，2010；Arem et al.，2011）］是常见的外源暴露物。但是，暴露组学的概念并不只是这些，还包括社会学因素，如社会经济学状态、住房条件、邻里关系、社交关系、社区服务状态及是否遭受可以影响身心及健康状态的种族歧视等（Epel et al.，2004；Krieger et al.，2005；IOM，2006；Cole et al.，2007；Unnatural Causes，2008；Bruce et al.，2009；Gravlee，2009；Williams and Mohammed，2009；Cardarelli et al.，2010；Kim et al.，2010；Pollack et al.，2010；CDC，2011；Karelina and DeVries，2011；Sternthal et al.，2011；WHO，2011）。

尽管在定量检测这些暴露因素的过程中尚有很多实践及方法学上的挑战，但严格、精确的对人类暴露物的相关评估是不可或缺的。通过多水平的综合分析，疾病知识网络将会深化对疾病致病机理及健康差异的认知水平，从而有助于更好地理解每个人的健康生理学特性并从整体水平上促进健康质量及疾病预防。

尽管当前疾病知识网络是基于个体患者的，委员会希望同时可以包括不同的人群及不同的暴露组学的信息，这样还可以从群体水平上提升疾病预防及整个群体的健康质量。例如，对天天坐着工作的人群进行分子诊断有助于人们对儿童进行早期的体育教育。另外，基于疾病信息网及新型分类法的发现还有助于鉴定未发现的、针对特定群体特定疾病或疾病亚类的行为、社会学及环境因素，从而更有助于公共卫生安全事业的发展。

《2020 健康人群倡议书》强调要从生态学角度提升疾病预防和公众健康，后者集中在对个体水平及群体水平健康都有影响的致病因子的研究上。而分子标记更容易测定及与疾病的状态联系到一起，如果已知这些致病因子，无疑可以更好地预测疾病、表型和基因型及治疗患者。

哮喘可以很好地阐述社会、行为、环境及遗传因素对疾病分类的综合影响。据估计，全球有超过 3 亿患者患有不同类型的哮喘。哮喘当前多被用来描述一系列的临床表征，包括可逆的呼吸道狭窄（哮鸣）、呼吸道发炎和重塑呼吸道高敏感性。这些不同的临床表征很可能反映不同的致病原因。很多哮喘患者一般有过敏症状，而其他患者就没有（Hill et al., 2011；Lee et al., 2011）。对有一些患者来说，突然发生哮喘往往是因为过度锻炼或服用阿司匹林（Cheong et al., 2011）。而另外一些患者，特别是那些有严重哮喘的患者，可能对皮质甾类药物有抗性（Searing et al., 2010）。这些基于表观特征对哮喘的诊断导致过多的哮喘亚类的出现，如"过敏性哮喘"、"锻炼诱导性哮喘"及"类固醇抗性哮喘"，这些亚类的划分可能对临床诊断有用，但对哮喘病因学的了解却用处不大。

最近几年，连锁分析、候选基因筛选及基因组关联分析等各种方法都被用来研究发生哮喘的内在遗传因素，导致了几个相关基因及亚表型的发现（Lee et al., 2011）。但是，这些发现只是解释了冰山之一角，还有大量的哮喘患者的致病原因未知（Li et al., 2010；Moffatt et al., 2010）。另外，儿科哮喘研究已经专门化地转向各种社会学、环境因素及遗传因素的影响（Hill et al., 2011）。鉴于哮喘在贫困群体中的发病率更高、更严重，因此可以利用这部分数据分别从横向和纵向水平检验疾病知识网络在临床及公共卫生安全领域所发挥的价值。另外，基于疾病知识网络的新型疾病分类法可以从生物学角度对哮喘进行更准确的划分，还可以对其他一些疾病从不同的致病原因角度进行更详细的分类。更进一步，可以设计和实施针对不同亚类疾病的专一性的预防及治疗方案。

基于知识网络的疾病分类法还将包括
对致病菌及其他微生物的信息

随着基因组学方面的进展，基于知识网络的新型疾病系统还需整合致病及疾病相关的微生物菌群。成千上万的微生物基因组已经测序，为研究其致病性及非致病性打下了基础。另外，新近又掀起了对宿主-病原微生物相互作用研究的热潮。与微生物研究突飞猛进协同发展的还有人类基因组测序技术，人类基因组测序技术的蓬勃发展使得对宿主的应答反应及个体病菌易感性差异的研究进一步深化。当前序列分析结合其他生化及微生物信息都已被用来研究微生物对健康的影响、对微生物的特异性检测、对传染病的检测及新型药物和疫苗靶标的鉴定。另外，对不同株、不同种及不同临床发现的病菌基因组序列的比较分析还有助于抗药性、发病率和传染性的研究。对这些信息与宿主的分子水平研究势必会加深对患者疾病的理解，从而为下一步个体化医疗打下基础。

疾病知识网络的应用前景广阔

疾病知识网络不仅仅停留在对疾病的描述上，它还尝试着提供一个能让基础生物学、临床研究及患者护理共同进化的平台。疾病知识网络的影响应该包括以下几个方面。

疾病分类。利用多分子标记参数来诊断疾病可以更准确、更有效地划分疾病（见信息栏 3-2）。疾病分类不仅仅是一种简单的基础学术训练——对疾病的精确诊断及有效划分无疑对后期治疗有重要影响，从而使得疾病治疗更人性化。

信息栏 3-2　区别疾病类型

新近在淋巴瘤方面取得的成就可以很好地阐述知识网络在区分有相同症状或临床特征的疾病或疾病状态方面的作用。基因表达分析发现 B 淋巴细胞瘤可以细分为两种完全不同的类型，这两种不同的病症有着完全不同的突变方式及预后表征（Alizadeh et al., 2000; Sweetenham, 2011）。其中一种类型的基因表达方式与生发中心处 B 细胞的一致，而且预后效果良好；而另一种类型的基因表达情况与活化后的 B 细胞的一致，预后效果很差。对 B 细胞淋巴瘤的这些生物学及临床特征的了解有助于正确推断预后及果断地采取更好的治疗手段。

同样的，白血病根据突变方式的不同现在也被细化为几种不同的类型，且有着明显不同的预后效果及不同的治疗方法。有 FLT3/ITD 突变的急性骨髓性白血病要比有正常 FLT3 基因的急性骨髓性白血病患者的预后差很多（Kiyoi et al., 1999; Kottaridis et al., 2001）。因此，前者往往同时接受同型骨髓移植或是结合 FTL 激酶抑制剂的实验治疗，而后者只需要进行一般化疗即可。这只是众多例子中的两个，还有许多其他例子可以很好地解释分子诊断对疾病分类及后期治疗的好处。而疾病知识网络将在这方面有着更广阔的应用前景。通过研究人员对大量同型疾病患者的数据分析及长期考查，可以更好地理解 FLT3 突变与白血病的关系，以及与其他癌症的相关性，同时还可以帮助理解有着更复杂发病机理的其他肿瘤的生长模式。

疾病机理的发现。通过疾病知识网络，很多疾病都可以利用分子代谢途径被很好地理解及定义，这当然也会加快对疾病分子机理的研究。利用这种分子水平的知识网络，研究人员可以对未知发病机制疾病的分子指纹诊断与业已了解的疾病进行对比，如果二者有相似之处，那么两种疾病应该有共同的发病机理，或者至少为下一步分子细胞代谢水平的综合分析打下基础。

疾病检测及诊断。疾病知识网络通常整合大量的个体患者数据，因而为进一步的检测及早期诊断提供机遇。对大量疾病数据的挖掘还可以促进流行病学的研究，进而通过各种不同数据（包括临床的、社会的、经济的、环境的及生活中的因素）与疾病发生率、治疗方案及疗效的相关性分析找到更有效的分子诊断标记。当然，在一些情况下，如上所述的进展还有待于对疾病发病机制的研究。在另外一些情况下，分子诊断的进步还可以帮助预测患者将来的健康状态，这将会产生极大的临床诊断价值。

疾病易感性。疾病知识网络由于包括大量的致病因素（从遗传因素到环境和日常因素），因而会促进对疾病的预测及诊断。通过对个体患者的多次调查统计，还可以对分子诊断的应用价值进行很好的检测和验证。横跨整个疾病发病期的多参数数据很快就会出现。很明显，对疾病易感性的临床调查依赖对疾病的诊治，有些可能只是预防或推迟发病期，而有些不可否认会显著减轻疾病影响。

疾病治疗。多数临床研究的最终目标都是为了改善疾病的治疗方案及疗效。利用疾病知识网络及新型的疾病分类法可以在多个层面上改善疾病的治疗及疗效。准确的检测是所有医疗救护的基础。正如以上很多例子所讲的，分子诊断是选择最佳治疗方式的关键。在某些时候，即便是不同的疾病都采用的是同样的治疗方案，对该疾病分类的了解也会明显改进治疗效果及疾病发展趋势的控制（见信息栏 3-3）。整合对疾病各种不同层面认知的疾病知识网络还可以促进新药物靶标的鉴定，并且可能发现一些已有药物的新用法。另外，对疾病及环境或日常生活方式的相关性分析还可以通过改善环境或生活方式来显著降低发病率。

信息栏 3-3　信息为治疗方案的确定提供帮助

背景简介中介绍的患有乳腺癌的患者 1 的例子，就可以很好地解释疾病知识网络对提供重要治疗信息的价值，即便是在各种不同亚类疾病（如偶发的 VS. *BRCA1/2* 导致的乳腺癌）的治疗方案是相同的情况下。尽管 *BRCA1* 与 *BRCA2* 基因的突变模式可以明显推断出该患者患有乳腺癌及卵巢癌的概率很大，但是大多情况下特定基因突变与得癌症的概率还是未知的（Gayther et al., 1995）。所以，患者及医生不得不采取更严格的癌症筛查方式（如乳房核磁共振或阴道超声检测），对这种更严格的检测方式的优劣未知，且不可避免的存在着会产生假阳性检测的风险。另外，还有一些患者不得不选择乳房或卵巢切除，即便全然不知这些手术的术后效果。

对量化这些相对风险的研究通常只集中在少数群体上，这些群体往往有着相同的突变及高突变率，因而结论很明显。如果 *BRCA1/2* 的基因型及健康史可以进行更大人群的数据比较分析，或许可以为有着不同突变方式及遗传背景的人群提供更加准确的、患癌症的风险评估，从而可以提供更合理的风险降低策略，这必将会为患者、医护中心及保险公司提供更大的应用价值，可以更有效地避免不必要的检测或治疗方法，还可以有效降低癌症发病率及促进早期检测。

更重要的是，如下所述，委员会认为疾病知识网络中的信息共享系统可以以一种空前绝后的方式集结各种不同背景的研究人员及对疾病的不同研究，进而提供一种更强有力的研究资源。不可否认，从传统向整合各种正常及患者信息的现代化"发掘模型"的过渡最终会证明疾病知识网络对生物医学研究的价值。

药物发现。不同疾病之间在分子诊断上的相似性还有助于药物的发现，因为这意味着不同疾病间可能存在着有相同药物靶标的代谢途径。另外，对药物不良反应、患者的健康史及分子诊断的大规模研究还可以提高药物安全性。在当今对降低药物副作用的呼声越来越高的情况下，我们确实缺少对药物不良反应的系统研究而使得新药的引入变得异常困难。

健康差异。不同种族、群体和社会经济体之间人群健康状态存在差异，造成这些差异的主要原因是健康状态通常是运用公众健康指数和其他公众政策进行描述，而与疾病的分子差异相关性研究很少。但是，委员会一致认为信息共享系统及疾病知识网络是理解和描述这种公众健康差异的重要工具，因为他们认为该网络已涵盖影响患者个人健康的所有环境及社会因素。这些资源首次将各种数据，如分子特征、健康史、影响健康及疾病的其他决定因素等都融合到一起，从而更有助于疾病发病机制的研究。同时在这些相关研究中，外源因素首次与内源因素相提并论，也被认为对疾病的产生具有直接作用。研究人员及政策制定者最好能综合考虑导致个体及群体之间健康差异的所有可能原因，进而想出预防及治疗的万全之策。

高级大型数据集将是疾病知识网络和其实际应用的基础

建立疾病知识网络，并进行研究分析和临床应用，都取决于是否有一个集成度好的高级大型数据集，这个数据集包含了我们对人类疾病的认识。这些数据集将会为贯穿医疗系统的新型分类法和许多其他基础应用活动奠定基础。信息共享将会包含来自个体患者的原始信息，从中可以获得有意义的联系和关系。鉴于知识网络需要利用大量网络本身之外的信息进行更新，委员会已经预见到在网络创建和管理整个过程中，都需要大量医学信息方面的研究成果进行补充更新，同样预见到未来医疗知识网络的用户将会有各种不同的学术背景和医疗需要。创建知识网络和其背后的信息共享，将会在一个动态共享的平台上对分子、环境、行为、社会和临床这些数据进行编辑和分析。这样一个信息平台服务于研究和临床护理各种领域中的使用者，包括付款购买者。研究团体不断地从参与患者的病历中直接抽提数据，并存储它们。这个信息资源中不同数据集的作用见图 3-1。

正如第 4 章所讨论的那样，疾病信息共享和其知识网络的精确结构还不确定，这就需要预实验。虽然如此，但是在有一定目标的基础上，委员会也可以将信息共享预想如下（也见图 1-2）。

多层次（multilayered）。假定有多个变量，从基因组模块化的疾病因子到环境模块化的疾病因子，信息共享将会有多层结构，每一层包含一个疾病变量的信息，如征兆和症状、遗传变异、表观遗传谱型、代谢特征，或者其他危险因子（包括社会的、行为的和环境的影响）。

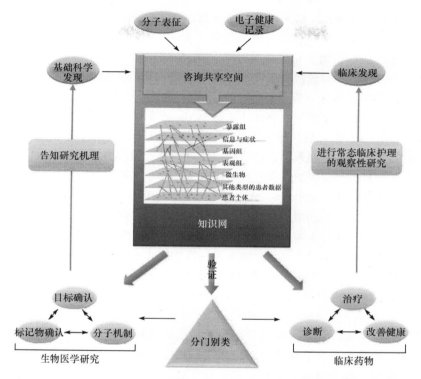

图 3-1　为基础发现和医学建造一个生物医学知识网络。一个综合生物医学信息网络的核心是信息共享，其中包含了现有与个体患者相联系的疾病信息，通过对正常医疗过程进行观测研究，利用得到的一系列新数据持续更新信息共享。信息共享和知识网络中的数据发挥了三个作用：①它们提供了基础资源，生成了一个动态、适应性的系统，为疾病的分类提供了信息；②它们为新的临床方案奠定了基础（诊断、治疗和策略）；③它们为基础发现提供了资源。从知识网络中得到确认结果，比如界定新疾病或者临床相关的疾病亚型结果（如那些对患者预后或治疗有意义的结果），可以整合到新型分类法中，以改进诊断（如疾病分类）和治疗。分类本身纹理清楚，对于临床决断，更精确地界定疾病是有帮助的。图片来源：新型疾病分类法开发组织委员会。

　　个体为中心（individual-centric）。信息共享应该登记所有有关个人的测量数据，这样就可以从多视角观察大部分对病理生理学状态的影响，从而跨越从分子到社会水平的各个方面。例如，只有用这个方法，个人暴露在环境中的影响才会与分子层面上的个体变化相匹配。这些数据需要存储在一个有保证的且经过编码的数据库中，这样可以根据提问的问题、请求人的授权级别和其他变量来分等级释放数据，这些毫无疑问会出现在预实验过程中。委员会意识到这是一个激进的方案，涉及大量公共教育，以及将信息共享的价值延伸到医学进展上，得到知情志愿者、疾病特定支持群体和其他利益相关者的参与都是非常重要的。当主要事宜完全处于信息共享、疾病知识网络和新型分类法框架之内的时候，委员会需要小心考虑处理政策事宜，以确保隐私。因此，在第 4 章将会详细讨论这个话题。

从生物医学文献和现有的区域数据库（如 GenBank）提取信息，将信息共享的数据与这些基本生物学知识集成起来，最终创建疾病知识网络，它将会是构成新型分类法信息资源的关键环节。委员会对这个网络的预想如下。

高度的内部联结性。为了在多个变量间抽提关系信息，比如，转录组和暴露组，多个数据层之间必须有内部联结（图 3-1）。理想情况下，每个信息层都会与其他层联系起来，因而，"症状和体征"与突变、突变与代谢缺陷、暴露组与表观基因组，诸如此类的信息会联系起来。这些联系可能是一对一的，但是多数情况一般是多对一的和一对多的（例如，当其他变量都变得属于另外一些不相关的组群时，某个特定的征兆和症状才会出现）。从信息共享中抽提有意义的内容，通过一些这样的工作就可以将信息层的层中和层间这些特性的内部关系辨别清楚。例如，不同的转录组也许可以界定几种不同淋巴瘤 B 细胞类型。同时，转录组分析得到的不同淋巴瘤也许会有不同的代谢谱。通过个体变量网络中的关系（如多个淋巴瘤 B 细胞的转录组），或者多个变量合并之后出现的普遍模式，就可以辨别多种疾病存在的相似性。

灵活性。一个内容高度连接的知识网络会将多个个体变量网络灵活地联系起来。使用者可以将他或她的分析局限在一个单层上，或者甚至局限在这一层的很小一部分上，从而只访问一小部分网络；使用者也可以访问拥有复杂内容关系的多个变量。高度灵活性能够确保对任何需要的数据进行交叉比较和交叉相关的研究，并且作为一项多用途的研究工具，被广泛应用在基础研究、临床研究和健康系统管理中。

广泛获取。从基础科学家到临床医生、医疗保健工作者和公众，知识网络需要被多领域相关者获得和使用。而且，提供的信息需要是可操作的，为满足不同用户的需求而进行定制，可能的话，可以使用面向特定用户的界面。

在上面所列和图 3-1 所示关于信息共享和知识网络的一般性原则上，当委员会达成一致的时候（也包括一个新型分类法中涉及的它们之间的关系），执行细节，如信息共享的详细设计、用来创建的信息技术平台、关键基础设施应该放在哪、何人看管以及如何为信息共享筹措资金，在一个结构性研究中都被看成超出了委员会的责任之外。虽然如此，医学信息技术领域的巨大进步和第 2 章讨论的其他进步，让委员会更加相信，创建和运行这样雄心勃勃的新基础设施将是一个可行的目标。

这里提出的知识网络与现在的生物医学信息系统根本上是不同的

过去 25 年中，我们在基础生物学、健康和疾病的知识构建中，取得了巨大的进展，甚至这些知识中的许多分支学科都极大地发展了。国家医学图书馆及其国家生物技术信息中心（National Center for Biotechnology Information，NCBI）创立于 1988 年，所维护的信息基础设施与委员会预想中的版本最接近。NCBI 维护了有关基础生物学、健康和疾病的大量信息——从索引生物医学文献的 PubMed 系统到 GenBank（主要的 DNA 序列数据存储地），所有参与生物医学研究的人几乎每天都会去访问这个数据库。这样的话，委员会对信息共享和疾病知识网络的认识，以及对 NCBI 已经获得成果进行的合理归纳，这两者之间有什么区别？

关键区别是，信息共享是其他数据库的基础，是"个体为中心的"。NCBI 管理的各种数据库一般只包含一个单一的疾病变量，甚至来自一个人的多个信息会进入多个数据库中（比方说一个乳腺癌患者的转录组是存储在已公布芯片数据的 GeneOmnibus 数据库中，而染色体转录位置的信息则是存储在癌症染色体数据库中），在数据库间它们并没有联系。一个独立研究者如果没有参与收录这些数据的研究，那么他根本不可能知道这些数据是来自同一个人。结果是，如果一个个体中决定疾病状况有多个变量，那么根本不可能抽提出它们之间的关系。虽然如此，受最近越来越多的 GWAS 研究的推动，NCBI 开发了一个以个人为中心的数据库——dbGap（基因型和表型的数据库）。开发这个数据库是为了"针对那些调查基因型和表型之间互作的研究结果，将它们进行存档并分配到合适的地方"（NCBI，2011b）。委员会将 NCBI 的成功归功于这种做法——尽管在共享个体表型信息方面现在受到严重的限制，这也证明可以克服创建信息共享的阻碍。在第 4 章将会对这个问题进行详细的讨论。虽然已经有所改进，但重要的是 NCBI 中存储的海量信息绝大部分无法按照信息共享的标准进行组织。这些信息采集的方式根本不允许个体成为中心组织准则，针对现有系统中不同输入之间的内部联系，进行任何程度的重设计都不可能达到信息共享所概述的目标。

委员会想要强化"以个人为中心"信息共享的新颖性及其能量。正如第 2 章所讨论的那样，地理信息系统（geographical information system，GIS）是一个比较有用的类似物，如 Google Maps（见图 1-2）。对公众开放的全球定位系统（global positioning system，GPS）和数据库技术上的巨大进步，很多方面都与推进产生和处理现在生物医学数据的动力非常相似，很明显，对于使用地理索引信息的用户而言，全世界都在围绕 GPS 坐标组织信息，其比例很高，令人吃惊。就像这里提出的信息共享一样，GPS 拥有分层的数据结构，其中大量信息是内部连接的，有些信息目标其实 GPS 并不清楚，但它们也可以进行挖掘。例如，假定有一个关于后院烤肉架的大量坐标信息，针对这样一个特殊且有趣的信息（在调查刚开始的时候），一个人可能从中突然获得大量有关社会经济、种族、气候和其他方面的数据。某些情况下，这个方案是违反直觉的。因为，某人后院烤肉架的 GPS

坐标似乎会将人从烤架有用的一般性中转移出去：对于一个个人烤架，它展示了比我们想知道的更多细节，但是对于后院烤肉的文化实践，其并没有为提出一个集成观点打下明显的基础。虽然如此，但是无论从这个特别的烤架乃至更大的世界信息中了解到了什么，单个烤肉架的 GPS 精确坐标对于烤肉文化内部连接是非常重要的。

尽管构建一个以个体为中心的信息共享平台需要面对巨大的挑战，委员会认为，这是一个很实际的任务，对于知识网络/新型分类法启动的成功是非常关键的。委员会持这样的观点："精准医疗"是用来为每个人提供可得到的最好医疗护理，不进行信息系统的大规模重定位，并且进一步定位到研究者和医疗保健提供者所依赖的方向上，是无法达成这个目标的。这些系统就像他们执着支持的医学一样，必须是个体化的。普遍性必须利用大量个体信息进行构建。与这个过程相反的做法都将会失败，因为当分子谱、个体环境等方面的数据和健康史在调查的一开始就从个体环境中抽离出来并用来进行健康和疾病的断定时，不可缺少的信息就已经丢失了。

疾病知识网络将会持续发展

虽然我们对疾病和发病机理特定分子机制的知识仍然是有限的，但是人们对其研究的进展速度超过以往。自从有了大量分子生物学的方法，对疾病生物学的新观点迅速出现，对环境因子重要性的新的认知也是如此。然而，每隔几年才进行一次的疾病分类法的更新升级无法迅速整合新信息，因而导致延迟了引入那些随着时间推移有潜力指导主流实践的进步。以个体为中心的信息共享的本质是一个可以确保知识网络的基础数据及其衍生的分类能够不断得到更新的重要方法。由于参与患者接受了新的测试和治疗，相关信息将会录入信息共享，基于这些数据，分类法（如 ICD）就可以持续更新。这样一个动态系统将不仅仅接收已有疾病参数的新的输入，而且也会纳入由新开发的技术所产生的鉴别、获取、测量和分析疾病新的生物特性的新型数据。

新型分类法需要不断的验证

错误的信息比没有信息更糟糕。临床上有用的分类法有一个重要的特性，那就是需要对系统进行验证。分类方案的逻辑，特别是其应用于实践，需要仔细、持续性地进行测试。当患者和医生使用新型分类法来为临床诊断提供信息的时候，这一点就特别重要。新型分类法应该持续的接受实践测试，这样在向所有使用者提供数据时，才能保证指导诊断的准确度。很清楚的是，一些患者和医生将比其他人在做决断的时候更轻松，因为这些决断是基于临床直觉而不是已证实的证据。

然而，一个医生必须能查询新型分类法下的知识网络，了解是否有其他人已经做过类似诊断和治疗，效果如何。例如，如果一个药物是针对特定的癌症致病突变，医生需要知道是否有严格的临床测试已经证明该药物是安全有效的？该药物是否只在某些通过某种方式检测的患者身上有效，比如分析基因的变异是否影响了细胞增长或者药物代谢？与之相类似，如果一个实验室测试被认为是疾病晚期发展的候选预测因子，这种假设是否被严格验证过？这个候选测试是否只在一些患者群体中验证过，而没有在其他人群中进行呢？无论一个给定测试是用来找到疾病预测因子还是鉴定疾病的存在，测试结果必须在结果"正常范围"的知识背景下进行解释。这个要求并不是微不足道的考虑，而是基于大量数据整合的测试，如患者的基因组、转录组和代谢组。即使是传统的测序检测，也经常很难确定一个序列变化是致病的还是没有意义的。对于基因组水平的测试而言，这种难度则要被放大许多倍。从人类全基因组测序数据中得到的一些初步结果突出了这个问题的大小：大多数个人拥有几十个到几百个基于生化基础的可识别的序列变异，它们可以作为潜在的致病变异；有一些例子，其中包括导致过早蛋白截断或正常终止子丢失的变异（Ge et al.，2009；Pelak et al.，2010），但是几乎所有这样变异的临床意义都仍然是不清楚的。对这种测试的正常"参考范围"进行界定和持续性改进我们对其的理解，都需要从不同的大型种族群体中获取生物和其他相关临床数据，并对其进行有效分析。最终，新型分类法下面的知识网络将可能开发决断支持工具，这些工具可以综合信息，并针对从知识网络中的所有验证过的和在考虑阶段与临床决断相关的知识，向医疗保健提供者提出警告。

新型分类法将与现在使用的分类法并行发展

现存的疾病分类，如 ICD，很科学也很有效，可能在未来很长一段时间内会继续在医疗保健系统中使用。有组织地替换这些系统的组织成本和财政成本是相当巨大的。而且，正像上面所强调的，更改 ICD 分类法所涉及的正是将疾病分子特征整合到系统中去。因此，如果 ICD 中保留最严格的疾病分类验证的部分，新型分类法最终将 ICD 系统包含进去是相当可能的。这些争议亟待解决，然而鉴于这些工作与疾病的信息共享和知识网络的构建紧密相关，为使其顺利通过初步的成型阶段，慎重起见，对这些争议的处理可延后几年。

提出的信息基础设施将会影响全球健康事业

疾病知识网络最终将会使得全球受益。不可避免的是，知识网络最初主要是通过数据获取、纳入信息共享，以及由发达国家研究者和医学研究所进行分析而设计的。然而，一个综合性全面开发的疾病知识网络必须涵盖多种疾病，包括与局部地区环境暴露影响因素相关的感染性疾病，这是在全世界中低收入环境中具有普遍性的。因而，构建知识网络的努力应该延伸并包含对这些环境中数据的分析。

对于发展中地区医疗保健系统而言，提高界定疾病的精确度特别重要。这些地区的疾病误诊导致了不恰当的治疗，也导致了致病菌广泛的耐药性。疟疾是一种常被误诊的疾病，带来严重的后果和损失（D'Acremont et al.，2009）。一般而言，患者在疟疾流行的地区发烧的话，不管他是否真得了疟疾，医生都会对他进行抗疟疾治疗。在某种程度上，这种做法源于有限的资源——在大多数地区，最先进的诊断手段也只是进行基于显微镜的血液涂片检查。无法进行足够的现场诊断测试来分辨患者是否得了疟疾，这对进行靶向性治疗形成了很大的阻碍。因此，需要将主要精力用于开发鉴别疟疾和其他疾病（如结核）的分子诊断上（Boehme et al.，2010；Small and Pai，2010）。最终，这些诊断需要包含各种测试来区分不同的致病体，也要考虑寄主的遗传或分子标记，它们可能影响寄主对感染或潜在治疗的反应。一个全球相关的信息共享和知识网络在推动这个进程中是很有用的——比如，可以用来区别恶性疟原虫和间日疟原虫所导致疟疾的区别，它们易感于不同的抗疟疾药物（malERA Consultative Group on Diagnoses and Diagnostics，2011）。知识网络及其相关的分类法不应该被设计成仅满足具有高级医疗系统的国家的需求。毫无疑问的是，信息共享以个人为中心这一特征（还有包含个体数据，以及包含他们居住在哪和居住在什么环境这些信息），为建立疾病知识网络提供了重要的信息，这会满足全世界医疗保健和疾病预防的需求。

4　我们如何实现目标?

当在对新型分类法的必要性达成共识后，委员会广泛讨论的问题是"我们如何实现目标？"在此背景下，"目标"是指成功建立一个用来获取和分享来自大量患者的个体分子特征和健康状况相关信息的系统。第3章中我们描述了期望的疾病知识网络和新型分类法所具有的特征，以及用来建立疾病知识网络和新型分类法所需的信息共享。然而，我们也强调，这些资源将永远在"建设中"。随着信息技术、基础科学、健康研究和药品的持续变化，新型分类法与信息共享的内容和结构也将有所发展，比如目前无法预料的新方向。与之相似的是，早期尝试提出万维网的概念到今天互联网的使用。委员会的看法是，我们目前还没有建立一个新型疾病分类法所需的基础结构，但是我们提出了一条发展构建疾病知识网络所需的基础结构和研究系统的道路。我们认为疾病知识网络将是一个基于分子生物学的分类法的重要支柱。我们还提出了这种试点研究的可持续性。正如公众的引导和投入在实现互联网时起到的重要作用，我们相信这样的投入在实现数据密集型生物学和医学联合中将是至关重要的。然而，我们也认识到，正如互联网在真正蓬勃发展之前必须有所付出，知识网络和以之为基础的信息共享也是如此。

委员会认为，通过创建一个动态的、综合的、实用性强并被广泛运用的知识网络来开发疾病分子生物学已有的信息财富，需要在三个领域采取主动。

1. 设计收集和整合疾病相关信息的适当策略。大规模地连接分子数据和患者信息将促进信息共享的发展。成立一个系统为越来越多的患者建立这种连接（并使得研究人员可以广泛使用这些数据）是发展知识网络和新型分类法的关键步骤。有几种方法可以产生这种偶联的数据，包括对临床患者适度规模的、靶向性的分子生物学研究。然而，最直接有效的发掘模式包括可观测的研究，用于寻找并将分子数据和完整的患者医疗记录（只是常规医疗保健的副产物）关联起来。有效地跟进在这些研究中产生的最有前途的假说还需要设计基于实验室的生物学调查，以便在生物化学或生理学水平上寻找解释。

2. 利用试点研究建立一个实用的框架去发掘分子生物学与其他患者详细的数据、诊断和临床效果之间的关系。新的发掘模型将涉及在常规的医疗保健过程中收集大量的患者资料。这是一种新型的、在很大程度上未经验证的挖掘方法。在一些"最优"方案出现之前，需要设计试点研究以识别和克服成功实施这种方法的障碍。

3. 在逐步消除制度、文化和管理上的障碍以广泛共享分子资料、个体健康史的同时，仍要保护患者的权益。 在多方之间（包括患者、医师、保险公司、制药企业和学术研究组织）共享个体患者的资料将是必不可少的。目前关于一致性、保密性、数据保护和所有权、健康费用赔偿和知识产权的政策需要修改才能确保在不损害患者利益的前提下，所有利益相关者之间研究数据的自由交换。

一个疾病研究的新型发掘模型

目前用于连接分子生物学数据与诊断和临床效果的模型主要是一定数量的患者总结从临床到科研的各项临床资料，然后分析总结出临床资料和遗传多态性、基因表达水平、代谢模式等分子生物学数据之间的相关性。当一些发现被认为是决定性的、可能有用的时候，会将这些资料还原回临床背景，比如，作为遗传或基因组的诊断试验。该模型在个体发现和个体治疗之间产生很大分歧，常常导致关键利益相关者之间的错误沟通，甚至是无沟通。例如，关于全基因组关联分析，对欧洲血统个体的研究约是其他群体的 10 倍之多（Need and Goldstein，2009）。目前的模型仍然无法利用分子生物学数据资源，即使这些资源在未来可能成为临床背景下个人基因组或其他个性化的"组学"的常规产出。也许最严重的是，目前的发掘模型无法提供经济可持续发展的数据密集型生物学与医学整合的途径。

委员会认为从根本上改变这种发掘模型是值得的，势在必行的。患者的分子生物学资料应该直接为研究者和医疗保健的供应商所用，而不是将临床资料和患者样本转移到研究组内去分析。然而，委员会认为这是彻底违背现行方法的，且正面临重大挑战。因为我们相信新型发掘模型将带来巨大好处，应采取积极的步骤来实现它。

正如第 2 章所讨论的那样，科学、信息技术、医学和社会态度的改变为实现这个模型提供了机会。事实上，为了证实委员会的信仰——核心的建议是能够通过不断的努力实现的，在研究创新上一些研究机构在开展具体的工作了。除了第 2 章提及的 eMERGE 协会以外，另一个极好的例子是加州北部的凯撒医疗机构（Kaiser）和加州大学旧金山分校（UCSF）的合作。凯撒医疗机构的人员参与了一项能够将遗传或其他分子生物学资料与其完整的电子医疗记录进行比对的研究。该研究遇到了很大的障碍，需要 10 年以上的时间进行从概念化到大规模遗传数据的获得。第一个关键的挑战是在凯撒研究机构的人员、管理部门和像伦理审查委员会这样的监督部门之间建立信任。进行这项研究的成员机构开始意识到他们必须清楚地了解这项研究的基本目的，用于培训成员所需的拓展性的基础设施必须要从头做起。第二个主要的挑战是如何获得严重不足的用于支付与患者治疗有关的分子生物学数据的经费，考虑到有限的医疗保健经费的压力，凯撒医疗机构本身并不愿意承担这个责任。而且，在改变什么是适当的知情同意的认知过程中，需要花费大量的时间和精力与参与者进行沟通以达成一致的认可。尽管如此，在有强大支撑的研究机构内部的研究人员，战胜这些障碍的能力是令人钦佩的：已经有将近20万凯撒机构的成员参与到大规模数据的收集工作中。

加州大学旧金山分校-凯撒医疗机构开拓性的研究明确了一个基于直接使用患者资料的发掘模型是可行的，即使其实施面临着重大障碍。为了处理和解决这些障碍，委员会预先设计了一些靶向性的试点研究。这些研究将探索新的研究模式的重要方面，并向医疗保健的供应商阐明疾病分子生物学分类的价值。通过对患者展示价值，试点研究将为寻找一个可持续的发掘模型奠定基础。在该模型中，相关的、被临床证实的分子生物学资料是由"个体化医疗"常规产生的，因为他们满足了广泛用于临床试验结果的风险效益标准。

试点研究应利用观测实验

正如上文所强调的，委员会认为大多数发展信息共享所必要的初步工作应该采用观测实验的方式。在此背景下，观测实验是指在数据收集过程中对个体的处理是不变的，尽管分子生物学和其他的患者特异的数据将从普通的医疗保健过程中的个体收集。虽然目前只获得有限的临床数据，但这种实验方法正逐渐被接受。值得注意的是，许多全基因组关联研究已经比对了那些接受某种疾病诊断和未接受诊断的个体的遗传构成（McCarthy et al.，2008）。例如，全基因组关联研究比较了那些被诊断和未被诊断为克罗恩病的个体，准确地鉴别了一些暗示了克罗恩病的病理生理的自噬作用的基因突变，而比较与年龄相关的黄斑病变时发现了补体因子 H（McCarthy et al.，2008；Ryu et al.，2010）。在其他的例子中，通过随机临床试验的观测实验发现了临床上基因型-表型的相关性。例如，一次随机的临床试验比较了不同的 α-干扰素制剂在治疗慢性感染性丙型肝炎中的效果。随后的观测实验利用全基因组关联研究识别 IL28B 基因附近的突变，因为该突变与治疗效果明显相关（Ge et al.，2009）。该研究中发现的遗传突变已广泛用于临床检测（PRNewswire，2011；Scripps Health，2011）。

在这些研究中登记的个体患者并不记录对他们的诊断、治疗，或在大多数情况下他们生活中的其他事情。这些观测实验的目的只是想研究"在一般人群中，那些结束一项特殊的诊断或经历一次特殊的治疗反应的人是否存在基因突变？"。

虽然观测实验将是最主要的工具，用于发展新的、临床上有效的分组患者相关的假说，这类实验中得出的结论也需要用其他途径进行验证和研究。例如，利用分子生物学数据有很多种途径可以分类患者，这其中仅有一部分具有临床效用。通常来说，临床效用需要用随机临床试验来评估。

观测实验之后还需要功能试验来验证从临床效果中观测到的分子生物学相关性的机理。利用二者相结合的研究实例是鉴定 BCL11 为严重的镰状细胞疾病的调节因子。在最初发现这种作用的全基因组关联研究中，通过集中研究发现 BCL11A 是胎儿血红蛋白抑制剂，于是很快找到了这种相关性的生物学基础。注入成年患者的持续性的、在 BCL11 基因座上含特定突变的胎儿血红蛋白改善了镰状细胞疾病的症状（Sankaran et al.，2008）。科学家认为这种基于实验室的研究对于阐明观测到的分子生物学数据和临床效果之间相关性的内在原因是必不可少的，而且这些机理性的见解将是构建知识网络的重要组成并指导其应用。

委员会设想的试点研究将：

（1）有足够的规模，以及科学和组织的复杂性，在实际经验的基础上揭示发展现场探索工作最重要的障碍；

（2）解决一个或多个尚未满足的医学需求，这些需求从更深层次的生物学角度理解一个症状而导致治疗范例和健康效果近期的改变；

（3）包括生成和分析一系列分子数据类型，可能包括（但不仅限于）基因组数据（序列和表达）、代谢组数据、蛋白质组数据和（或）微生物组数据；

（4）由一个宣传医疗保健的组织负责领导，该组织与研究人员紧密合作；

（5）在科研经费的支持下建立一个"原则性的证明"；

（6）涉及大量利益相关的合作伙伴，无论是公共的还是私人的，包括医疗保健的供应商、患者、付款人，以及专业的基因组学、流行病学、社会科学和分子生物学的科学家们；

（7）消除数据共享的障碍，并提供保护和尊重个人权益的伦理和法律的框架；

（8）发展允许组装分析和整合数据库共享的、足够规模的 IT 网络；

（9）利用实验室研究评估分子生物学数据和临床效果之间相关性的生物学基础；

（10）为临床和基于证据的决策制定建立验证标准。

下面我们提出两个试点研究的案例。一个是"百万美国人基因组计划"，该计划被选中用于进行与目前正"蓄势待发"的组学信息研究相关的主要试点项目之一。这个试点项目将有助于用相关数据填充信息共享并促进学习如何与其他层面建立联系。该项目通过关注医疗保健接受者各种各样的健康和疾病状态，利用生殖细胞基因序列和大量表型间的相关性研究来验证新的研究结果。另一个"2 型糖尿病的代谢组学模式"是疾病具有个体性差异的实例，能引导信息共享的研究机构认识另一个不同的组学分支（代谢组学）并在新的疾病分类模式中尝试进行更多的有关疾病靶向性的研究。

试点研究实例 1：
百万美国人基因组计划（MAGI）

一个有助于信息共享和疾病知识网络发展的试点研究应包括 100 万（或以上）个体的基因组测序，以及收集这些个体的序列信息和医疗信息而建立适当的基础结构。在包含完整序列信息的试点研究中，我们并不打算把序列信息在知识网络中的重要性抬高到其他资料之上。相反，本提案认识到测序的方法已经或即将"准备好"极大规模的应用，而且在即时诊断中获得这种数据需要解决重要的挑战。这些挑战包括知情同意书、数据保护、资料存储和数据分析等对于所有类型的数据都很常见的因素。本提案也认识到这种规模的测序在不久的将来必然开始进行并努力在人类基因组序列数据和普通疾病之间建立联系。我们认为这些将成为新的发掘模式的基础并对知识网络的发展十分重要，在当前或未来，新的发掘模式将能够系统地比较分子生物学数据和电子医疗记录。也就是说，实验设计应该可以在当前决定的基因型和多年之后出现的健康效果之间进行相关性分析。

对 100 万人的基因组进行测序将获得足够全面的、不同健康状况的个体样本信息，以进行具有统计学意义的相关性分析。例如，阿莫西林克拉维酸合剂是一种广泛使用的抗生素，使用后约有 1/15 000 的概率引发严重的肝损伤。在 100 万个患者样本中将能找到许多出现这种（以及其他相似的、罕见的）药物不良反应和其他医疗状况的个体。样本规模足够大也是至关重要的，这样才能构建一个具体的、经过特殊诊断的个体间的基因突变分布图。

试点研究实例 2：
2 型糖尿病的代谢组模式

最近从继发性 2 型糖尿病患者的血液样品中检测代谢组模式，发现在血液检测中出现明显的支链氨基酸的特征（Wang et al.，2011）。这些早期的分析表明，代谢组学有可能帮助鉴别那些具有糖尿病高发风险的个体，特别是有可能阐明胰岛素抵抗的前期糖尿病向确诊的糖尿病转化的生理病理学过程。因此，我们设计了一个试点实验通过血液的代谢组学模式理解这种转化。该实验将起始于靶向性的定量代谢组学研究向随着时间变得更加复杂的代谢组学模式过渡。这些实验工作，结合"试点研究 1"和知识网络其他层面（如微生物组和暴露组）的研究结果，将很大程度上延缓和预防 2 型糖尿病的发展。

试点研究的预期成果

试点研究是为了在遗传或代谢突变与疾病亚类之间产生新的关联，通常对疾病治疗和预防有影响。更重要的是，这些试点研究将提供一些必要的经验，有助于快速转变分子生物学数据的使用方式。例如，足够范围和规模的试点项目能推进新的发掘模型的开发，包括那些具有共同临床特征的患者自发组织起来的团体，然后通过努力得到相关的分子生物学数据。这种试点研究也会用多种方式解决许多逻辑的、伦理的和生物信息学的问题，有利于未来的努力并介导即时诊断工作的可持续实施。

基于开放式数据共享的研究模型需要改变数据访问、允许和共享的政策

开发疾病知识网络的研究需要解决复杂的伦理和政策问题，包括同意书、隐私权、知情权及政府部门对医疗机构的监督（Cambon-Thomsen et al., 2007；Greely，2007；Hall et al., 2010）。

只有在公众支持一个新平衡的前提下，委员会对疾病知识网络及其与未来患者有关的权益的设想才能实现，即对材料、临床资料的研究，以及尊重捐献人的价值观和选择权之间的平衡。最终，在"患者的资料或材料"与"谁将从这项研究中受益"之间应不再有分歧。这些为研究贡献材料和资料的患者也将受益于通过这些资料而产生的疾病知识网络和基于分子生物学的新型分类法。

如何解决这些伦理的和政策的问题，才能让前面提到的试点研究得以实施？委员会建议由一个合适的联邦机构设定一个程序，用于评价创建知识网络和信息共享所需研究的隐私问题。由于这些问题已经被广泛研究，该进程并不需要从头开始。然而，在实践中，那些想要参加上述试点研究的科学家们（以及必须同意以人为目标的协议的机构审查委员会）还需要具体的、关于适用于这些项目的知情同意书的进程范围指导。针对现行法律和主流伦理标准的限制，委员会提供的指导尽可能灵活。要想尽可能的在各种医疗保健试点项目中获得基层经验，而不是自上而下的指示，就需要对出现的敏感问题进行标准化管理，因为对敏感问题的处理会影响整个信息共享、或知识网络、或新型分类法的主动性。医疗保健提供者以及其他非学术界的利益相关者将是必不可少的。

处理这些问题的一个方法可能包括以下几点。

（1）加强关于对个体为中心的健康和疾病资料的信息共享有好处的对话。对

话应包括研究者和公众、患者代表和疾病倡导组织，深入那些由于过去的药物滥用而对研究有所怀疑的团体中加强信任。在委员会召集的研讨会上，我们听到患者的意见和公众代表激烈的讨论：研究要更加透明，要有更多的研究者和研究机构之间的合作，而且公众将监督研究进行。例如，疾病卫生组织已经通过帮助设计患者感兴趣的研究、项目宣传、帮助招募参与者及筹款等来资助研究，从而推动生物医药研究的发展（Giusti，2011；PatientsLikeMe.com，2011）。

（2）探索能让患者广泛同意未来研究的知情同意的方法还未确定细节。提供一些简明的、易理解的信息告知患者他们的病历资料和生物材料将如何用于研究，得知自己是一项为公众谋利益的项目中担当合作对象，许多患者是愿意合作的（IOM，2010a；Trinidad et al.，2011）。另一方面，一些患者通常反对那些使用"残余的"样本的研究（这些样本最初是采集用于临床目的的），还有一小部分是反对用于某种类型的研究。必须谨慎地解决这些问题。目前研究所用的知情同意的方法依赖于长期的、复杂的同意形式，因无法令患者理解研究本质，从而阻碍患者的参与。如下所示，健康保险可移植性和可说明性法令（HIPAA）要求对每个具体的研究授权或弃权：关于这个要求的解释是很有限的，以至于研究者和伦理审查委员会反对或大量的延期相似的研究，这将是开发信息共享所必需的。

（3）在监督和管理方面强化公众的代表性和投入。公众对生物信息库和研究项目的参与将建立信任（Levy et al.，2010）并有助于解决研究过程中产生的问题，如是否给被分析的生物材料的提供者反馈研究结果（Beskow et al.，2010a）。在早期已经发现存在关于研究者可能"有责任通知"参与者临床相关结果的灰色地带需要被阐明。

为了保护个人健康信息的隐私，HIPAA 需要联邦政府设定隐私条例。为了保护患者隐私的 HIPAA 隐私条例在某些方面阻碍了对个体患者资料的广泛共享和多种使用（IOM，2009）：首先，即使已经去除了明显的标识物，个人大量的分子生物学数据（特别是全基因组数据）可视为 HIPAA 在独一无二的生物学标识时，即使在某种情况下能被批准豁免授权使用可识别的健康信息，很多医疗保健组织也不愿意参与；其次，由于 HIPAA 不允许授权给未详细说明的研究，也不同时授权给多个项目，所以只对每个具体使用的患者资料进行授权；最后，为患者解释研究中数据使用的要求很麻烦且不利于数据共享。这些条例是本报告中预想的试点研究的主要障碍。

委员会认为有必要重新解释（或重新制定）HIPAA 条例，并与 2009 年的 IOM 报告"超出 HIPAA 隐私规则：增强隐私权，利用研究改善健康"达成一致。这份报告发现 HIPAA 隐私规则并没有成功的保护隐私权，而且，目前的实施阻碍了健康研究，增加了繁重的行政管理需求（IOM，2009）。这份 IOM 的报告包括严格的安全性，与需要患者授权才能使用可识别的数据相比是一个更好的保护隐私的方法。它建议大量基于现存材料和数据的研究可以豁免于修订的 HIPAA 隐私规则（IOM，2009）。例如，委员会建议研究人员应该可以与"安全、可信、无冲突的中介机构"一起工作，才能制定一个协议或解决办法，将各种不同来源的可识别数据联系起来（IOM，2009）。生物数据库可以作为一个可信的中间机构服务于上述的试点研究，只为研究人员提供数据和材料，不提供明显的标识而是提供一个编码样品的解决方案，使得研究人员能够更新临床信息或在适当的时候联系患者或捐赠人。此外，IOM 报告建议"研究人员、研究机构和储存个人可识别信息的组织应该建立强大的安全保障措施并对数据的获得设限"（IOM，2009）。这些预防措施可能包括如数据实体安全和材料供应的需求以及数据传递协议，该协议禁止研究人员试图重新识别患者或捐赠者或直接联系他们以获得去识别的数据。

目前，新的知情同意的方法正在计划和测试中。例如：①加入高度具体的患者关于使用个人健康信息的选择权（PCAST，2010）；②在生物信息库中使用知情同意的简易格式，提供另外的附加文件为想了解更多的参与者提供信息（Beskow et al.，2010b）；③基于除去已识别的资料，Vanderbilt 和 i2b2 使用的选择退出模型（Pulley et al.，2010）；④同意全基因组测序和所有表型研究，并尊重个人关于返回临床验证结果的选择权（Biesecker et al.，2009）。委员会认为在不同模式的同意和返回参与者的临床重要结果之间将出现最优方法和最终的一致标准。

竞争前协作

为了加速基于疾病知识网络的新测试和新产品的发展，非盈利公司和产业之间以及不同的盈利公司之间需要竞争前协作（IOM，2010b；2011）。这项研究需要构建信息共享中心，它包含很多项目，这些项目包括许许多多来源于大量患者的数据。如果这种协作能够在学术界和产业界以及曾经是竞争对手的公司间得到发展，那么将会更有效地形成信息共享中心（Altshuler et al.，2010）。

这些协作包括发展公共标准和数据库格式，以及促进数据共享的基础设施的建设。数据分享可能包括对上游研究成果的共享，这些研究成果虽然没有即时的市场前景，但是却对下游产品的发展至关重要。上游研究的例子包括生物标记的鉴定和验证，以及药物副作用的预测。为了建设繁荣的竞争前协作，制药公司将需要克服他们不愿意分享所有已完成的临床试验数据的情绪，不仅仅只是一些筛选后的、与监管程序相关的数据，而是全部的临床试验数据。值得注意的是，我们需要明确知识产权的准则，并解决对知识产权权利丧失的担忧问题。只有当所有的组织和个人都被激励加入到竞争前协作中，全行业的竞争前协作才能最终产生（Vargas et al.，2010）。委员会认为如果没有激励机制，精准医疗必须的数据信息将难以获得，而这些信息伴随而来的是改善健康状况和减少医疗保健费用的巨大利益。

无论涉及商业实体还是仅限于学术界的合作都适用于同样的原则。为了鼓励材料和数据的收集，收集他们的组织者们和研究者们应该首先使用这些材料和数据用于研究，同时还要确保及时提供给他人。在需要使用数据进行信息共享以及由此产生的知识网络的研究背景下，委员会没有预想到人类基因组计划中采用的即时数据发布模式的可取性或需求。然而，与创建数据的研究人员没有关联的人可以及时并无限制地访问数据是很有必要的。数据信息共享的成本排除了政府资助项目中广泛存在的冗余现象。同时，这些数据集的规模和复杂性，连同其多样性和分析结果竞争性输入的需求也排除了任何一组人员对数据的长期控制。这些数据必须作为公共资源，这些资源适用于广泛和多样的研究，以改善医疗保健水平和提高医疗保健服务的效率。

由于委员会对于"一刀切"政策可能会带来激励研究人员和保证足够数据访问之间的价值观冲突持怀疑态度，并认为扩大范围和规模的试点项目对于解决数据共享相关的质疑要得到相当重视，而不是只致力于数据的收集和分析。

医疗保健系统中的竞争与共享

一个显著而关键的问题是如健康保险公司这样的支付方，是否允许他们对庞大的患者数据库和成果性数据进行访问，以及他们是否愿意与来自致力于创建如第 3 章描述的知识网络的其他公司和研究者的数据进行整合。一方面，组织者们认识到通过这些努力可以获得潜在的价值以及成本的削减；另一方面，也存在着相当大的障碍。文化是其中主要的障碍之一，这些组织者中的多数认为他们的数据作为一个正当资产，有效地创造了相对于其他组织的竞争优势。例如，大型医疗保健系统和保险机构，对开发支持医生诊断的工具感兴趣，这将会减少由于误诊或不适当的处理决定造成的大量浪费。集成生物数据、患者数据及结果信息并将它们转化为多种数据来源的知识网络中的汇总信息，可以大大加快这种努力整合的效果。然而，如果数据和研究成果共享了，可能会破坏数据提供者原本拥有的一种竞争优势。如此一来，可能会导致整体卫生组织的共享与个体提供者和支付者的短期竞争本能之间形成紧张的关系。

除了竞争文化的障碍，还有与成本压力相关的其他障碍。由于卫生组织的成本压力，供应商和纳税人都不太愿意大量投资在用于研究目的的生物数据收集的工作上。从长远看，就像目前标准诊断测试一样，一旦这些数据已被证明对临床诊断有应用价值，在可操作的数据收集上花费的医疗保健资源就是合理的。然而，这些数据显示出临床上的价值之前，知识网络信息通过来源于提供者和支付者的生物学数据实现共享（如基因组序列数据）是不实际的。同样，实现大型数据集与新型疾病分类法集成的信息技术也是一个挑战。例如，安泰目前正在通过多年的努力来更新其信息技术系统，以支持 ICD-10 编码标准中的计划内转换，仅这方面的努力就将耗资数千万美元。虽然整合数据集和改变分类法的目的在原理上是可实现的，但除了提供先进技术的供应商和付款人之外，它们还需要有超出所有技术的生产力。因此，公益知识网络向所有数据存放的转换必须涉及对支付者和提供者的强烈激励。这可能意味着政府最终将有必要为了医疗保健费用的报销而参与到知识网络中。从一个更根本的层面上说，如果知识网络的数据充分代表了我们社会的多样性，那么知识网络也应该可以解决长期存在的、要达到足够先进的医疗保健公平问题，

疾病知识网络的发展需要形成各种水平
医疗保健供应者的教育

　　基于疾病知识网络信息和新型分类法知识并集成了大批参数的决策，将会给基层医疗医生的实践工作带来显著的改善。鉴于医生和其他护理人员在目前的医疗环境下对时间上的要求，几乎不可能有足够的时间或认为有资格解释患者的大规模"组学"分析的结果。这个问题的重要性将随着时间的推移而升级，因为知识网络及其相关的以分子为基础的分类将演变成系统，这个系统的复杂性大大超过目前的疾病分类方法。

　　一个值得关注的问题是，大量分子数据集融入到临床记录中将形成一种趋势——许多被视为已经归因于遗传或其他分子学发现的临床记录并没有那么重要。极端的例子中，这种文化的偏见促进了没有任何的临床应用价值的"组学"测试和销售。在其他情况下，遗传或"组学"测试的真正价值，在特定情况下可能被过度解释，因而阻挡了对其他相关的临床数据的考虑。为了发展的疾病知识网络及从它派生出的新型分类，医疗保健提供者将需要加大在分子数据的解释和应用上的文化发展。

　　为了迎接这些挑战，医疗保健提供者将需要决策支持系统和新的培训范例。决策支持系统将需要提供有关患者的疾病发展倾向的有用信息来促进正确的诊断，引导患者选择最适合的疾病预防或治疗的策略，通知患者疾病的预后和管理，在"兴趣"和"需要"的基础上为医生和患者都提供获得更详细的有关疾病信息的机会。只要有可能，这样的决策支持系统可以使患者及其照顾者共同作决策。这样的系统应该是随时更新有关疾病的分类、预测疾病发展及恶化或对治疗的反应特别是测试结果的能力，以及特定疾病的预防和管理策略等更多信息。

　　使用全面的动态变化的知识网络要求经过相应培训的医护人员，生物医学教育需要进行调整。Lorsch 和 Nichols（2011）最近提出，研究生和医学生命科学课程将从当前学科具体的模式到一个垂直整合的节点和连接的框架的一次重大转变

中得到颇多受益（图 4-1）。这种模式不但是唯一可能用来反映有关分子过程的新知识的整改说明方式，而且它展示了基于分子的分类学和疾病的基本知识网络是如何发展的。这种模式可能在教育中带来巨大的变化，从准备修读科研事业的学生到从事科学事业的研究者，越来越多地需要多学科的方法来解决生物医学问题（NRC，2009；MT，2011）。它将向未来的医生提供更全面的生物过程原理，也反映出基因组学和个性化用药的承诺。

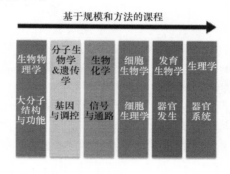

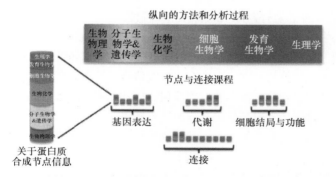

图 4-1　生化研究生计划课程——建议的新模式。目前一个典型的生化研究生项目第一年的课程所使用的模式（上）和一个替代模式（下）。节点和连接处的彩色条代表关于每个根据比例整合的关键进程的基本原则和重要方面。资料来源：根据 Lorsch（2011）的允许进行修改。

　　Lorsch 和 Nichols 提出的教学模式贴切的反映第 3 章中所述的疾病的知识网络的属性。在此教学模式中一个给定的主题如基因表达，将以垂直整合的方式进行教授，结合从分子到整个机体的基本信息的方式进行规模讨论。以反映材料的生物现实来调整达成战略，可能有潜力去创造显著的协同效应。当信息直接联系到医药时，学生可保留更多的基本科学知识。增强在医疗实践和研究中使用的新型分类法的能力，将加强学生的生物学概念。虽然学校医疗课程的具体改革建议超出了本报告的范围，委员会希望强调疾病知识网络的力量和从它派生的新型分类法的全面实现，必然会要求教育战略做出重大转变。

5 结 束 语

第 1 章以两个临床实景案例为开始，这两个案例虽然不是具体的患者，但却是美国每天数以千计患者的典型，集中反映了当前临床医疗实践中的问题[1]。患者1——一个仅患有乳腺癌的女性患者，是近几十年来发生了惊人进步的科学和医学的直接受益者。她的医生知道威胁她生命的病理过程的分子细节，并在她的治疗中直接针对患者 1 的异常细胞发生的分子畸变进行控制。这些疗法的安全性和疗效已被包括与患者 1 在疾病的分子细节相匹配的其他患者的随机临床试验中证实，她的预后良好。随着科学和医学的不断进步，我们开始明白这种类型的乳腺癌的分子病理学，类似的患者可能会期望获得更安全、更有效、更便宜、副作用较少的治疗。

患者 2 展现了不同的故事。现代医学不能为他提供有效的诊断和治疗计划。经过 50 多年的深入研究，在糖尿病的科学认识中，已经取得了实质性进展。不像许多孩子在生命的早期有糖尿病突然发作，我们知道患者 2 体内循环中胰岛素水平高。他的医生最终可能会考虑尝试更多的胰岛素来控制他的糖尿病，但与其他数以百万计的 2 型糖尿患者者一样，在这种情况下的根本问题是他的细胞对胰岛素只有微弱的回应。甚至即使他的细胞收到一个强烈的信号并摄取和代谢糖，他的血糖仍然高得离谱。高水平的血糖具有潜在的毒副作用，危及患者的血管健康。由于他们年龄的原因，许多 2 型糖尿患者患有恶化血管的严重后果。当他们脚上的轻微伤口无法愈合时，他们往往面临截肢的危险。由于毛细血管在他们的视网膜破裂，造成许多患者失明。药物治疗充满了变数，这一点在几十年来没有一点改变。同样，锻炼习惯和饮食习惯的改变，相比其他方法帮助了部分患者。患者 2 很可能要面对未来不断上升的医疗费用、健康状况下降，甚至终生残疾。像患者 2 这种慢性疾病患者，对于整个人口老龄化的社会带来的人口、社会、经济费用问题是巨大的。

委员会的议题是"为创建一个基于分子生物学基础的人类疾病'新型分类法'，探索可行性和需求性，并制定一个潜在的框架"。虽然"新型疾病分类法"在该委员会的职责中引起许多热烈的讨论（有很多不同意见，是否新型疾病分类法将与现有的分类法有着显著不同），但在更重要的一点上很快达成共识，大家一致认为，

---

1 2010 年，在美国大约有 190 万名男性和女性被诊断出患有糖尿病，261100 人患有乳腺癌。（来源：
http://www.diabetes.org/diabetes-basics/diabetes-statistics/ and
http://www.breastcancer.org/symptoms/understand_bc/statistics.jsp?gclid=CLeJwq7p76sCFU1d5QodLz1TLw,
http://www.cancer.org/Cancer/BreastCancer/OverviewGuide/breast-cancer-overview-key-statistics）

委员会需要一个更完善的疾病分类法，而当前正是创建新分类法的最佳时机。而且，委员会清楚地认识到，制定和实施疾病知识网络有着不仅仅是疾病分类的独特潜能，更可以作为帮助研究和改进患者治疗方法的催化剂。患者 1 将有可能治愈癌症，并继续她长寿、健康、有质量的生活，而这美好的前景源于通过分子分析确定她所患乳腺癌的确切类型，以及对症的治疗方案。委员会认为，建立同样精确的针对糖尿病的知识网络和新型分类法，也将有可能为患者 2 找到治愈的办法。

委员会认识到有关其职责的两个关键点：首先，发展一个改进的疾病分类法虽然是重要的，但仅是为患者提供更好的健康服务的生物医学研究中的一个挑战；其次，没有单方向活动（由生物医学研究单一的部分引起的）可以自己完成有限的目标。这两点建议为我们更好地制定"新型分类法"提出更广泛的挑战。许多结论和建议可以应用于"转化研究"中的挑战，如评估和改进现有的治疗方法，并开发新的治疗方法。然而，疾病分类与所有医学的进步有着密不可分的联系，委员会认为应对这一挑战的一项雄心勃勃的计划——特别是现代化急需研究的"发掘模型"，是一个很好的开始。委员会认为，成功的关键在于建立新的关系，这种关系必须跨越美国医学研究和患者的治疗活动。正如第 2 章中所讨论的，委员会认为，现在是建设疾病知识网络，并由此衍生出一个新型分类法的好时机，因为变化正在席卷整个基础和转化研究、信息技术、药物开发、公众的态度，以及医疗保健传播系统。

我们建议寻求授权利益相关者的社区，由他们提供将转变他们工作和做决策的方式的信息资源，包括信息共享、知识网络和新型分类法本身。当这种变革发生时，我们并不对确保收益做出明确的承诺，但是发起这种变革对于整个行业的转变来说将是一个强有力的、有所助益的工作，它将在科学、技术、经济和我们每个人的生活中扮演越来越重要的作用。

委员会乐观主义的核心是一种信念——为了实现改善个体患者的健康状况的目标，生物学知识的巨大进步将能够更有效地实现它。自从发现了遗传的分子基础，生物学在这 50 多年里得到了蓬勃的发展。遗传学处于探索的"黄金时代"，人类基因组计划有力地证实了这一点。研究果蝇和人类基因的相似性使我们可以立即获得识别生物医药和细胞生物学最基本知识的潜在医疗用途。反之，这些基本的生化和分子生物学途径的知识也是进一步了解患有特殊疾病的患者所需要的。事实上，已经有许多基本生物学领域的相关研究在深入探索中，颜色视觉就是一个很好的例子。原因很简单，你可以问受试者在当前的光模式下看到了什么——而不是制定一个粗略的行为测试来发现测试动物是否看到什么。我们现在获得的人体感光细胞的分子知识远多于对小鼠的研究结果。特别是当生物医学研究越来越重视阐明行为的分子基础时，对人类而非模式生物开展科学研究的优势就越来越明显。经验告诉我们，加强基础生物学知识向临床新进展的转化是一个困难的任务。尽管如此，许多成功的例子使人看到了光明。此外，委员会认为基础生物学处于转折期，我们有理由期待用于基础研究的大量投入可以获得更多的收益。然而，我们需要重新评估实现基础研究与医学有效结合的巨大困难，而且委员会认为加强信息共享、知识网络和信息分类三方面的建设将提高效率。

委员会认为信息技术是技术融合的关键因素。很简单，信息技术使得数据密集型生物学的兴起成为可能。没有现代的计算系统，就没有现在成熟的分子生物学。在医学领域，信息技术为我们提高效率和改善发现的最好前景提供了可能。就整个社会来说，技术进步正改变人们对信息的态度。在短短的20年里，原本锁在图书馆中密室中布满灰尘的书籍中的知识变得触手可得。因此，公众对信息共享和传播中的障碍失去了耐心也是可以理解的。社交网络的出现生动说明了人们对信息态度的改变，也体现了公共和私人信息间的模糊划分。由于所有这些原因，委员会看到了聚集以拆除现有障碍的强大力量（制度的、文化的、经济的以及法律上的）存在于生物医药研究领域、临床研究及公共研究中。

委员会认为，我们展望中的某些方面比其他方面更容易达到。即使是最简单的步骤也将是具有挑战性的。正如本报告中所强调的，有很多障碍阻碍我们沿着既定的路径发展。这正是委员会建议试点项目就像车辆一点一点增加前进的坡度和范围一样，虽然我们认为建立一个改善疾病分类法非常有价值，但我们并不希望建立一个突然的项目达到这一目标而使它从广泛的制度中孤立出来。我们认为在这一路径上开展一些较小的项目比与现有制度冲突宏大的项目更好。这些障碍在试点项目逐渐增加难度和范围的过程中通过信息共享、知识网络以及新型分类法的最佳设计逐步克服。

虽然医疗保健系统中的一些利益相关者看到委员会引人注目的基本构想后可能会问，是否需要一个独立的组织去努力实现该委员会的目标？更有甚者，有些人可能认为已经开展了足够多的病例研究了，其中包括本报告中引用的那些研究。在这些案例中，实验测试的大量数据对患者的治疗有显著的作用，以至于实验测试发展的传统系统和保险报销制度将使我们平稳过渡到一个新的分子医学时代。但是，我们慎重反对这一结论。事实上，对基因药物疗效的过早强调将会有反弹的现实风险（Kolata，2011）。该委员会认为，建立一个精心筹划的公共投资系统将加速公共-个人合作更早获得成功。更重要的是，委员会将为预测医学的最终成功提供实际的支持。对精准医疗研究的公共投资将为其打下坚实的基础，但还需持续的传播机制，使其自负盈亏成为个人医疗的常规组成。

再回到关于委员会核心任务的讨论，我们重申我们对疾病分类法的看法。诊断是医学的基础。对患者病情的精确诊断并不保证随后的治疗完全有效，但这无疑是个好的开始。因此，要集中力量作用于整个医疗保健系统。正如本报告中提出的长期专注于开发新的信息资源，是整个医疗系统内所有生物医学研究人员、医生、患者及所有利益相关者必须遵循的统一的原则。尽管还不能确定本报告在开始描述的这位40岁的2型糖尿病患者——患者2，是否能够及时获得想要的帮助，但是，委员会认为其核心建议的实施将带来许多新的盟友，以改善这位患者的健康前景，而且这些不同的参与者将配备功能强大的新工具和资源，如果没有组织性的努力，这是不可能发生的。

参 考 文 献

ACS(American Cancer Society). 2011. Cancer Facts & Figure 2011. American Cancer Society [online]. Available: http: //www.cancer.org/acs/groups/content/@epidemiologysurveilance/documents/document/acspc-029771.pdf [accessed August 18, 2011].

A.D.A.M. Medical Encyclopedia. 2011. Type 2 diabetes. PubMedHealth [online]. Available: http: //www.ncbi.nlm. nih.gov/pubmedhealth/PMH0001356/ [accessed October 4, 2011].

Alexeeff, S.E., B.A. Coull, A. Gryparis, H. Suh, D. Sparrow, P.S. Vokonas, and J. Schwartz. 2011.Medium-term exposure to traffic-related air pollution and markers of inflammation and endothelialfunction. Environ. Health Perspect. 119(4): 481-486.

Alizadeh, A.A., M.B. Eisen, R.E. Davis, C. Ma, I.S. Lossos, A. Rosenwald, J.C. Boldrick, H. Sabet, T. Tran, X. Yu, J.I. Powell, L. Yang, G.E. Marti, T. Moore, J. Hudson, Jr., L. Lu, D.B. Lewis, R. Tibshirani, G. Sherlock, W.C. Chan, T.C. Greiner, D.D. Weisenburger, J.O. Armitage, R.Warnke, R. Levy, W. Wilson, M.R. Grever, J.C. Byrd, D. Botstein, P.O. Brown, and L.M.Staudt. 2000. Distinct types of diffuse large B-cell lymphoma identified by gene expressionprofiling. Nature 403(6769): 503-511.

Altshuler, J.S., E. Balogh, A.D. Barker, S.L. Eck, S.H. Friend, G.S. Ginsburg, R.S. Herbst, S.J. Nass, C.M. Streeter, and J.A. Wagner. 2010. Opening up to precompetitive collaboration. Sci. Transl. Med. 2(52): 52cm26.

Anderson, K.M., P.W. Wilson, P.M. Odell, and W.B. Kannel. 1991. An updated coronary risk profile. A statement for health professionals. Circulation 83(1): 356-362.

Andrews, L.B., and A.S. Jaeger. 1991. Confidentiality of genetic information in the workplace. Am.J. Law Med. 17(1-2): 75-108.

Arem, H., M.L. Irwin, Y. Zhou, L. Lu, H. Risch, and H. Yu. 2011. Physical activity and endometrial cancer in a population-based case-control study. Cancer Causes Control 22(2): 219-226.

Arrowsmith, J. 2011a. Trial watch: Phase II failures: 2008-2010. Nat. Rev. Drug Discov. 10(5): 328-329.Arrowsmith, J. 2011b. Trial watch: Phase III and submission failures: 2007-2010. Nat. Rev. Drug Discov. 10(2): 87.

Ashley, E.A., A.J. Butte, M.T. Wheeler, R. Chen, T.E. Klein, F.E. Dewey, J.T. Dudley, K.E. Ormond, A. Pavlovic, A.A. Morgan, D. Pushkarev, N.F. Neff, L. Hudgins, L. Gong, L.M. Hodges, D.S. Berlin, C.F. Thorn, K. Sangkuhl, J.M. Hebert, M. Woon, H. Sagreiya, R. Whaley, J.W.Knowles, M.F. Chou, J.V. Thakuria, A.M. Rosenbaum, A.W. Zaranek, G.M. Church, H.T.Greely, S.R. Quake, and R.B. Altman. 2010. Clinical assessment incorporating a personalgenome. Lancet 375(9725): 1525-1535.

Atherton, J.C. 2006. The pathogenesis of *Helicobacter pylori*-induced gastro-duodenal diseases. Annu. Rev. Pathol. 1: 63-96.

Benson, D.A., I. Karsch-Mizrachi, D.J. Lipman, J. Ostell, and E.W. Sayers. 2011. GenBank. Nucleic Acids Res. 39: D32-37.

Beskow, L.M., K.N. Linney, R.A. Radtke, E.L. Heinzen, and D.B. Goldstein. 2010a. Ethical challengesin genotype-driven research recruitment. Genome Res. 20(6): 705-709.

Beskow, L.M., J.Y. Friedman, N.C. Hardy, L. Lin, and K.P. Weinfurt. 2010b. Developing a simplifiedconsent form for biobanking. PLoS One 5(10): e13302.

Biesecker, L.G., J.C. Mullikin, F.M. Facio, C. Turner, P.F. Cherukuri, R.W. Blakesley, G.G. Bouffard, P.S. Chines, P. Cruz, N.F. Hansen, J.K. Teer, B. Maskeri, A.C. Young, T.A. Manolio, A.F. Wilson, T. Finkel, P. Hwang, A. Arai, A.T. Remaley, V. Sachdev, R. Shamburek, R.O.Cannon, and E.D. Green. 2009. The ClinSeq project: Piloting large-scale genome sequencingfor research in genomic medicine. Genome Res. 19(9): 1665-1674.

Blaser, M.J., and S. Falkow. 2009. What are the consequences of the disappearing human microbiota? Nat. Rev. Microbiol. 7(12): 887-894.

Boehme, C.C., P. Nabeta, D. Hillemann, M.P. Nicol, S. Shenai, F. Krapp, J. Allen, R. Tahirli, R. Blakemore, R. Rustomjee, A. Milovic, M. Jones, S.M. O'Brien, D.H. Persing, S. Ruesch-Gerdes, E. Gotuzzo, C. Rodrigues, D. Alland, and M.D. Perkins. 2010. Rapid molecular detection oftuberculosis and rifampin resistance. N. Engl. J. Med. 363(11): 1005-1015.

Brookhart, M.A., B.D. Bradbury, J. Avorn, S. Schneeweiss, and W.C. Winkelmayer. 2011. The effect of altitude change on anemia treatment response in hemodialysis patients. Am. J. Epidemiol.173(7): 768-777.

Brownstein, J.S., C.C. Freifeld, B.Y. Reis, and K.D. Mandl. 2008. Surveillance Sans Frontières: Internet-based emerging infectious disease intelligence and the HealthMap project. PLoS Med. 5(7): e151.

Brownstein, J.S., C.C. Freifeld, and L.C. Madoff. 2009. Digital disease detection: Harnessing the Web for public health surveillance. N. Engl. J. Med. 360(21): 2153-2155.

Brownstein, J.S., S.N. Murphy, A.B. Goldfine, R.W. Grant, M. Sordo, V. Gainer, J.A. Colecchi, A.Dubey, D.M. Nathan, J.P. Glaser, and I.S. Kohane. 2010a. Rapid identification of myocardialinfarction risk associated with diabetes medications using electronic medical records. DiabetesCare 33(3): 526-531.

Brownstein, J.S., C.C. Freifeld, E.H. Chan, M. Keller, A.L. Sonricker, S.R. Mekaru, and L. Buckeridge. 2010b. Information technology and global surveillance of cases of 2009 H1N1 influenza. N. Engl. J. Med. 362(18): 1731-1735.

Bruce, M.A., B.M. Beech, M. Sims, T.N. Brown, S.B. Wyatt, H.A. Taylor, D.R. Williams, and E. Crook. 2009. Social environmental stressors, psychological factors, and kidney disease. J. Investig. Med. 57(4): 583-589.

Cambon-Thomsen, A., E. Rial-Sebbag, and B.M. Knoppers. 2007. Trends in ethical and legal frameworks for the use of human biobanks. Eur. Respir. J. 30(2): 373-382. Campa, D., R. Kaaks, L. Le Marchand, C.A. Haiman, R.C. Travis, C.D. Berg, J.E. Buring, S.J. Chanock, W.R. Diver, L. Dostal, A. Fournier, S.E. Hankinson, B.E. Henderson, R.N. Hoover, C. Isaacs, M. Johansson, L.N. Kolonel, P. Kraft, I.M. Lee, C.A. McCarty, K. Overvad, S. Panico, P.H. Peeters, E. Riboli, M.J. Sanchez, F.R. Schumacher, G. Skeie, D.O. Stram, M.J. Thun, D. Trichopoulos, S. Zhang, R.G. Ziegler, D.J. Hunter, S. Lindstr and F. Canzian. 2011. Interactions between genetic variants and breast cancer risk factors in the breast and prostate cancer cohort consortium. J. Natl. Cancer Inst. 103(16): 1252-1263.

Campo, E., S.H. Swerdlow, N.L. Harris, S. Pileri, H. Stein and E.S. Jaffe. 2011. The 2008 WHO classification of lymphoid neoplasms and beyond: Evolving concepts and practical applications.Blood 117(19): 5019-5032.

Cardarelli, R., K.M. Cardarelli, K.G. Fulda, A. Espinoza, C. Cage, J. Vishwanatha, R. Young, D.N.Steele, and J. Carroll. 2010. Self-reported racial discrimination, response to unfair treatment, and coronary calcification in asymptomatic adults: The North Texas Healthy Heart study.BMC Public Health 10: 285.

Caspi, A., A.R. Hariri, A. Holmes, R. Uher, and T.E. Moffitt. 2010. Genetic sensitivity to the environment: The case of the serotonin transporter gene and its implications for studying complexdiseases and traits. Am. J. Psychiatry 167(5): 509-527.

CDC(Centers for Disease Control and Prevention). 2010. Exposome and Exposomics. Centers for Disease Control and Prevention [online]. Available: http://www.cdc.gov/niosh/topics/exposome/ [accessed July 29, 2011].

CDC(Centers for Disease Control and Prevention). 2011. Social Determinants of Health. Centers for Disease Control and Prevention [online]. Available: http://www.cdc.gov/socialdeterminants/ [accessed July 29, 2011].

Chen, E., G.E. Miller, H.A. Walker, J.M. Arevalo, C.Y. Sung, and S.W. Cole. 2009. Genome-wide transcriptional profiling linked to social class in asthma. Thorax 64(1): 38-43.

Cheong, H.S., S.M. Park, M.O. Kim, J.S. Park, J.Y. Lee, J.Y. Byun, B.L. Park, H.D. Shin, and C.S.Park. 2011. Genome-wide methylation profile of nasal polyps: Relation to aspirin hypersensitivity in asthmatics. Allergy 66(5): 637-644.

Chute, C.G. 2011. ICD-11 and Next Generation of Clinical Classification. Presentation at NAS Framework for Developing a New Taxonomy of Disease, March 1, 2011, Washington, DC. Cole, S.W., L.C. Hawkley, J.M. Arevalo, C.Y. Sung, R.M. Rose, and J.T. Cacioppo. 2007. Social regulation of gene expression in human leukocytes. Genome Biol. 8(9): R189.

Collins, F.S. 2004. The case for a U.S. prospective cohort study of genes and environment. Nature 429(6990): 475-477.

Cornelis, M.C., A. Agrawal, J.W. Cole, N.N. Hansel, K.C. Barnes, T.H. Beaty, S.N. Bennett, L.J. Bierut, E. Boerwinkle, K.F. Doheny, B. Feenstra, E. Feingold, M. Fornage, C.A. Haiman, E.L. Harris, M.G. Hayes, J.A. Heit, F.B. Hu, J.H. Kang, C.C. Laurie, H. Ling, T.A. Manolio, M.L. Marazita, R.A. Mathias, D.B. Mirel, J. Paschall, L.R. Pasquale, E.W. Pugh, J.P. Rice, J. Udren, R.M. van Dam, X. Wang, J.L. Wiggs, K. Williams, and K. Yu; GENEVA Consortium.2010. The Gene, Environment Association studies consortium(GENEVA): Maximizing the knowledge obtained from GWAS by collaboration across studies of multiple conditions. Genet. Epidemiol. 34(4): 364-372.

Cutts, D.B., A.F. Meyers, M.M. Black, P.H. Casey, M. Chilton, J.T. Cook, J. Geppert, S. Ettinger de Cuba, T. Heeren, S. Coleman, R. Rose-Jacobs, and D.A. Frank. 2011. U.S. housing insecurity and the health of very young children. Am. J. Public Health 101(8): 1508-1514.

D'Acremont, V., C. Lengeler, H. Mshinda, D. Mtasiwa, M. Tanner, and B. Genton. 2009. Time to move from presumptive malaria treatment to laboratory-confirmed diagnosis and treatment in African children with fever. PLoS Med. 6(1):

e252.

Damschroder, L.J., J.L. Pritts, M.A. Neblo, R.J. Kalarickal, J.W. Creswell, and R.A. Hayward. 2007.Patients, privacy and trust: Patients' willingness to allow researchers to access their medical records. Soc. Sci. Med. 64(1): 223-235.

Denny, J.C., M.D. Ritchie, M.A. Basford, J.M. Pulley, L. Bastarache, K. Brown-Gentry, D. Wang, D.R. Masys, D.M. Roden, and D.C. Crawford. 2010. PheWAS: Demonstrating the feasibility of a phenome-wide scan to discover gene-disease associations. Bioinformatics 26(9): 1205-1210.

DHHS(U.S. Department of Health and Human Services). 2010. Tobacco Smoke Causes Disease: The Biology and Behavioral Basis for Smoking-Attributable Disease. A Report of the Surgeon General, U.S. Department of Health and Human Services, Public Health Service, Rockville, MD [online]. Available: http: //www.surgeongeneral.gov/ library/tobaccosmoke/report/index.html [accessed July 29, 2011].

Epel, E.S., E.H. Blackburn, J. Lin, F.S. Dhabhar, N.E. Adler, J.D. Morrow, and R.M. Cawthon. 2004. Accelerated telomere shortening in response to life stress. Proc. Natl. Acad. Sci. USA 101(49): 17312-17315.

ESRI(Environmental Systems Research Institute, Inc.). 1990. Pp. 1-2 in Understanding GIS: The ARC/INFO Method. Redlands, CA: ESRI.

Fackenthal, J.D., and O.I. Olopade. 2007. Breast cancer risk associated with BRCA1 and BRCA2 in diverse populations. Nat. Rev. Cancer 7(12): 937-948.

Fajans, S.S., G.I. Bell, and K.S. Polonsky. 2001. Molecular mechanisms and clinical pathophysiology of maturity-onset diabetes of the young. N. Engl. J. Med. 345(13): 971-980.

Favello, A., L. Hillier, and R.K. Wilson. 1995. Genomic DNA sequencing methods. Methods Cell Biol. 48: 551-569.

Flexner, A. 1910. Medical Education in the United States and Canada. New York: The Carnegie Foundation.

FPA(Fire Program Analysis). 2011. GIS Overview. FPA Project, Idaho State Office, BLM, Boise, ID [online]. Available: http: //www.fpa.nifc.gov/Library/Documentation/FPA_PM_Reference_Information/Output/GIS_overview.html [accessed August 19, 2011].

Franks, P.W., S. Bhattacharyya, J. Luan, C. Montague, J. Brennand, B. Challis, S. Brage, U. Ekelund, R.P. Middelberg, S. O'Rahilly, and N.J. Wareham. 2004. Association between physical activity and blood pressure is modified by variants in the G-protein coupled receptor 10.Hypertension 43(2): 224-228.

Gayther, S.A., W. Warren, S. Mazoyer, P.A. Russell, P.A. Harrington, M. Chiano, S. Seal, R. Hamoudi, E.J. van Rensburg, A.M. Dunning, R. Love, G. Evans, D. Easton, D. Clayton, M.R. Stratton, and B.A. Ponder. 1995. Germline mutations of the BRCA1 gene in breast and ovarian cancer families provide evidence for a genotype-phenotype correlation. Nat. Genet. 11(4): 428-433.

Ge, D., J. Fellay, A.J. Thompson, J.S. Simon, K.V. Shianna, T.J. Urban, E.L. Heinzen, P. Qiu, A.H. Bertelsen, A.J. Muir, M. Sulkowski, J.G. McHutchison, and D.B. Goldstein. 2009. Genetic variation in IL28B predicts hepatitis C treatment-induced viral clearance. Nature 461(7262): 399-401.

Goh, K.I., M.E. Cusick, D. Valle, B. Childs, M. Vidal, and A.L. Barabási. 2007. The human disease network. Proc. Natl. Acad. Sci. USA 104(21): 8685-8690.

Gordon, S. 2011. Metformin still best first-line type 2 diabetes drug. U.S. News Health, March 14, 2011 [online]. Available: ttp: //health.usnews.com/health-news/diet-fitness/diabetes/ articles/2011/ 03/14/metformin-still-best-first-line-type-2-diabetes-drug [accessed October 4, 2011].

Gravlee, C.C. 2009. How race becomes biology: Embodiment of social inequality. Am. J. Phys. Anthropol. 139(1): 47-57.

Greely, H.T. 2007. The uneasy ethical and legal underpinnings of large-scale genomic biobanks. Annu. Rev. Genomics Hum. Genet. 8: 343-364.

Guisti, K. 2011. Presentation at NAS Framework for Developing a New Taxonomy of Disease, March 1, 2011, Washington, DC.

Haga, S.B, and J. O 'Daniel. 2011. Public perspectives regarding data-sharing practices in genomics research. Public Health Genomics 14(6): 319-324.

Hall, M.A., N.M. King, L.H. Perdue, J.E. Hilner, B. Akolkar, C.J. Greenbaum, and C. McKeon. 2010. Biobanking, consent, and commercialization in international genetics research: The Type 1 Diabetes Genetics Consortium. Clin. Trials 7(suppl. 1): S33-S45.

HealthyPeople.gov. 2011. Healthy People 2020 [online]. Available: http: //www.healthypeople. gov/2020/about/DOHAbout.aspx [accessed July 28, 2011].

Hill, T.D., L.M. Graham, and V. Divgi. 2011. Racial disparities in pediatric asthma: A review of the literature. Curr. Allergy Asthma Rep. 11(1): 85-90.

Hu, F.B., and V.S. Malik. 2010. Sugar-sweetened beverages and risk of obesity and type 2 diabetes: Epidemiologic evidence. Physiol. Behav. 100(1): 47-54.

Hudson, K.L., M.K. Holohan, and F.S. Collins. 2008. Keeping pace with the times—the Genetic Information Nondiscrimination Act of 2008. N. Engl. J. Med. 358(25): 2661-2663.

Huijgen, R., M.N. Vissers, J.C. Defesche, P.J. Lansberg, J.J. Kastelein, and B.A. Hutten. 2008. Familial hypercholesterolemia: Current treatment and advances in management. Expert Rev. Cardiovasc. Ther. 6(4): 567-581.

IOM(Institute of Medicine). 2006. Genes, Behavior, and the Social Environment: Moving Beyond the Nature/Nurture Debate. Washington, DC: National Academies Press.

IOM(Institute of Medicine). 2009.

Beyond the HIPAA Privacy Rule: Enhancing Privacy, Improving Health through Research, S. Nass, L. Leavitt, and L. Gostin, eds. Washington, DC: National Academies Press.

IOM(Institute of Medicine). 2010a. Challenges and Opportunities in Using Residual Newborn Screening Samples for Translational Research. Washington, DC: National Academies Press.

IOM(Institute of Medicine). 2010b. Extending the Spectrum of Precompetitive Collaboration in Oncology Research: Workshop Summary, M. Patlack, S. Nass, E. Balogh, eds. Washington, DC: National Academies Press.

IOM(Institute of Medicine). 2011. Establishing Precompetitive Collaborations to Simulate Genomics-Driven Drug Development: Workshop Summary. Washington, DC: National Academies Press.

Jones, R., M. Pembrey, J. Golding, and D. Herrick. 2005. The search for genenotype/phenotype associations and the phenome scan. Paediatr. Perinat. Epidemiol. 19(4): 264-265.

Kaaks, R., S. Rinaldi, T.J. Key, F. Berrino, P.H. Peeters, C. Biessy, L. Dossus, A. Lukanova, S. Bingham, K.T. Khaw, N.E. Allen, H.B. Bueno-de-Mesquita, C.H. van Gils, D. Grobbee, H. Boeing, P.H. Lahmann, G. Nagel, J. Chang-Claude, F. Clavel-Chapelon, A. Fournier, A. Thiébaut, C.A. González, J.R. Quirós, M.J. Tormo, E. Ardanaz, P. Amiano, V. Krogh, D. Palli, S. Panico, R. Tumino, P. Vineis, A. Trichopoulou, V. Kalapothaki, D. Trichopoulos, P. Ferrari, T. Norat, R. Saracci, and E. Riboli. 2005. Postmenopausal serum androgens, oestrogens and breast cancer risk: The European prospective investigation into cancer and nutrition. Endocr.Relat. Cancer 12(4): 1071-1082.

Karelina, K., and A.C. DeVries. 2011. Modeling social influences on human health. Psychosom. Med. 73(1): 67-74.

Kellett, A. 2011. Diabetes Mellitus Type 2. Virtual Care Health Team, School of Health Professions at the University of Missouri-Columbia [online]. Available: http: //www.vhct.org/case2600/index.htm [accessed October 4, 2011].

Kho, A.N., J.A. Pacheco, P.L. Peissig, L. Rasmussen, K.M. Newton, N. Weston, P.K. Crane, J. Pathak, C.G. Chute, S.J. Bielinski, I.J. Kullo, R. Li, T.A. Manolio, R.L. Chisholm, and J.C. Denny. 2011. Electronic medical records for genetic research: Results of the eMERGE consortium. Sci. Transl. Med. 3(79): 79re1.

Khoury, M., and S. Wacholder. 2009. Invited commentary: From genome-wide association studies to gene-environment-wide interaction studies--Challenges and opportunities. Am. J. Epidemiol.169(2): 227-230.

Kim, D., K.E. Masyn, I. Kawachi, F. Laden, and G.A. Colditz. 2010. Neighborhood socioeconomic status and behavioral pathways to risks of colon and rectal cancer in women. Cancer 116(17): 4187-4196.

King, M.C., J.H. Marks, J.B. Mandell, and the New York Breast Cancer Study Group. 2003. Breast and ovarian cancer risks due to inherited mutations in BRCA1 and BRCA2. Science 302(5645): 643-646.

Kiyoi, H., T. Naoe, Y. Nakano, S. Yokota, S. Minami, S. Miyawaki, N. Asou, K. Kuriyama, I. Jinnai, C. Shimazaki, H. Akiyama, K. Saito, H. Oh, T. Motoji, E. Omoto, H. Saito, R. Ohno, and R. Ueda. 1999. Prognostic implication of FLT3 and N-RAS gene mutations in acute myeloid leukemia. Blood 93(9): 3074-3080.

Klecka, G., C. Persoon, and R. Currie. 2010. Chemicals of emerging concern in the Great Lakes Basin: An analysis of environmental exposures. Rev. Environ. Contam. Toxicol. 207: 1-93.

Kolata, G. 2011. How Bright Promise in Cancer Testing Fell Apart. New York Times, July 8, 2011[online]. Available: http: //www.nytimes.com/2011/07/08/health/research/08genes.html [accessed August 4, 2011].

Kottaridis, P.D., R.E. Gale, M.E. Frew, G. Harrison, S.E. Langabeer, A.A. Belton, H. Walker, K. Wheatley, D.T. Bowen, A.K. Burnett, A.H. Goldstone, and D.C. Linch. 2001. The presence of a FLT3 internal tandem duplication in patients with acute myeloid leukemia(AML)adds important prognostic information to cytogenetic risk group and response to the first cycle of chemotherapy: Analysis of 854 patients from the United Kingdom Medical Research Council AML 10 and 12 trials. Blood 98(6): 1752-1759.

Krieger, N., J.T. Chen, B.A. Coull, and J.V. Selby. 2005. Lifetime socioeconomic position and twins' health: An analysis of 308 pairs of United States women twins. PLoS Med. 2(7): e162.

Kris, M.G., R.B. Natale, R.S. Herbst, T.J. Lynch, Jr., D. Prager, C.P. Belani, J.H. Schiller, K. Kelly, H. Spiridonidis, A. Sandler, K.S. Albain, D. Cella, M.K. Wolf, S.D. Averbuch, J.J. Ochs, and A.C. Kay. 2003. Efficacy of gefitinib, an inhibitor of the epidermal growth factor receptor tyrosine kinase, in symptomatic patients with non-small cell lung cancer: A randomized trial.JAMA 290(16): 2149-2158.

Kwak, E.L., Y.J. Bang, D.R. Camidge, A.T. Shaw, B. Solomon, R.G. Maki, S.H. Ou, B.J. Dezube, P.A. J ne, D.B. Costa, M.

Varella-Garcia, W.H. Kim, T.J. Lynch, P. Fidias, H. Stubbs, J.A. Engelman, L.V. Sequist, W. Tan, L. Gandhi, M. Mino-Kenudson, G.C. Wei, S.M. Shreeve, M.J. Ratain, J. Settleman, J.G. Christensen, D.A. Haber, K. Wilner, R. Salgia, G.I. Shapiro, J.W. Clark, and A.J. Iafrate. 2010. Anaplastic lymphoma kinase inhibition in non-small-cell lung cancer. N. Engl. J. Med. 363(18): 1693-1703.

Lee, S.H., J.S. Park, and C.S. Park. 2011. The search for genetic variants and epigenetics related to asthma. Allergy Asthma Immunol. Res. 3(4): 236-244.

Levy, D., G.L. Splansky, N.K. Strand, L.D. Atwood, E.J. Benjamin, S. Blease, L.A. Cupples, R.B. D'Agostino, Sr., C.S. Fox, M. Kelly-Hayes, G. Koski, M.G. Larson, K.M. Mutalik, E. Oberacker, C.J. O'Donnell, P. Sutherland, M. Valentino, R.S. Vasan, P.A. Wolf, and J.M. Murabito. 2010. Consent for genetic research in the Framingham Heart Study. Am. J. Med. Genet. A. 152A(5): 1250-1256.

Li, X., T.D. Howard, S.L. Zheng, T. Haselkorn, S.P. Peters, D.A. Meyers, and E.R. Bleecker. 2010.Genome-wide association study of asthma identifies RAD50-IL13 and HLA-DR/DQ regions.J. Allergy Clin. Immunol. 125(2): 328-35.e11.

Linné, C.V. 1763. *Genera morborum*. Uppsala: Steinert [online]. Available: http://gallica.bnf.fr/[accessed August 3, 2011].

Lorsch, J.R. 2011. Potential Impact of a New Taxonomy of Disease on Medical and Graduate Biomedical Education.

Lorsch, J.R., and D.G. Nichols. 2011. Organizing graduate life sciences education around nodes and connections. Cell 146(4): 506-509.

Loscalzo, J., I. Kohane, and A.L. Barabasi. 2007. Human disease classification in the postgenomic era: A complex systems approach to human pathobiology. Mol. Syst. Biol. 3: 124.

Lynch, T.J., D.W. Bell, R. Sordella, S. Gurubhagavatula, R.A. Okimoto, B.W. Brannigan, P.L. Harris, S.M. Haserlat, J.G. Supko, F.G. Haluska, D.N. Louis, D.C. Christiani, J. Settleman, and D.A. Haber 2004. Activating mutations in the epidermal growth factor receptor underlying responsiveness of non-small-cell lung cancer to gefitinib. N. Engl. J. Med. 350(21): 2129-2139.

malERA Consultative Group on Diagnoses and Diagnostics. 2011. A research agenda for malaria eradication: Diagnoses and diagnostics. PLoS Med. 8(1): e1000396.

Malone, K.E., J.R. Daling, D.R. Doody, L. Hsu, L. Bernstein, R.J. Coates, P.A. Marchbanks, M.S. Simon, J.A. McDonald, S.A. Norman, B.L. Strom, R.T. Burkman, G. Ursin, D. Deapen, L.K. Weiss, S. Folger, J.J. Madeoy, D.M. Friedrichsen, N.M. Suter, M.C. Humphrey, R. Spirtas, and E.A. Ostrander. 2006. Prevalence and predictors of BRCA1 and BRCA2 mutations in a population-based study of breast cancer in white and black American women ages 35 to 64 years. Cancer Res. 66(16): 8297-8308.

Mardis, E.R. 2011. A decade's perspective on DNA sequencing technology. Nature 470(7333): 198-203.

Masys, D. 2011. Extracting Phenotypes from EMRs for Genetic Association Studies: The eMERGE Consortium Experience and Implications for New Taxonomies. Presentation at NAS Framework for Developing a New Taxonomy of Disease, March 2, 2011, Washington, DC.

Maxam, A.M., and W. Gilbert. 1977. A new method for sequencing DNA. Proc. Natl. Acad. Sci. USA. 74(2): 560-564.

McCarthy, M.I., G.R. Abecasis, L.R. Cardon, D.B. Goldstein, J. Little, J.P. Ioannidis, and J.N. Hirschhorn. 2008. Genome-wide association studies for complex traits: Consensus, uncertainty and challenges. Nat. Rev. Genet. 9(5): 356-369.

McCarty, C.A., R.L. Chisholm, C.G. Chute, I. Kullo, G. Jarvik, E.B. Larson, R. Li, D.R. Masys, M.D. Ritchie, D.M. Roden, J. Struewing, and W.A.Wolf. 2011. The eMERGE Network: A consortium of biorepositories linked to electronic medical records data for conducting genomic studies. BMC Med. Genomics 4: 13.

McGuire, A.L., M. Basford, L.G. Dressler, S.M. Fullerton, B.A. Koenig, R. Li, C.A. McCarty, E. Ramos, M.E. Smith, C.P. Somkin, C. Waudby, W.A. Wolf, and E.W. Clayton. 2011. Ethical and practical challenges of sharing data from genome-wide association studies: The MERGE Consortium experience. Genome Res. 21(7): 1001-1007.

McMichael, A.J., and E. Lindgren. 2011. Climate change: Present and future risks to health, and necessary responses. J. Intern. Med. 270(5)"401-413.

Missmer, S.A., A.H. Eliassen, R.L. Barbieri, and S.E. Hankinson. 2004. Endogenous estrogen, androgen, and progesterone concentrations and breast cancer risk among postmenopausal women. J. Natl. Cancer Inst. 96(24): 1856-1865.

MIT(Massachusetts Institute of Technology). 2011. The Third Revolution: The Convergence of the Life Sciences, Physical Sciences, and Engineering. Massachusetts Institute of Technology [online]. Available: http://web.mit.edu/dc/policy/MIT%20White%20Paper%20on%20 Convergence.pdf [accessed August 5, 2011].

MITRE Corporation. 2010. The $100 Genome: Implications for the DoD. JSR-10-100. JASON Program Office, MITRE Corporation, McLean, VA. December 2010 [online]. Available: http://www.fas.org/irp/agency/dod/jason/hundred.pdf [accessed August 3, 2011].

Moffatt, M.F., I.G. Gut, F. Demenais, D.P. Strachan, E. Bouzigon, S. Heath, E. von Mutius, M. Farrall, M. Lathrop, and W.O. Cookson. 2010. A large-scale, consortium-based genomewide association study of asthma. N. Engl. J. Med. 363(13): 1211-1221.

MSKCC(Memorial Sloan-Kettering Cancer Center). 2005. Why Some Lung Cancers Stop Responding to Tarceva and Iressa. EurekAlert. Org., February 21, 2005 [online]. Available: http: //www.eurekalert.org/pub_releases/2005-02/mscc-wsl021605.php [accessed August 19, 2011].

Munos, B. 2009. Lessons from 60 years of pharmaceutical innovation. Nat. Rev. Drug Discov. 8(12): 959-968.

Murcray, C.E., J.P. Lewinger, and W.J. Gauderman. 2009. Gene-environment interaction in genome-wide association studies. Am. J. Epidemiol. 169(2): 219-226.

NAS(The National Academies). 2010. The Exposome: A Powerful Approach for Evaluating Environmental Exposures and Their Influences on Human Disease. The Newsletter of the Standing Committee on Use of Emerging Science for Environmental Health Decisions. June 2010 [online]. Available: http: //dels-old.nas.edu/envirohealth/newsletters/newsletter3_exposomes.pdf [accessed July 29, 2011].

NCBI(National Center for Biotechnology Information). 2011a. Growth of GenBank. GenBank Statistics, National Center for Biotechnology Information [online]. Available: http: //www.ncbi.nlm.nih.gov/genbank/genbankstats.html [accessed April 29, 2011].

NCBI(National Center for Biotechnology Information). 2011b. dbGap: Database of Genotypes and Phenotypes. National Center for Biotechnology Information [online]. Available: http: //www.ncbi.nlm.nih.gov/gap [accessed August 5, 2011].

Need, A.C., and D.B. Goldstein. 2009. Next generation disparities in human genomics: Concerns and remedies. Trends Genet. 25(11): 489-494.

Ng, S.B., E.H. Turner, P.D. Robertson, S.D. Flygare, A.W. Bigham, C. Lee, T. Shaffer, M. Wong, A. Bhattacharjee, E.E. Eichler, M. Bamshad, D.A. Nickerson, and J. Shendure. 2009. Targeted capture and massively parallel sequencing of 12 human exomes. Nature 461(7261): 272-276.

NHGRI(National Human Genome Research Institute). 2011. BIC Database of BRCA1 Mutations.National Human Genome Research Institute [online]. Available: http: //www.research.nhgri.nih.gov/projects/bic/Member/brca1_mutation_database.shtml [accessed April 30, 2011].

NRC(National Research Council). 2009. A New Biology for the 21st Century. Washington, DC: National Academies Press.

Nunez, M., A.M. Saran, and B.I. Freedman. 2010. Gene-gene and gene-environment interactions in HIV-associated nephropathy: A focus on the MYH9 nephropathy susceptibility gene. Adv.Chronic Kidney Dis. 17(1): 44-51.

OECD(Organization for Economic Co-operation and Development). 2011. OECD Health Data.Organization for Economic Co-operation and Development [online]. Available: http: //www.oecd.org/document/30/0, 3746, en_2649_37407_12968734_1_1_1_37407, 00.html [accessed August 3, 2011].

Paez, J.G., P.A. Jne, J.C. Lee, S. Tracy, H. Greulich, S. Gabriel, P. Herman, F.J. Kaye, N. Lindeman, T.J. Boggon, K. Naoki, H. Sasaki, Y. Fujii, M.J. Eck, W.R. Sellers, B.E. Johnson, and M. Meyerson. 2004. EGFR mutations in lung cancer: Correlation with clinical response to gefitinib therapy. Science 304(5676): 1497-1500.

Palmer, L.J. 2007. UK biobank: Bank on it. Lancet 369(9578): 1980-1982.

Pao, W., and N. Girard. 2011. New driver mutations in non-small-cell lung cancer. Lancet Oncol.12(2): 175-180.

Pao, W., and V.A. Miller. 2005. Epidermal growth factor receptor mutations, small-molecule kinase inhibitors, and non-small-cell lung cancer: Current knowledge and future directions. J. Clin.Oncol. 23(11): 2556-2568.

Pao, W., V. Miller, M. Zakowski, J. Doherty, K. Politi, I. Sarkaria, B. Singh, R. Heelan, V. Rusch, L.Fulton, E. Mardis, D. Kupfer, R. Wilson, M. Kris, and H. Varmus. 2004. EGF receptor gene mutations are common in lung cancers from "never smokers" and are associated with sensitivity of tumors to gefitinib and erlotinib. Proc. Natl. Acad. Sci. USA 101(36): 13306-13311.

PatientsLikeMe.com. 2011. Treatment and Side Effect from Patient Like You [online]. Available: http: //www.patientslikeme.com/ [accessed October 8, 2011].

PCAST(President's Council of Advisors on Science and Technology). 2008. Priorities for Personalized Medicine. President's Council of Advisors on Science and Technology, September 2008 [online]. Available: http: //www.whitehouse.gov/files/documents/ostp/PCAST/pcast_report_v2.pdf [accessed August 3, 2011].

PCAST(President's Council of Advisors on Science and Technology). 2010. Report to the President. Realizing the Full Potential of Health Information Technology to Improve Health Care for Americans: The Path Forward. Executive Office of the President, President's Council of Advisors on Science and Technology [online]. Available: http: //www.whitehouse.gov/sites/default/files/microsites/ostp/pcast-health-it-report.pdf [accessed September 22, 2011]

Pelak, K., K.V. Shianna, D. Ge, J.M. Maia, M. Zhu, J.P. Smith, E.T. Cirulli, J. Fellay, S.P. Dickson, C.E. Gumbs, E.L. Heinzen, A.C. Need, E.K. Ruzzo, A. Singh, C.R. Campbell, L.K. Hong, K.A. Lornsen, A.M. McKenzie, N.L.

Sobreira, J.E. Hoover-Fong, J.D. Milner, R. Ottman, B.F.Haynes, J.J. Goedert, and D.B. Goldstein. 2010. The characterization of twenty sequenced human genomes. PLoS Genet. 6(9): e1001111.

Pollack, C.E., B.A. Griffin, and J. Lynch. 2010. Housing affordability and health among homeowners and renters. Am. J. Prev. Med. 39(6): 515-521.

PRNewswire. 2011. Quest Diagnostics Launches Hepatitis C Virus Therapy Test Based on IL28B Gene Variants: AccuType163 IL28B Test Now Available to Physicians and for Clinical Trials Research. PRNewswire, April 18, 2011 [online]. Available: http: //www.prnewswire.com/news-releases/quest-diagnostics-launches-hepatitis-c-virus-therapy-test-based-on-il28b-genevariants-120056609.html [accessed August 2, 2011].

Pulley, J., E. Clayton, G.R. Bernard, D.M. Roden, and D.R. Masys. 2010. Principles of human subjects protections applied in an opt-out, de-identified biobank. Clin. Transl. Sci. 3(1): 42-48.

Quinn, K., J.S. Kaufman, A. Siddiqi, and K. Yeatts. 2010. Stress and the city: Housing stressors are associated with respiratory health among low socioeconomic status Chicago children. J.Urban Health 87(4): 688-702.

Rappaport, S.M. 2011. Implications of the exposome for exposure science. J. Expo. Sci. Environ. Epidemiol. 21(1): 5-9.

Roden, D.M., J.M. Pulley, M.A. Basford, G.R. Bernard, E.W. Clayton, J.R. Balser, and D.R. Masys.2008. Development of a large-scale de-identified DNA biobank to enable personalized medicine. Clin. Pharmacol. Ther. 84(3): 362-369.

Roukos, D.H., and E. Briasoulis. 2007. Individualized preventive and therapeutic management of hereditary breast ovarian cancer syndrome. Nat. Clin. Pract. Oncol. 4(10): 578-590.

Ryu, E., B.L. Fridley, N. Tosakulwong, K.R. Bailey, and A.O. Edwards. 2010. Genome-wide association analyses of genetic, phenotypic, and environmental risks in the age-related eye disease study. Mol Vis. 16: 2811-2821.

Sanger, F., S. Nicklen, and A.R. Coulson. 1977. DNA sequencing with chain-terminating inhibitors. Proc. Natl. Acad. Sci. USA 74(12): 5463-5467.

Sankaran, V.G., T.F. Menne, J. Xu, T.E. Akie, G. Lettre, B. Van Handel, H.K. Mikkola, J.N. Hirschhorn, A.B. Cantor, and S.H. Orkin. 2008. Human fetal hemoglobin expression is regulated by the developmental stage-specific repressor BCL11A. Science 322(5909): 1839-1842.

Scripps Health. 2011. IL28B Genetic Testing to Hepatitis C Patients Now Available. New HCV Drug, February 25, 2011 [online]. Available: http: //hepatitiscnewdrugs.blogspot.com/2011/02/scripps-health-il28b-genetic-testing-to.html [accessed August 1, 2011].

Searing, D.A., Y. Zhang, J.R. Murphy, P.J. Hauk, E. Goleva, and D.Y. Leung. 2010. Decreased serum vitamin D levels in children with asthma are associated with increased corticosteroid use. J. Allergy Clin. Immunol. 125(5): 995-1000.

Siemens Healthcare Diagnostics Inc. 2008. Breast Cancer Case Study. Siemens Healthcare Diagnostics Inc., Deerfield, IL [online]. Available: http: //www.medical.siemens.com/siemens/en_GLOBAL/gg_diag_FBAs/files/Assays/HER2_neu/0701095_BreastCancerCaseStudy.pdf [accessed October 4, 2011].

Small, P.M., and M. Pai. 2010. Tuberculosis diagnosis—time for a game change. N. Engl. J. Med. 363(11): 1070-1071.

Smith, A.M., D.I. Bernstein, G.K. LeMasters, N.L. Huey, M. Ericksen, M. Villareal, J. Lockey, and G.K. Khurana Hershey. 2008. Environmental tobacco smoke and interleukin 4 polymorphism(C-589T)gene: Environment interaction increases risk of wheezing in African-American infants. J. Pediatr. 152(5): 709-715.

Snieder, H., G.A. Harshfield, P. Barbeau, D.M. Pollock, J.S. Pollock, and F.A. Treiber. 2002. Dissecting the genetic architecture of the cardiovascular and renal stress response. Biol. Psychol. 61(1-2): 73-95.

Soda, M., Y.L. Choi, M. Enomoto, S. Takada, Y. Yamashita, S. Ishikawa, S. Fujiwara, H. Watanabe, K. Kurashina, H. Hatanaka, M. Bando, S. Ohno, Y. Ishikawa, H. Aburatani, T. Niki, Y. Sohara, Y. Sugiyama, and H. Mano. 2007. Identification of the transforming EML4-ALK fusion gene in non-small-cell lung cancer. Nature 448(7153): 561-566.

Sternthal, M.J., B.A. Coull, Y.H. Mathilda Chiu, S. Cohen, and R.J. Wright. 2011. Associations among maternal childhood socioeconomic status, cord blood IgE levels, and repeated wheeze in urban children. J. Allergy Clin. Immunol. 128(2): 337-345.e1.

Sweetenham, J.W. 2011. Molecular signatures in the diagnosis and management of diffuse large B-cell lymphoma. Curr. Opin. Hematol. 18(4): 288-292.

Travis, W.D., E. Brambilla, M. Noguchi, A.G. Nicholson, K.R. Geisinger, Y. Yatabe, D.G. Beer, C.A. Powell, G.J. Riely, P.E. Van Schil, K. Garg, J.H. Austin, H. Asamura, V.W. Rusch, F.R.Hirsch, G. Scagliotti, T. Mitsudomi, R.M. Huber, Y. Ishikawa, J. Jett, M. Sanchez-Cespedes, J.P. Sculier, T. Takahashi, M. Tsuboi, J. Vansteenkiste, I. Wistuba, P.C. Yang, D. Aberle, C.Brambilla, D. Flieder, W. Franklin, A. Gazdar, M. Gould, P. Hasleton, D. Henderson, B.Johnson, D. Johnson, K. Kerr, K. Kuriyama, J.S. Lee, V.A. Miller, I. Petersen, V. Roggli, R. Rosell, N. Saijo, E. Thunnissen, M. Tsao, and D. Yankelewitz. 2011. International association for the study of lung cancer/American Thoracic Society/European Respiratory Societyinternational multidisciplinary classification of lung adenocarcinoma. J. Thorac. Oncol. 6(2): 244-285.

Trinidad, S.B., S.M. Fullerton, J.M. Bares, G.P. Jarvik, E.B. Larson, and W. Burke. 2010. Genomic research and wide data sharing: Views of prospective participants. Genet. Med. 12(8): 486-495.

Trinidad, S.B., S.M. Fullerton, E.J. Ludman, G.P. Jarvik, E.B. Larson, and W. Burke. 2011. Research ethics. Research practice and participant preferences: The growing gulf. Science 331(6015): 287-288.

Tu, S.W., O. Bodenreider, C. Ce lik, C.G. Chute, S. Heard, R. Jakob, G. Jiang, S. Kim, E. Miller, M.M. Musen, J. Nakaya, J. Patrick, A. Rector, G. Reynoso, J.M. Rodrigues, H. Solbrig, K.A Spackman, T. Tudorache, S. Weber, and T.B. Üstün. 2010. A Content Model for the ICD-11Revision. BMIR-2010-1405. Stanford Center for Biomedical Informatics Research [online]. Available: .http: //bmir.stanford.edu/file_asset/index.php/1522/BMIR-2010-1405.pdf [accessed October 5, 2011].

Turnbaugh, P.J., R.E. Ley, M.Hamady, C.M. Fraser-Liggett, R. Knight, and J.I. Gordon. 2007. The human microbiome project. Nature 449(7164): 804-810.

UnnaturalCauses.org. 2008. Unnatural Causes [online]. http: //www.unnaturalcauses.org. [accessed August 1, 2011].

Vardiman, J.W., J. Thiele, D.A. Arber, R.D. Brunning, M.J. Borowitz, A. Porwit, N.L. Harris, M.M. Le Beau, E. Hellstrom-Lindberg, A. Tefferi, and C.D. Bloomfield. 2009. The 2008 revision of the World Health Organization(WHO)classification of myeloid neoplasms and acute leukemia: Rationale and important changes. Blood 114(5): 937-951.

Vargas, G., B. Boutouyrie, S. Ostrowitzki, and L. Santarelli. 2010. Arguments against precompetitive collaboration. Clin. Pharmacol. Ther. 87(5): 527-529.

Wang, T.J., M.G. Larson, R.S. Vasan, S. Cheng, E.P. Rhee, E. McCabe, G.D. Lewis, C.S. Fox, P.F. Jacques, C. Fernandez, C.J. O'Donnell, S.A. Carr, V.K. Mootha, J.C. Florez, A. Souza, O. Melander, C.B. Clish, and R.E. Gerszten. 2011. Metabolite profiles and the risk of developing diabetes. Nat. Med. 17(4): 448-453.

Wetterstrand, K.A. 2011. DNA Sequencing Costs: Data from the NHGRI Large-Scale Genome Sequencing Program [online]. Available http: //www.genome.gov/sequencingcosts/ [accessed June 18, 2011].

WHO(World Health Organization). 2007. International Statistical Classification of Diseases and Related Health Problems, 10th Revision. Geneva: World Health Organization [online] http: //apps.who.int/classifications/apps/icd/icd10online/ [accessed August 3, 2011].

WHO(World Health Organization). 2011. Social Determinants of Health: Key Concepts World Health Organization [online]. Available: http: //www.who.int/social_determinants/thecommission/finalreport/key_concepts/en/index.html [accessed August 1, 2011].

Wiener, C.M., P.A. Thomas, E. Goodspeed, D. Valle, and D.G. Nichols. 2010. "Genes to society"—the logic and process of the new curriculum for the Johns Hopkins University School of Medicine. Acad. Med. 85(3): 498-506.

Wilbur, C.L. 1911. Manual of the International List of Causes of Death, 2nd Revision. Washington, DC: U.S. Government Printing Office.

Wild, C.P. 2005. Complementing the genome with an "exposome": The outstanding challenge of environmental exposure measurement in molecular epidemiology. Cancer Epidemiol. Biomarkers Prev. 14(8): 1847-1850.

Willett, W.C., W.J. Blot, G.A. Colditz, A.R. Folsom, B.E. Henderson, and M.J. Stampfer. 2007. Merging and emerging cohorts: Not worth the wait. Nature 445(7125): 257-258.

Williams, D.R., and S.A. Mohammed. 2009. Discrimination and racial disparities in health: Evidence and needed research. J. Behav. Med. 32(1): 20-47.

Williams, D.R., M. Sternthal, and R.J. Wright. 2009. Social determinants: Taking the social context of asthma seriously. Pediatrics 123(suppl. 3): S174-S184.

Williams, J.B., D. Pang, B. Delgado M. Kocherginsky, M. Tretiakova, T. Krausz, D. Pan, J. He, M.K. McClintock, and S.D. Conzen. 2009. A model of gene-environment interaction reveals altered mammary gland gene expression and increased tumor growth following social isolation. Cancer Prev Res.2(10): 850-861.

Williams, R.B., D.A. Marchuk, K.M. Gadde, J.C. Barefoot, K. Grichnik, M.J. Helms, C.M. Kuhn, J.G. Lewis, S.M. Schanberg, M. Stafford-Smith, E.C. Suarez, G.L. Clary, I.K. Svenson, and I.C. Siegler. 2001. Central nervous system serotonin function and cardiovascular responses to stress. Psychosom. Med. 63(2): 300-305.

Wolinsky, H. 2007. The thousand-dollar genome. Genetic brinkmanship or personalized medicine? EMBO Rep. 8(10): 900-903.

Yorifuji, T., I. Kawachi, T. Sakamoto, and H. Doi. 2011. Associations of outdoor air pollution with hemorrhagic stroke mortality. J. Occup. Environ. Med. 53(2): 124-126.

Zanobetti, A., A. Baccarelli, and J. Schwartz. 2011. Gene-air pollution interaction and cardiovascular disease: A review. Prog. Cardiovasc. Dis. 53(5): 344-352.

附录 A　声明任务的附加内容

国家研究院

国家科学院医学研究所　　美国科学院研究理事会

地球与生命研究委员会生命科学部

项 目 介 绍

开发一种新型疾病分类法的框架

任务声明

　　应美国国立卫生研究院院长办公室的邀请，为创建基于分子生物学的人类疾病"新分类学"系统，国家研究委员会的特别委员会将着手研究这一系统的潜在框架，并探讨其可行性及必要性。作为审议内容的一部分，委员会将举办一个为期两天的大型研讨会，聚集了基础医学研究及临床医学研究的专家共同商讨定义这一新分类学的可行性、必要性、范围、影响以及可能的结果。与会者还将通过专题演讲讨论这一框架的基本要素，题目包括但不限于：

- 人类疾病的分子生物学研究获得了具有多样性的大量数据，对这些数据进行编译来评定哪些是已知的、确认的缺口，根据优先等级补上这些缺口；
- 科研数据的选择、收集、存储、管理，以及对数据的访问和分析，需要开发有效的、被科研人员认可的机制和政策；
- 界定利益相关的个人及组织、公共及私人资金提供者、数据提供者、医生、患者、行业内部及其他关系之间的角色定位和相互交叉关系；
- 讨论如何解决在这个方案出台后可能出现的伦理问题。

委员会还将考虑推荐少数研究方案作为框架的初步测试。

　　如果大会能够讨论出框架的一致性报告，特别委员会将采用审议结果。这个报告基于人类疾病的分子生物学基础，可能将为政府和其他科研基金赞助组织建立框架的基本原则。然而，该报告不会包括有关资金、政府机构或政策问题的建议。

项目背景和议题

基因组和转录组测序的高速度、低成本是分子遗传学研究的主要优势，相应的，这些优势也为基于生物学机制来定义疾病提供了新的工具。对人类疾病的认识和分类是医学实践的基础，对准确诊断成功治疗至关重要。虽然在诊断中已经开始对疾病的分子机制进行识别和测量，但疾病分类法仍主要基于表型因素，如"症状和体征"，疾病命名并不一定明确地认识了其生化原因，也没有了解疾病在不同患者之间表现的差异。

分子生物学的显著进步也为生物医学研究带来了"拐点"，对疾病的深入认识、对健康的不懈追求，都将生命科学推到了风口浪尖，也推动了人类基因组计划的实施。2010 年，我们准备利用基因组学、蛋白质组学、代谢组学、系统分析方法，以及其他分子生物学的衍生工具：

- 基于生化机制来认识疾病，而不是基于临床的表现和表征；
- 推动疾病诊断；
- 提高对疾病的危险因素进行筛查、处理的能力；
- 通过基于遗传因素预测个体反应来开发新药，减少副作用；
- 改进临床操作方法。

然而，要将这些改进付诸实践，仍有许多工作有待完成。生命科学界的一些研究者呼吁推出范围更广的新方案，利用分子生物学和系统的方法来建立一个新型人类疾病的"分类"。这样一个方案的可行性，包括技术准备、科学界求索的意愿、它能够填补的空白是否具有说服力，仍然有待探索。开发这样的一个框架，需要对现有的数据进行分析和编译，它能够连接分子生物学、疾病状态的个人环境因素及实验因素，对数据里的缺口进行确认识别和优先级设置，并将这些缺口弥补起来。此外，选择有效的、可接受的机制和政策来收集、存储和管理数据，同时对数据内部各种网络关系进行梳理、建立及控制也是十分必要的。同时还必须建立准许或拒绝访问分析数据的标准准则。有关组织（公共和私人资金提供者、数据提供者、医生、患者、行业和其他人）的责任及互相关系也需要进行探讨和界定。另外，关于这个方案的伦理方面的问题也需要解决。

上述的每个领域在技术上都是有难度的，有的难度很大，例如，关于现有理论的编纂整理和科研领域需要付出努力去填补的空白。承接这样一个方案，显然需要许多政府机关和私人企业在相当长的一段时期内紧密合作。同时为了确保方案的执行，需要设定可以衡量一个阶段是否成功的目标和里程碑。美国国立卫生研究院责成 NRC 的专业委员会来负责这个流程的可行性和必要性，并制定可能的新疾病分类学的框架。委员会也将采用其他科学家和医生的专业观点，通过举办大型的研讨会（约 100 人参加）以求获得更广泛的科学界和医学界的支持。研讨会之后，委员会将会利用研讨会的成果提炼出新发现，讨论出一个框架的基本结构和组件，向 NIH 作出报告。委员会还将考虑建议可能被用来作为框架的初步测试的少数个案研究。

附录 B 委员会传记

委员会成员

Susan Desmond-Hellmann，医学博士，公共卫生硕士，加州大学旧金山分校校长。她于 2009 年 8 月 3 日就任。

加州大学旧金山分校是一所优秀的大学，致力于通过先进的生物医学研究，对生命科学和卫生专业的研究生教育，以及先进的患者护理方法来促进全球健康水平的提高。加州大学旧金山分校是加州大学 10 个分校区中唯一致力于健康科学研究的学校。

Desmond-Hellmann 博士曾于 2004 年 3 月至 2009 年 4 月 30 日期间担任 Genentech 公司的产品开发总裁，负责 Genentech 公司的前临床和临床开发、工艺研究和开发、业务发展，以及产品组合管理。她还从 1996 年开始担任 Genentech 公司的执行委员会成员，她 1995 年以临床科学家身份加入 Genentech，在 1996 年就被任命为首席医疗官。1999 年，她被任命为负责开发和产品运营的执行副总裁。她在 Genentech 公司工作期间，很多公司（Lucentis、阿瓦斯丁、赫赛汀、特罗凯、Rituxan 和索雷尔）开发的药品都被美国食品和药品管理局通过认定，同时该公司成为全美第一的抗癌药物生产公司。

她在加州大学旧金山分校完成了临床训练，并获得了内科和肿瘤医学委员会认证。她获得了内华达州里诺大学的医学和预防医学的学士学位，以及加州大学伯克利分校的公共健康硕士学位。

加入 Genentech 公司前，Desmond-Hellmann 博士在施贵宝制药研究所作为助理研究员研究临床癌症。而在施贵宝，她也是抗癌药物紫杉醇的项目组组长。

Desmond-Hellmann 博士还在加州大学旧金山分校担任流行病学和生物统计学的客座教授。在加州大学旧金山分校的任职期间，她花了两年时间作为访问学者，在乌干达癌症研究所研究艾滋病毒/艾滋病和癌症。她在回到临床研究之前还用了两年时间在私人诊所做肿瘤学家。

2009 年 1 月，Desmond-Hellmann 加入旧金山经济咨询委员会的联邦储备银行，任期为三年。2008 年 7 月，她加入了加州科学院科学董事会。Desmond-Hellmann 博士在 2007 年加入生物技术名人堂，在 2006 年被评为医疗系统女企业家协会的年度人物。她在 2001 年和 2003~2008 年被列入《财富》杂志的"前 50 名最有能力女性"; 2005 年和 2006 年,《华尔街日报》将 Desmond-Hellmann 博士作为其"女性楷模"。2005~2008 年, Desmond-Hellmann 博士作为美国癌症研究协会的成员任期三年; 2001~2009 年, 她担任生物技术工业组织的执行董事会董事。2004~2009 年, 她也在 Affymetrix 公司作为董事。

Charles L. Sawyers, 医学博士, 霍华德·休斯医学研究所研究员, 同时也是纪念斯隆-凯特琳癌症中心(MSKCC)人类肿瘤及发病机理研究计划(HOPP)的首席科学家。他致力于建立一个基于实验室的翻译学研究, 考虑到了不同的临床学科及基础建设等条件来增强临床研究中对全局基因组学研究工具的应用。

Sawyers 博士的实验室目前通过观察翻译过程中的信息来求证在前列腺癌的信号转导通路中出现的异常。通过在慢性粒细胞白血病的 Bcr-Abl 酪氨酸激酶功能的早期研究, 他与 Brian Druker 和 Novartis 共同发现激酶抑制剂伊马替尼/格列卫可治疗慢性粒细胞白血病, 伊马替尼耐药性也是由于 BCR-ABL 激酶活性区域突变引起的, 这些成果是他研究的最佳证明。这一发现使得 Sawyers 博士评估了二代 Abl 激酶抑制剂, 如双 SRC/ ABL 抑制剂达沙替尼, 于 2006 年 6 月获得 FDA 的快速批准。

Sawyers 博士在前列腺癌领域的工作, 通过在小鼠模型和人体组织的研究, 定义了这一疾病发生的关键信号通路。这一前临床研究激发了一种新型小分子抑制剂——抗雄激素 MVD3100 的开发, 为提高激素耐受疾病中雄性激素受体的水平, 加州大学洛杉矶分校的化学家 Michael Jung 参与了这项工作。MDV3100 在Ⅰ/Ⅱ期研究过程中得到了令人振奋的结果, 目前正在 Ⅲ 期临床实验中。Sawyers 博士是美国临床研究学会前任主席, 并担任国家癌症研究所的科学委员会委员。他已经赢得了无数荣誉和奖项, 包括: Richard 和 Hinda 的罗森塔尔基金会奖; 美国癌症研究协会的多萝西·兰登奖; 美国临床肿瘤学会的戴维·卡氏奖; 2009 年拉斯克狄贝基临床医学研究奖。他是医学研究所的成员, 并于 2010 年当选为美国国家科学院院士。

David R. Cox, 医学博士, 就职于辉瑞公司的全球研究开发部, 任首席科学官, 负责定量基因治疗应用部分。这一新的单位汇集了人类遗传学、系统生物学、细胞生物学领域的专家, 结合内部专业与外部合作, 重点致力于明显改善临床生存水平。Cox 博士是 Perlegen 公司的创始人之一, 并且担任该公司 2000 年成立以来的首席科学官。Cox 博士在斯坦福大学医学院担任遗传学和儿科学教授, 同时也是斯坦福基因组研究中心的创立者之一。他在布朗大学获得了学士和硕士学位, 在西雅图华盛顿大学获得了医学博士和哲学博士学位。他在耶鲁-纽黑文医院儿科完成了住院医师的工作, 并在加州大学旧金山分校担任遗传学和儿科学教授。Cox 博士获得了美国儿科委员会及美国医学遗传学委员会的认证。他积极参加了人类基因组测序计划, 参与了大规模的测序和拼接工作, 开展了涉及人类遗传病分子基础的研究。Cox 博士也一直是几个委员会的成员和议会成员，包括国家生物伦理咨询委员会（NBAC）和健康科学医学研究所的政策委员会。他还是很多国际委员会的委员，包括人类基因组组织（HUGO）理事会。他曾撰写了 100 多个同行评审的科学出版物，并在众多杂志担当编委。Cox 博士的荣誉，还包括当选国家科学院医学研究所成员。

Claire M. Fraser-Liggett 是巴尔的摩马里兰大学医学院的教授以及医学基因组科学研究所的主任。此前，他是马里兰州罗克维尔市基因组研究的研究所主任和所长。Fraser-Liggett 博士致力于人类、动物、植物、微生物的基因组测序和分析研究，以求更好地认识基因在发育、进化、生理和疾病等过程中的作用。她带领的团队对许多微生物进行了测序，包括重要的人类及动物病原菌，极大地推动了比较基因组学时代的启动。她也是国家研究理事委员会委员，涉及反对生物恐怖袭击、本土动物基因组学、极地生物学及宏基因组学等多个领域。Fraser-Liggett 博士有 220 多个科学出版物，并担任国家科学基金会、能源部和国立卫生研究院的委员。她在纽约州立大学布法罗分校获得了药理学博士学位。

Stephen J. Galli 于 1968 年和 1973 年在哈佛大学分别获得了学士学位和硕士学位，并于 1977 年在美国马萨诸塞州总医院（MGH）完成了解剖病理学住院医师和总住院医师的工作。在麻省总医院师从 Harold F. Dvorak 完成博士后工作后，1979~1999 年，他一直是哈佛医学院的教师，直到他搬到斯坦福后担任了斯坦福医院病理科主任和病理学教授，以及微生物学和免疫学教授、Mary Hewitt Loveless 硕士生导师。他也是斯坦福大学的基因组学与个性化医学中心的主任之一。Galli 博士的研究侧重于肥大细胞和嗜碱性粒细胞的发育及功能（它们在过敏性休克、过敏症、哮喘及其他生物反应中具有关键作用），并开发新的动物模型来研究这些细胞在健康和疾病状态下的不同作用。Galli 博士是许多医学杂志的编委，也是病理学年报《疾病发病机制》杂志的主编之一。他获得了美国国立卫生研究院的 MERIT 奖（1995 年）、过敏与临床免疫学国际协会的科学成就奖（1997 年），以及世界变态反应组织的科学成就奖（2011 年），同时他也是美国病理学研究院的荣誉教授。他是美国统计病理学协会主席（2005—2006）、冥王星俱乐部（大学病理学家学会）成员、国际变态反应学会主席（已从 2010 年开始任期 4 年），美国临床医学学会、美国医师协会、美国国家科学院医学研究所，罗马林琴学院成员，林琴学院被认为是西方社会最古老的宗教科学组织。在 2006~2007 年，即三年任期的最后一年，Galli 博士担任了斯坦福大学的教务长和总统咨询委员会主席。

David B. Goldstein 是杜克大学分子遗传学和微生物学教授以及人类基因组多样性中心主任。他于 1994 年在斯坦福大学获得了生物科学博士学位，1999~2005 年在伦敦大学担任遗传学教授。Goldstein 博士发表了超过 150 篇学术文章，涉及群体遗传学和医学遗传学领域。他的工作重点是人类疾病的遗传学研究及治疗后反应，关注神经精神疾病和传染病的宿主决定机制。由于他在人类群体遗传学方面的卓越研究，他是首批被授予英国皇家学会/沃尔夫森研究奖的 7 个人之一。同时他也被授予 2008 年的《三角商业杂志》健康英雄奖，以鼓励他在 HIV-1 宿主控制机制方面的工作。最近，他被任命为戈登人类遗传学和基因组学研究大会的联合主席（2011 年）和主席（2013 年）。

David J. Hunter 是哈佛大学公共健康学院的教务处主任，以及流行病学和营养系的癌症预防方向的 Vincent L. Gregory 教授。Hunter 博士的研究兴趣包括癌症流行病学以及分子和遗传流行病学。他应用分子技术和研究环境暴露的分子标记物来分析癌症和其他慢性疾病的遗传易感性。Hunter 博士还是美国国家癌症研究所（NCI）乳腺癌和前列腺癌合作协会的联席主席，也是国家癌症研究所癌症易感性的遗传标记（CGEMS）特别倡议的联席主任。

Isaac（Zak）S. Kohane 是儿童医院信息学项目的主任，也是哈佛医学院儿科和健康科学与技术方向的 Henderson 教授。Kohane 博士还是哈佛医学院生物医学信息中心的联席主任、哈佛医学院 Countway 医学图书馆的主任。他领导哈佛医学院和附属医院之间利用基因组学和计算机科学来研究疾病（尤其是癌症和自闭症）的多种合作，开发了几个计算机系统，允许多个医院系统作为"生活实验室"，在保护患者隐私的同时研究疾病的遗传基础。这些系统中，i2b2（整合生物学和临床床旁的信息学）国家计算中心在国际上已经被部署在多于 52 个学术健康中心。Kohane 博士在医学领域发表了 180 多篇文章，也是一本广泛应用的关于整合基因组学微阵列著作的作者之一。他还入选多个荣誉协会，包括美国临床调查学会、美国医学信息学院和医学研究所。Kohane 博士在哈佛大学的健康科学和技术部和麻省理工学院设有基因组学和生物信息学博士点。他也是一个执业儿科内分泌学家，是三个健康活泼的孩子的父亲。

Manuel Llinás 在普林斯顿大学整合基因组学 Lewis-Sigler 研究所工作，是分子生物学方向的助理教授。他在加州大学伯克利分校的分子和细胞生物学专业获得博士学位，然后在加州大学旧金山分校 Joseph DeRisi 的实验室做博士后工作，于 2005 年成为普林斯顿的教员。Llinás 博士的实验室研究人类四种疟原虫寄生虫中致死性最强的一种——恶性疟原虫（*Plasmodium falciparum*）。他的研究组合了功能基因组学、分子生物学、计算生物学、生物化学和代谢组学的工具，来探究这种寄生虫发育的基本分子机制。研究聚焦于红血细胞发育阶段，这个阶段疟疾发病的所有临床表征都显现出来。他的研究集中在两个主要领域：转录调控在策划寄生虫发育中的角色；疟疾寄生虫独特的代谢网络的深入表征。在转录方面，Llinás 博士的实验室主要研究在 *Plasmodium falciparum* 基因组中鉴定到的 DNA 结合蛋白的第一个家族——Apicomplexan AP2（ApiAP2）蛋白家族的特征。在代谢组学方面，他的实验室已经开始鉴定寄生虫中独特的生化通路架构，包括一个新型的支链三羧酸循环（TCA）。这两种方法探索疟疾研究的相对新的领域，以期发现治疗干预的新策略。

Bernard Lo（硕士）是加州大学旧金山分校（USCF）医学伦理学的项目主任和医学教授。他是生物伦理学绿城学院学者奖励计划的国家项目主任，这是针对生物伦理学研究工作者的职业发展奖励。Bernard Lo 教授指导加州大学旧金山分校由国立卫生研究院资助的临床和翻译科学研究所的法规常识支持部门的工作，也是艾滋病预防研究中心的政策和伦理学核心的联席主任。Bernard Lo 教授是加州大学旧金山分校干细胞研究监督委员会的主席，也是加利福尼亚研究所再生医学的标准工作组的联席主席，负责推荐加利福尼亚州资助的干细胞研究的规章条例。他还是疾病预防和控制中心（CDC）伦理小组委员会咨询委员会主任。同时，他还服务于数据安全和监管董事会（DSMB）进行国立卫生研究院资助的 HIV 疫苗试验、长期的氧治疗试验（LOTT）和艾滋病预防试验网络的伦理工作组。同时，Bernard Lo 教授也是人类研究保护方案的评审协会的董事会成员。Bernard Lo 教授还是医院研究所的成员，效力于医学研究所理事会，是健康科学政策董事会的主席。他主持了医学研究所关于医学和其他早期报道利益冲突的 2009 年委员会。Bernard Lo 教授是 *Resolving Ethical Dilemmas: A Guide for Clinicians*（4th ed., 2010）和 *Ethical Issues in Clinical Research resolving*（2010）的作者。

Tom Misteli 是美国国家癌症研究所细胞生物学和基因组学组的领导和高级研究员。他在英国伦敦大学获取博士学位，在纽约冷泉港实验室完成博士后工作后加入美国国家癌症研究所。Misteli 博士是在基因组细胞生物学领域通过开发活细胞显微镜方法研究基因组核组织和完整细胞的基因表达的先锋人物。他的实验室致力于应用这一知识开发癌症和老化的新型诊断及治疗策略。Misteli 博士获得了多个奖项，目前是 *Journal of Cell Biology* 和 *Current Opinion in Cell Biology* 期刊的主编。

Sean J. Morrison 博士是儿童研究所的主任、德克萨斯州西南医学中心儿科遗传学的 Mary McDermott Cook 主席，也是 Howard Hughes 医学研究所的研究员。Morrison 博士的实验室研究在神经和造血系统中调控干细胞功能的机制，以及这些机制如何被癌症细胞劫持使得肿瘤扩散和转移。尤其对于调控干细胞自我更新和老化的机制，以及这些机制在癌症中发挥的作用感兴趣。对这些机制在两个组织中的平行研究揭示出，不同类型的干细胞和癌症细胞在何种程度上依赖于类似的机制来调控他们的功能。他的实验室发现了许多关键机制，能够区分干细胞自我更新和限制的祖先细胞的增殖。研究显示，干细胞自我更新是由元癌基因和肿瘤抑制基因网络调控的，元癌基因和肿瘤抑制基因的信号之间的平衡随年龄变化。这可能揭示了为什么癌症患者的突变谱随年龄变化，因为不同年龄的患者是由不同的机制来超级激活自我更新通路。Morrison 实验室的研究进一步显示，一些癌症中，许多肿瘤细胞能驱动疾病发生和进展，而另一些癌症是由少数的采用干细胞特征的癌症细胞亚种群驱动。这些关于自我更新的细胞和分子机制的观点提出了促进正常组织再生和癌症治疗的新的方法。Morrison 博士于 1991 在戴尔豪西大学获得了生物学和化学的双学士学位，1996 年在斯坦福大学获得免疫学博士学位，之后在加利福尼亚技术研究所神经生物学做博士后工作，1999~2011 年到密歇根大学干细胞生物学中心指导研究工作。最近，Morrison 博士转至得克萨斯州西南医学中心，建立了新的儿童研究所并担任主任。Morrison 博士是塞尔学者（2000—2003），2003 年获得了早期职业科学家和工程师总统奖，2007 年获得了血液学和干细胞的麦卡洛克和 Till 国际协会奖，2008 年获得了美国解剖学家协会哈兰德的莫斯曼（Harland Mossman）奖，2009 年获得了国家研究所老龄问题 MERIT 奖。他同样也活跃于围绕干细胞研究的公共政策问题，例如，两次在国会作证，是密歇根州宪法中保护干细胞研究的成功的"提议 2"运动的领导者。

David G. Nichols 是约翰斯·霍普金斯大学麻醉/危重病急救医学和小儿科的教授，以及 Mary Wallace Stanton 教育教授。1984 年加入医学院后，他在麻醉和危重病急救医学系以及学校层面担任了多个领导职位。2000 年，Nichols 博士被任命为教育局副院长，负责本科生、研究生、住院医师、博士后和继续医学教育项目，以及韦尔奇 Welch 医学图书馆。他实现了多个重大举措来改善学校的医学教育技术的创新应用，更新医学院的课程，修改任期和推广方针以提高师资队伍建设，重组毕业后/研究生医学教育，监督一个新的、5000 万美元的医学教育大楼的建设，并提高整个约翰斯·霍普金斯大学医学的多样性。1984~1987 年，Nichols 博士任麻醉和危重病急救医学系住院医师教育项目的副主任。1988 年，他成为了儿科重症监护科、儿科重症监护病房（加护病房）主任。1997 年，在他的领导下，科室与儿科麻醉合并。在这期间，他训练和指导了 50 多个博士后，其中很多现在是美国和国外加护病房的教授或主任。1998 年，Nicols 博士成为了麻醉学/危重病急救医学和儿科学的全职教授，并在 2005 年接受了 Mary Wallace Stanton 教育教授职位。Nicols 博士撰写了 80 多篇执业期刊文章和摘要，担任过 17 个客座教授职位，牵头了 20 个专题研讨会，发表了多于 115 个客座讲座。他还是儿科危重病急救医学方面领先的教科书的主编，编辑了婴儿和儿童的儿科重症监护和严重心脏病的罗杰斯教科书。

Maynard V. Olson 是华盛顿大学医学和基因组科学的荣休教授。他于 1965 年在加利福尼亚技术研究所获得化学学士学位，1970 年在斯坦福大学获得化学博士学位。Olson 博士的研究兴趣在于细菌和人类的自然遗传变异，涉及人类遗传学、基因组学、分子遗传学、分析生物化学和计算生物学。他对于交叉学科研究也有独特的兴趣，尤其是化学、计算科学和生物学的交叉研究。Olson 博士也参与人类基因组计划科学政策的制定，服务于人类基因组比对和测序的国家研究委员会、美国人类基因组研究所国家中心的项目咨询委员会。为了表彰他在遗传学和基因组学的研究，Olson 博士获得了 1992 年美国遗传学会奖章、2000 年医学城市奖、2002 年盖尔德纳国际奖、2007 年格鲁伯遗传学奖。

Charmaine D. Royal 是杜克大学非洲和非裔美国人研究系及基因组科学和政策研究所的副教授。Royal 博士获得哈佛大学遗传咨询专业的学士学位、人类遗传学专业的博士学位。随后在哈佛大学癌症中心流行病学和行为医学部、美国国家卫生研究所国家人类基因组研究所的生物伦理和特殊人群研究计划处完成博士后训练。在 2007 年加入杜克大学之前，Royal 博士担任霍华德大学国家人类基因组中心基因伦理学单元的主任和儿科学的助理教授。她在生命伦理"March of Dimes"基金会的咨询委员会、美国人类遗传学社会问题委员会、美国生物伦理学杂志编辑委员会，以及其他各种专业委员会和董事会任职。Royal 博士的研究和奖学金焦点主要在遗传学/基因组学和种族、血统、民族和身份概念交集的伦理、心理、社会和生物医学问题方面。她的具体研究兴趣包括遗传变异和种族的（重新）概念化、种族和血统在研究和临床的应用、卫生和健康状况差异的基因与环境相互作用、遗传祖先推断、历史上被边缘化的和缺额的分组在遗传和基因组研究中的参与，以及基因组学和全球健康。她在这些领域和其他相关领域任教、作介绍和发表文章，并得到了相应的资助。Royal 博士的研究项目的一个重要目标就是通过进一步整合遗传和基因组学研究与行为、社会科学和人类学研究，推动一个更加全面和道德的方法来研究和改善人类健康和福祉。

Keith R. Yamamoto 博士是加州大学旧金山分校医学院的常务副院长，细胞和分子药理学教授。从 1976 年起，他在加州大学旧金山分校任职，1988~2003 年担任生物化学和分子生物学的生物医学科学计划（PIBS）研究生课程主任，1985~1994 年担任生物化学和生物物理学部副主席，1994~2003 年担任细胞和分子药理学部主席，2002~2003 年担任医学院研究副院长。Yamamoto 博士的研究焦点在于：细胞内受体的信号和转录调控（这些调控介导几组必需荷尔蒙和细胞信号的活动）；利用机械和系统学方法在纯粹的分子、细胞核整个生物体中追踪这些问题。Yamamoto 博士是 *Molecular Biology of the Cell* 和 *Molecular Biology of the Cell* 期刊的创刊编辑，并在众多的编辑委员会和科学咨询委员会，以及以公众对科学政策、生物研究的理解和支持为主的国家委员会任职；他还担任生命科学学院（前身为公共政策的联合指导委员会）和国家科学院联盟主席，担任生命科学学院董事会主席。Yamamoto 博士长期以来一直参与同行评议和政策管理，在国立卫生研究院时，担任分子生物学研究组主席、国立卫生研究院研究资助司主任工作组成员、国立卫生研究院科学审查中心（CSR）的咨询委员会主席、国立卫生研究院主任同行评议监督小组成员、评议科学界限的科学审查中心（CSR）委员会成员、国立卫生研究院主任咨询委员会成员、致力于加强国立卫生研究院同行评议工作组的联席主席、转化 R01 奖的评议委员会联席主席。Yamamoto 博士在 1988 年当选为美国艺术与科学学院的成员，1989 年入选国家科学院，2003 年入选国家科学院医学研究所，于 2002 年成为美国科技进步协会的研究员。

美国科学院研究理事会的工作人员

India Hook-Barnard 是国家科学研究委员会生命科学董事会的项目官员。她于 2003~2008 年在国立卫生研究院做博士后工作，而后加入国家研究院。Hook-Barnard 博士研究基因表达的分子机制，聚焦于 RNA 聚合酶和启动子 DNA 之间的相互作用。她在密苏里大学分子为生物学和免疫学系获得博士学位，研究生期间研究大肠杆菌的翻译调控和核糖体结合。在国家科学院，Hook-Barnard 博士在多个主题领域项目都有贡献。她目前的大部分工作涉及与分子生物学、微生物学、生物安全和基因组学的相关问题。Hook-Barnard 博士是 2010 年报告"特定生物制剂基于序列的分类：一个更具前景的方法"的研究主任，并继续指导国际脑研究组织的美国国家委员会。

Orin Luke 是国家科学研究委员会生命科学董事会的项目助理。他在马里兰大学帕克分校获取英语学士学位。2011 年加入生命科学董事会以来，他一直担任各种项目助理，包括分子动力学（2011）、跨学科的演变（2011）、持续协助国立卫生研究院为波士顿大学 NEIDL 的额外风险评估的准备（2011）等。在加入生命科学董事会之前，Orin Luke 是环境研究和毒理学董事会的项目助理。

Amanda Mazzawi 最近在国家科学院任高级项目助理，在那里她有机会协助多个会议、项目、文件和报告的植入及后勤规划。在国家科学院工作之前，她用了两年的时间在北卡罗莱纳州州立大学的课程，参与卓越中心与高级管理紧密合作。她带领的项目和植入计划，大大地拓展了学生在整个北卡罗莱纳州州立大学校园和周边社区参与学生/社团计划，以推动服务学习的概念方案。Amanda 目前与丈夫和两个月的儿子住在纽约州伊萨卡。

Carl-Gustav Anderson 是国家科学研究委员会生命科学董事会的项目助理。他于 2009 年获得了美国大学哲学学士学位，目前正在攻读美国大学哲学历史学的硕士学位。在 2009 年加入生命科学董事会之前，他与"全部妇女行动协会"（马来西亚）紧密合作，帮助年轻男性参与女权主义对话，给当代马来西亚独特的身份政治提出一个女权主义回复。他目前的研究主要集中在佛教哲学和美国实用主义对女权主义和古怪认识论的潜在贡献。自 2009 年加入生命科学董事会以来，他担任过各种项目助理，包括：生物制剂和毒素的责任研究（2009），生命科学研究中的双重使用问题对于教育的挑战和机遇（2010），"特定生物制剂基于序列的分类：一个更具前景的方法"（2010），国土安全部计划的国家生物和农业防御设施部在堪萨斯州曼哈顿特定站点的风险评估（2010），生命科学中的双重使用问题对于教育的挑战和机遇（2010），保护生物防御研究的前线：特别免疫接种计划（2011），生命科学研究的双重用途潜力：关于科学责任行为教育的国际教师发展项目（2011），等等。除了几项正在进行的研究，Carl-Gustav Anderson 还担任国际脑研究组织美国-加拿大区域委员会的项目助理。

附录 C　2011 年 3 月 1&2 日——研讨会日程

新型疾病分类法的开发框架
2011 年 3 月 1&2 日　星期二&星期三
瑞典会馆——阿尔弗雷德·诺贝尔大厅
华盛顿

日　程　安　排

第一天

上午 7 点 15 分可在中庭休息室用早餐

上午 8 点　**第一部分：致欢迎及开场词**

- 委员会联合主席：
- **Susan Desmond-Hellmann：**加州大学旧金山分校校长
- **Charles Sawyers：**斯隆凯特灵纪念癌症中心，人类肿瘤和病原机制主任
- **Chris Chute：**梅约医学中心，医学信息学教授——当今分类学：国际疾病分类的重要性及其进展
- **Atul Butte：**首席助理教授，斯坦福儿科系统医学部门——当今分类学争相新分类学转变

上午 9 点 20 分休息

上午 9 点 35 分**新分类学网络——Keith Yamamoto** 对于思考和未来发展的建议

上午 10 点　**第二部分：我们是否需要一个美国人的基因组项目？**

专题讨论会——主持人 David Goldstein

基因组信息是否是新疾病分类学的核心？其中的机遇和关注点是什么？目前全基因测序现状如何？其长/短期的目标是什么？如何界定高效途径。

Andrew Conrad：首席科学家，美国遗传学研究院 实验室公司

Kathy Giusti：多发性骨髓瘤基因会创始人兼首席执行官

专题讨论会：约 30 分钟

上午 11 点　第三部分：超越基因组——新分类学信息

专题讨论会——主持人 Manuel Llinas

除了基因组序列，其他信息可以作为新疾病网络分类学的一部分来辅助促进健康和研究。哪些信息可以/应该被网络收录？这种收录会成为一种纵向研究么？

Lewis Cantley：哈佛医学院信号传导分部主席——代谢组学、蛋白质组学

Martin Blaser：纽约大学医学部内部医学教授和医学部主席——微生物组

Jason Lieb：北卡罗来纳大学生物系教授——表观遗传学、ENCODE 项目

Helmut Zarbl：新泽西医科与牙科大学-罗格斯大学罗伯特·伍德·约翰逊医学院环境与职业医学——环境健康、毒理学

Erin Ramos：流行病学家，国家人类基因组研究所——社会学贡献、PhenX

专题讨论会：约 30 分钟

中午 12 点 45 分　午饭

下午 1 点 30 分　第四部分：伦理和隐私

专题讨论会——主持人 Bernie Lo

Alta Charo：威斯康辛法学院法律和生物伦理学教授——知情、隐私

Sanford Schwartz：美国宾夕法尼亚大学医学医疗保健管理和经济学教授——临床验证问题

Debra Lappin：美国医药革新会主席——患者权益

专题讨论会：约 30 分钟

下午 3 点　休息

下午 3 点 30 分　第五部分：产品开发——制药，生物技术

专题讨论会——主持人 David Cox

1. 人类疾病的新分类学如何保证其在制药和生物技术领域的高性价比以及新兴、有效、安全药物的快速发展？

2. 人类疾病的新分类学如何推动制药与生物技术产业中临床和科研文化的整合？

3. 人类疾病的新分类学如何推动产业和学术的公共/私人合作关系？

4. 什么关键因素限制了人类疾病的新分类学在制药/生物计生方面的实施？

Klaus Lindpaintner：R&D，SDI 副主席

Charles Baum：Global R&D，Pfizer 副主席

Corey Goodman：venBio 总经理兼共同创立者

专题讨论会：约 30 分钟

下午 5 点　当天总结，明天总揽，讨论：SusanDesmond-Hellmann 和 Charles Sawyers

日 程 安 排

第二天

上午 7 点 15 分可在中庭休息室用早餐

上午 8 点　**开场词**：**Susan Desmond-Hellmann** 和 **CharlesSawyers**

上午 8 点 10 分　**第六部分**：**实际考虑——最终用户**

专题讨论会——主持人 David Hunter 和 David Nichols

1. 何种分类框架对你的最终用户群最有用？为什么？

2. 分类框架的何种特点会可能损害你的最终用户群？为什么？

3. 应该用什么标准来评价新分类学的价值？（花费、伦理、可操作性、医疗保健成果等）

4. 普通市民是否能够理解疾病的新分类？

Janet Woodcock：药品评价与研究中心/食品药品管理局主任

Jon Lorsch：约翰斯·霍普金斯大学医学院，生物物理和生物物理化学教授

Brian Kelly：安泰情报和战略调整主管

Sanford Schwartz：宾夕法尼亚大学医学、医疗保健管理和经济学教授——成本效益问题

专题讨论会：约 30 分钟

上午 10 点　**休息**

上午 10 点 15 分　**第七部分**：**指导医疗保健分配系统来定义和影响新型分类学**

专题讨论会——主持人 Isaac Kohane

认知、数据处理、可视化和用户界面的注意事项

Daniel Masys：范德比尔特大学医学中心生物信息部主席——电子医疗记录和基因组研究（eMERGE）协会（使用医疗数据运行基因组研究）

John Brownstein：哈佛医学院教师——非正式的数据源，Health map.org

专题讨论会：约 30 分钟

下午 12 点　**午餐**

下午 12 点 45 分　**第八部分**：**新分类学的临床前景，个案研究——主持人 Charles Sawyers**

医师/科学家认为他们所研究的疾病的疾病的新型分类法将意味着什么

William Pao：范德比尔特英格拉姆癌症中心个性化癌症医学董事——肺癌

Ingrid Scheffer：墨尔本大学儿科神经学研究教授——癫痫

Elissa Epel：加州大学旧金山分校精神病学系副住校教授——慢性应激/肥胖

专题讨论会：约 30 分钟

下午 2 点 15 分 最终讨论和结束词：**Susan Desmond-Hellmann** 和 **Charles Sawyers**
（委员会将举行 1 小时闭门会议）

下午 3 点 **休会**

附录 D   eMERGE 协会数据使用协议

数据使用协议用于 eMERGE 网络成员

术语和释义：电子医疗记录和基因组研究（eMERGE）网络（https：//www.mc.vanderbilt.edu/victr/dcc/projects/acc/index.php/About）是由美国国立卫生研究院组织和资助的一家美国医疗研究机构（eMERGE 网络）。协会首要目标是提出、传播和应用用于大规模高通量的遗传研究的研究方法，即 DNA 生物学知识和电子医疗记录系统相结合。协会成员机构采用全基因组关联研究技术，研究遗传变异和临床相关显著特点之间的关系。这些研究涉及测试人全基因组中成千上万的遗传变异即单核苷酸多态性 SNP（不管这些 SNP 是否有益）。eMERGE 试图解答一个基本的问题，即在不同的患者群体中电子医疗记录（EMR）能否有助于在疾病易感性和治疗效果方面复杂的基因组分析。此外，协会也着重关注社会和伦理问题，像隐私、机密性以及与各界广泛的接触。在 eMERGE 网站（www.gwas.org）可以看到关于 eMERGE 网络的详细信息。

以下是 eMERGE 网络所有的成员（eMERGE 网络成员或成员）：华盛顿大学健康机构、马歇菲尔德诊所、梅奥诊所、西北大学和范德比尔特大学等是临床节点（临床节点）；范德比尔特大学还是协会的协调中心（协调中心）；Broad 研究所和遗传病研究中心是基因型的分析机构（Genotyping Facilities）；科学及项目的管理者和技术顾问是美国国立卫生研究院（NIH）的美国国立生物技术信息中心（NCBI）和美国国立人类基因组研究所（NHGRI）（项目官方）。

参与 eMERGE 网络的成员广泛聘请基因组学、统计学、伦理学、信息学以及临床医学等领域的研究人员，包括临床节点、协调中心、基因型机构和 NCBI 与 NHGRI 官方的首席研究员。

数据共享指导原则：所有的数据共享要遵守：①研究人员同意相关同意条款；②相应的法律和法规；③对于每一项目，网络内所有各个节点的数据是否可用和共享，各节点都有最终的解释权的这样一个原则。这些原则保证由 eMERGE 网络成员获得的 GWAS 数据在成员彼此之间、与广泛的科学界间的共享最大化，以及在不损坏数据的安全性或者用于研究数据和样本来源个体信息的保密性的情况下去实施。

数据共享责任：各个 eMERGE 医疗节点的首席研究员可以指定数据来完成

活动，这些活动是由 eMERGE 批准研究（eMERGE 数据）来共享，如下：①整个基因型与表型数据库（dbGaP）分布；②在 eMERGE 网络内分布；③分配给 eMERGE 协调中心。eMERGE 中要分享的 eMERGE 数据仅提供给已签署这份协议的 eMERGE 网络成员。所有的 eMERGE 网络成员和 eMERGE 协调中心可以从所有的成员节点聚集数据。每一 eMERGE 成员可以无需其他成员许可即可将自己的数据与网外合作者共享。如果成员在网外共享任何其他成员的 eMERGE 数据，都需要得到该数据的成员认可和书面批准。向网外共享 eMERGE 数据的成员必须保证网外 eMERGE 数据接受者要遵守适用于成员和成员代表的关于此协议中所述 eMERGE 数据使用和公开或者可能有法律所规定的同等限制条件。

保密声明：作为一个 eMERGE 网络成员的授权官方，签署此协议后，要书面证明研究 eMERGE 相关工程的他 / 她、首席研究员、学生和研究职员（统称网络成员代表）要知道由成员保存的研究参与者数据保密性和保密的必须性。

eMERGE 网络成员同意不试图了解 eMERGE 数据的任何参与者，也不试图联系自己以外节点的任何 eMERGE 参与者。除了此协议允许和法律规定外，无论是合作期间还是合作结束后，成员同意不转移和公开任何保密数据或者关于 eMERGE 参与者的任何信息。成员同意为 eMERGE 数据提供足够的安全性，包括不限制那些防止非授权方使用和公开这些信息的安全措施。此外，若了解到数据成为非协议许可使用包括需要法律公开，每一个成员同意以书面形式向其他成员报告此数据任何部分的使用和公开情况。

除了协议允许或者法律许可外，eMERGE 网络成员同意保证其网络成员代表不得使用、公开或者向非 eMERGE 网络成员转移 eMERGE 数据。还有，在与 eMERGE 网络合作关系终结后，成员同意将所有的 eMERGE 数据返还给 eMERGE 协调中心或者删除销毁所有的电子 eMERGE 数据，完成后告知 eMERGE 协调中心。

数据使用的限制：eMERGE 网络成员同意确保 MERGE 网络成员代表将仅以一种方式使用这些数据，这种方式符合为公开成员进行个体研究所明确规定的及指导委员会同意的任何限制，eMERGE 网络成员应确保遵守涉及此数据使用的所有适应州和联邦法律法规包括医疗电子交换法案（HIPAA），若适用，还包括任何和所有的未来修订。

eMERGE 网络成员同意遵守所有关于 eMERGE 管理的 eMERGE 数据获得、分析、报告、出版、使用和分配方面的政策。

此协议取代替换以前 eMERGE 网络成员之间制定的协议。

同意：

eMERGE 研究机构授权官方名字和称号（印）：

签名：　　　　　　　　　　　　　　日期：

已读和了解：

网络成员代表名字和称号（印）：

签名：　　　　　　　　　　　　　　日期：

成员代表所在单位：

附录 E 词 汇 表

生物库：用于生物医学研究的生物种类基因库。

生物标记：正常生物学过程、致病过程或对治疗干预的药理学反应中被选取用来客观测量和评估这些过程的指标。

生物样品：生物材料制备的样品。

候选基因：一类由于定位于染色体中同某种疾病或者表型相关的位置而被猜测可能会导致该种疾病或其他表型的基因。

染色体易位：一条染色体的断裂片段连接到另一条染色体断端，断裂片段移动到不同的位置将会导致一系列的问题，如白血病、乳腺癌、精神分裂症或者肌营养不良。

临床应用：通过采用测试结果表明有效的手段而获得的经由筛查和诊断测试来防治某种疾病或降低诸如死亡、发病或者残疾等有损健康结果的发生率的能力。

众包：源于群体的非正式报告。

基因型表型数据库（dbGap）：开发用于基因型和表型关系研究结果存档和发布的数据库。

数据密集型生物学：运用数学模型、算法、统计、计算机科学和新的技术，对产生出来的海量数据进行分析来理解生物学过程。

决策支持系统：一种特殊的计算机化信息系统，能够支持商业和组织决策活动。

疾病标记：一种特殊的分子信号，不仅在疾病鉴别、生理测定、基因型结构或功能特点、代谢改变中起作用，还能简化诊断过程，使诊断更精确，判别疾病不同的原因，或者使医生在患者出现症状之前就做出诊断，跟踪疾病进展。

疾病风险：最初无病个体在特定时间或者年龄间隔（如一年或者终生）患上特定疾病的可能性。

疾病分类法：疾病分类的学科或者科学。

脱氧核糖核酸：编码遗传物质并且决定蛋白质结构和各种动物性状的聚合体。

电子健康档案（EHR）：护理提供组织（CDO）的电子病历（EMR），目前包括一些概要记录，如 ASTM 的连续护理记录、HL7 的治疗记录摘要，以及从药品福利管理机构、参比实验室和其他有关患者健康状况的组织中获取的信息。

电子健康档案获得表型：基于电子健康档案的表型。

电子病历（EMR）：由医院或者医生等护理提供组织创建的数字化临床记录。

表观遗传：不涉及基因 DNA 序列改变而参与或引起基因表达的修饰（如表观遗传致癌、表观遗传 epigenetic inheritance）。

表观基因组：表观基因组是一类化合物复合体，它们修饰或标记在基因组中并告诉基因组该做什么、在哪儿做和何时做。不同的细胞有不同的表观遗传标记。这些表观遗传标记尽管不存在于 DNA 中，依然能够从细胞分裂中一代一代传下去。

附带现象：在一种疾病发生过程中的附带条件或症状，与该病无必要关联。

病因学：研究可能参与疾病发展过程的所有因素，包括患者的易感性、病原的特性及病原侵入病人体内的途径。

暴露组：指对人的一生不同阶段疾病易感性产生不同影响的外源和内源因素的总和。

凝胶电泳：电泳是分子（如蛋白质、核酸）在凝胶（尤其是聚丙烯酰胺凝胶）上迁移和根据大小分离成条带的过程。

基因库：基因序列数据库是所有公开可用的核酸序列及其翻译蛋白的注释集合。

基因与环境互作：基因与环境之间的相互作用对特征表现的影响。有些特征被基因强烈的影响，而另外一些特征则受环境很强的控制，但是大多数的特征受到一个或多个基因以及环境共同复杂的调控。

基因表达：基因编码的信息指导蛋白分子合成的过程。细胞以三个碱基为一组读取基因序列，三个碱基为一个密码子对应构成蛋白质二十种氨基酸中的其中一种。

基因表达图谱：同时对数千个基因的活性进行衡量，建立一个细胞功能的全局图谱。这些图谱能够鉴别细胞的分裂活跃程度或者说明细胞对某种特殊处理的反应。许多这类实验都可以同时测量整个基因组的表达水平，即一个特定细胞中存在的每一个基因。

遗传多态性：同一群体中两种或两种以上非连续变异类型并存的现象，其中最少的一种类型也并非由于反复突变才得以维持，如镰状贫血特质、Rh 阴性血型。

遗传隐私：保护个体、家庭或者人口群等遗传信息不被非授权泄露。

基因组：一个生物体中编码遗传物质的全部 DNA 序列。

全基因组关联研究：全基因组范围内鉴定标记的研究，用于寻找同疾病相关的遗传变异。

基因型：个体的遗传序列，通常根据已知的遗传变异来分类。这就要涉及一个或一组基因已知的等位基因。例如，一部分肺癌呈现 Egf 受体的突变表型，而另一些肺癌则显示 Egf 受体的野生型表型。

地理信息系统：计算机硬件和软件、地理数据和人员设计等有组织的集合，能够有效地捕捉、存储、升级、控制、分析和展示所有地理参考信息。

健康保险便携性与责任法案：于 1996 年通过的一项国会制定法，为了给已经被医疗保健计划所涵盖的人群提供特定的一些保护，包括他们在更换工作时的连续性、电子医疗事务的标准、保障患者个体隐私等。

杂合：杂合指遗传了每个父母一个特定基因的不同形式。杂合基因型不同于纯合基因型，纯合基因型是遗传了父母亲特定基因中的完全相同的形式。

组织学：对细胞和组织进行显微鉴定的学科。

人类微生物组计划：它是美国国立卫生研究院提出的一个重大研究项目，旨在进一步了解在人体上的微生物群落（如鼻道、口腔、皮肤、胃肠道和泌尿生殖道中的微生物）以及它们对人体健康和疾病的影响。

伦理委员会：由来自医学、伦理学、法学等社会科学领域的专家组成，对于人体的研究活动进行审查以保证其符合伦理、保护受试者的权益。个别机构，如大学，通常有自己的伦理委员会，它们所进行的所有人体研究必须得到伦理委员会的批准。

国际疾病分类：由世界卫生组织发布的人类身体及精神等疾病的分类目录，它主要的目的是出生率和死亡率数据的统计分析。任何一个世界卫生组织成员国都需要按照世界卫生组织的体系和编码报送卫生情报。

连锁分析：连锁分析是一种定位致病基因的技术，它利用高患病风险的庞大家系中致病基因与疾病表型共分离的原理，定位出致病基因突变；它是家族中某种遗传和特定染色体位置之间的关联研究。

脂质组：细胞中所有的脂质。

纵向研究：指在一段相对长的时间内对同一个或同一批被试进行重复的研究。

代谢图谱：鉴别存于生物中的大量已知代谢中间产物和类型。

代谢组：在特定细胞、器官或生物体中所有小分子代谢物的总和。它与基因组、转录组及蛋白质组是对应的，这四个组学是构成系统生物学的基石。

微生物组：通常用于描述本地微生物的基因组集合。存在于生物标本或其他生物（如人类）的微生物类型的鉴别。

分子生物学：（A）生物学的一个分支，研究生命物质的物理化学性质，尤其遗传以及蛋白质合成的分子基础；（B）研究生命物质在分子水平上的化学结构和生命活动过程中各种化学变化的科学。

摩尔定律：集成电路晶体管的数目每隔两年便会增加一倍，且价格更为低廉。

美国国家生物技术信息研究中心（NCBI）：美国国家生物技术信息研究中心提供生物医学和基因组学的信息服务，推进科学与健康。

自然语言处理：计算机技术在语言分析的一个或多个层次处理和表征自然语言，目的是希望实现人机间自然语言通信，像人类自然语言一样来完成众多的任务。

观察性研究：虽然可以从个体的常规治疗过程中获得分子数据，但此个体的治疗手段并不会因此改变。

本体论：研究有关存在本质的哲学分支。

卵巢切除术：通过外科手术切除卵巢。

结果研究：对不同的治疗干预手段保健效果的系统研究。

发病机理：疾病的起因和发生。

病理学：（A）病理学是对疾病本质研究的学科，尤其是研究疾病过发生程中机体结构和功能的改变。（B）异常：正常组织中结构和功能的偏差导致疾病。

病理生理学：研究异常状态，特别是针对伴随有某种症状或者疾病的功能改变的异常状态的生理学。

患者导向的研究：对个体或小群体的观察和科学研究，以了解他们的生理或者病理学特征。研究主要集中在研究临床观察中疾病的机制和实验研究，包括对这些机制的解释以及疾病进展的干预。

个体化医疗：就是药物治疗"因人而异"、"量体裁衣"，充分考虑每个患者的个体因素。它并不是字面上的意思——并不是针对一个患者研制药物或者开发医疗设备，而是根据将个体对某类疾病的易感性或者对某些治疗的反应进行分类再针对治疗，然后再对这些群体采取不同的预防和治疗干预措施，这样更有益于患者治疗且节省费用，副作用更小。"个体化医疗"一词现在已被广泛的使用在商业产品广告中，有的时候会被人们误解为单独为个体设计的治疗。因此，委员会认为"精准医疗"一词比"个体化医疗"所表述的意思更贴切。

全表型组关联研究（PheWAS）：全表型组关联研究与全基因组关联研究相似，后者被广泛用于寻找与某个特定表型相关的所有单核苷酸变异；而全表型组关联研究则刚好相反。全基因组关联研究将多个基因型与某一个表型（如身高或某种遗传病）相关联；相对的，全表型组关联研究则试图确定与一个给定基因型相关的临床表型范围。

表型：生物体所展示出来的特殊性质，通常根据已知特征进行分类，这要涉及某一特定的特征或是特征的集合。例如，蓝眼睛和棕色眼睛属于人体子集的表型。

表型-基因型关联：一种特定突变或者多个突变（基因型）与由其导致的生理特质、异常，或异常的类型（表型）之间的关联。关于遗传检测，有特定表型的频率可以在特定基因型中观察得到，同时也决定了检测的阳性预测值。

精准医疗（同见"个体化医疗"）：精准医疗是"因人而异"、"量体裁衣"，充分考虑每个患者的个体因素。它并不是字面上的意思——并不是针对一个患者研制药物或者开发医疗设备，而是根据将个体对某类疾病的易感性或者对某些治疗的反应进行分类再针对治疗，然后再对这些群体采取不同的预防和治疗干预措施，这样更有益于患者治疗且节省费用，副作用更小。"个体化医疗"一词现在已被广泛的使用在商业产品广告中，有的时候会被人们误解为单独为个体设计的治疗。因此，委员会认为"精准医疗"一词比"个体化医疗"所表述的意思更贴切。必须强调的是，"精准医疗"中的"精确"通俗来讲包括"精确"和"精密"（在科学上来说，测量系统的精确度是由测量数值和被测量的实际（真实）数值的差来描述的，而测量系统的精密度是（也称为可重复性或重复度）在相同的测量条件下重复测量同一数据的一致性。

竞争前的协作：竞争选手之间的协作，这样可以通过一个团队的努力和每个团员的自身优势来更有效地完成目标。

蛋白质组：一个生物体所表达的所有蛋白质及其相关的修饰。

公私合作协议：一个公共机构（联邦、州或者当地的）和私营部门的协议。通过这个协议，每个部门（不管是公共机构还是私营部门）的技能和资产都可以共享，为公众提供服务和设施。

放射性同位素标签：放射性原子插入到 DNA 中以便使 DNA 能够基于它的放射性被检测和可视化。

重组 DNA：使用遗传工程的技术进行人工合成的 DNA 序列，这样的序列在自然界中可能存在或者不存在。这些遗传工程的技术对于大量的分子生物学和现代药物的发展是非常重要的。

后遗症：一种由于先前疾病、损伤或病毒侵袭之后所导致的病理状态。

单核苷酸多态性：单个遗传改变；在基因组中某个特定的位置由单个碱基改变引起的 DNA 序列变化。

体征和症状：体征是在医生给患者检查时发现的具有客观诊断意义的征候，症状是患者自己对疾病的主管感知和描述。

社交网络：由于家庭、工作或共同喜好而形成的人的群体。

医学系统命名法（SNOMED）：一套全面、统一的医学术语系统，最开始由美国病理学家协会创立，自 2007 年 4 月起被丹麦非营利性国际卫生术语标准制定组织收购，进行维护和分类。

系统分析：对一个项目整个进程，包括数据收集、状态操作等所有方面的分析。

转录组：基因组一次产生的一系列 RNA 转录产物的集合。因为基因表达的不同类型，转录组在不同的条件下是动态、即时改变的。对于转录组的研究称为转录组学。

转化研究：将实验室、诊所或者人口研究中的科学发现转换称为临床应用，以减少癌症发病率和死亡率。.

全基因组测序：对一个物种的基因组所有染色体进行脱氧核糖核酸的序列测定。

词汇表参考文献

APOR(The Association for Patient Oriented Research). 2011 APOR http: //www.apor.org/[accessed October 10, 2011].

Economist. 2009. Getting Personal: The Promise of Cheap Genome Sequencing. The Economist, April 16, 2009 [online]. Available: http: //www.economist.com/node/13437974?story_id=13437974 [accessed September 13, 2011].

ESRI(Environmental Systems Research Institute, Inc.). 1990. In Understanding GIS: The ARC/INFO Method. Redlands, CA: ESRI, Pp. 1-2.

Garets, D., and M. Davis. 2005. Electronic Patient Records: EMRs and EHRs. Healthcare Informatics[online]. Available: http: //www.providersedge.com/ehdocs/ehr_articles/Electronic_Patient_Records-EMRs_and_EHRs.pdf [accessed Aug. 25, 2011].

Hooper, L.V., and J.I. Gordon. 2001. Comensal host-bacterial relationships in the gut. Science 292(5519): 1115-1118.

Houghton Mifflin Company. 2007. The American Heritage Medical Dictionary. Boston, MA: Houghton Mifflin Company.

InfoGlobalLink. 2011. Gene Expression Analysis [online]. Available: http: //www.infogloballink.com/gene-sequencing/ [accessed September 13, 2011].

Information Buiders. 2011. Decision Support Systems-DSS [online]. Available: http: //www.informationbuilders.com/decision-support-systems-dss [accessed Aug. 30, 2011].

IOM(Institute of Medicine). 2010a. Extending the Spectrum of Precompetitive Collaboration in Oncology Research: Workshop Summary. M. Patlack, S. Nass, E. Balogh, eds. Washington, DC: National Academies Press.

IOM(Institute of Medicine). 2010b. Microbial Evolution and Co-Adaptation. Washington, DC: National Academies Press.

Kahn, T.J., and H.S. Ninomiya, eds. 2010. Bioethics Thesaurus for Genetics. Washington, DC: Georgetown University [online]. Available: http: //genethx.georgetown.edu/Bioethics Thesaurus For Genetics Searchers Guide.pdf [accessed October 10, 2011].

Khoury, M.J. 2003. Genetics and genomics in practice: The continuum from genetic disease togenetic information in health and disease. Genet. Med. 5(4): 261-268).

Liddy, E.D. 2001. Natural language processing. In Encyclopedia of Library and Information Science, 2nd ed. New York: Marcel Decker [online]. Available: http: //www.cnlp.org/publications/03NLP.LIS.Encyclopedia.pdf [accessed October 10, 2011].

Mak, H.C. 2011. Discovery from data repositories. Nat. Biotechnol. 29: 46-47.

McGraw-Hill. 2002. Concise Dictionary of Modern Medicine. The McGraw-Hill Companies, Inc.Medical Dictionary. 2011. Medical Dictionary [online]. Available: http: //de.dict.md/definition/markers MedicineNet.com. 2011. Medical Dictionary [online]. Available: http: //www.medterms.com/script/main/hp.asp [accessed September 13, 2011].

Merriam-Webster. 2007.Merriam-Webster's Dictionary [online]. Available: http: //www.merriamwebster.com/browse/dictionary/a.htm?&t=1314709194 [accessed Aug. 30, 2011].

Mizrachi, I. .2002. GenBank: The Nucleotide Sequence Database. Chapter 1 in the NCBI.

Handbook, J. McEntype, and J. Ostell, eds. Bethesda: National Center for Biotecnology Information.

Moore, G. 1965. Cramming more components onto integrated circuits. Electronics 38(8)[online].Available: ftp: //download.intel.com/museum/Moores_Law/Articles-Press_Releases/Gordon_Moore_1965_Article.pdf [accessed September 13, 2011].

Mosby. 2009. Mosby's Medical Dictionary, 8th ed. Elsevier.

NCBI(National Center for Biotechnology Information). 2011. dbGap: Database of Genotypes and Phenotypes. National Center for Biotechnology Information [online]. Available: http: //www.ncbi.nlm.nih.gov/ [accessed Aug. 5, 2011].

NCI(National Cancer Institute). 2011. TRWG Definition of Translational Research [online]. Available: http: //www.cancer.gov/researchandfunding/trwg/TRWG-definition-and-TR-continuum[accessed September 13, 2011].

NCPP(National Council for Public-Private Partnership). 2011. How PPPs Work [online]. Available: http: //ncppp.org/howpart/index.shtml [accessed October 10, 2011].

NHGRI(National Human Genome Research Institute). 2011. Talking Glossary of Genetics Terms[online]. Available: http: //www.genome.gov/Glossary/index.cfm [accessed Aug. 25, 2011].

PCAST(President's Council of Advisors on Science and Technology). 2008. Priorities for Personalized Medicine. President's Council of Advisors on Science and Technology, September 2008 [online]. Available: http: //www.whitehouse.gov/files/documents/ostp/PCAST/pcast_report_v2.pdf [accessed August 3, 2011].

Pigeot, I. 2005. Handbook of Epidemiology. Berlin: Springer, P. 95.

Quehenberger, O., A.M. Armando, A.H. Brown, S.B. Milne, D.S. Myers, A.H. Merrill, S.Bandyopadhyay, K.N. Jones, S.

Kelly, R.L. Shaner, C.M. Sullards, E. Wang, R.C. Murphy, R.M. Barkley, T.J. Leiker, C.R. H. Raetz, Z. Guan, G.M. Laird, D.A. Six, D.W. Russell, J.G.McDonald, S. Subramaniam, E. Fahy, and E.A. Dennis. 2010. Lipidomics reveals a remarkable diversity of lipids in human plasma. J. Lipid Res. 51(11): 3299-3305.

Rappaport, S.M. 2011. Implications of the exposome for exposure science. J. Expo. Sci. Environ. Epidemiol. 21(1): 5-9.

Science Dictionary. 2011. Science Dictionary.com [online]. Available: http: //www.science-dictionary.com/definition/ epigenome.html [accessed October 10, 2011].

USC(University of South California). 2011. Glossary. University of South California Norris Comprehensive Cancer Center [online]. Available: http: //uscnorriscancer.usc.edu/glossary/ [accessed Aug. 25, 2011].

Wild, C.P. 2005. Complementing the genome with an "exposome": The outstanding challenge of environmental exposure measurement in molecular epidemiology. Cancer Epidemiol. Biomarkers Prev. 14(8): 1847-1850.

Wishar, D.S, D. Tzur, C. Knox, R. Eisner, A.C. Guo, N. Young, D. Cheng, K. Jewell, D. Arndt, S.Sawhney, C. Fung, L. Nikolai, M. Lewis, M.A. Coutouly, I. Forsythe, P. Tang, S. Shrivastava, K. Jeroncic, P. Stothard, G. Amegbey, D. Block, D.D. Hau, J. Wagner, J. Miniaci, M.Clements, M. Gebremedhin, N. Guo, Y. Zhang, G.E. Duggan, G.D. Macinnis, A.M. Weljie, R. Dowlatabadi, F. Bamforth, D. Clive, R. Greiner, L. Li, T. Marrie, B.D. Sykes, H.J. Vogel, and L. Querengesser. 2007. HMDB: The Human Metabolome Database. Nucleic Acids Res.35: D521-D526.